AF464619

MANUEL DU CHIRURGIEN-DENTISTE

*****

CLINIQUE DE PROTHÈSE

Prothèse dentaire, Prothèse orthopédique
Prothèse des maxillaires

A LA MÊME LIBRAIRIE

MANUEL DU CHIRURGIEN DENTISTE

Publié sous la direction de Ch. Godon.

5 vol. in-18, avec fig. cart. Prix de chaque vol... 3 fr.

Tome Ier. — **Anatomie de la bouche et des dents**, par le Dr E. Sauvez. 1 v. in-18, 78 fig. cart. 3 fr.

Tome II. — **Pathologie des dents et de la bouche**, par le Dr Léon Frey. 1 vol in-18, 280 p. avec 32 fig. cart .... 3 fr.

Tome III. — **Thérapeutique de la bouche et des dents, hygiène buccale et anesthésie dentaire**, par le Dr M. Roy. 1 v. in-18, 280 p. cart. 3 fr.

Tome IV. — **Clinique dentaire et dentisterie opératoire**, par Ch. Godon. 1 vol. in-18, 288 p. avec 53 fig. cart .... 3 fr.

Tome V. — **Clinique de prothèse**. Prothèse dentaire, prothèse orthopédique, prothèse des maxillaires, par P. Martinier. 1 vol. in-18, fig. cart... 3 fr.

BOUGLÉ et CAVASSE. **Le premier livre de médecine**. Manuel de Propédeutique pour le stage hospitalier.

Partie médicale, par A. Cavasse. 1897, 1 vol. in-18 jésus, avec figures .... 5 fr.

Partie chirurgicale, par J. Bouglé. 1897, 1 vol. in-18 jésus, avec figures .... 5 fr.

BRASSEUR. **Chirurgie des dents et de leurs annexes**. 1 vol. gr. in-8, avec 127 fig......... 5 fr.

CHAUVEL. **Précis d'opérations de chirurgie**, 3e *édition*, augmentée de notions sur l'*antisepsie chirurgicale*. 1891, 1 vol. in-18 jésus, avec 350 fig.... 9 fr.

COURTAIX. **Maladies des yeux et des dents**. Relations pathologiques entre les yeux et les dents. 1891, 1 vol. gr. in-8............................ 3 fr. 50

CRUET. **Des caries dentaires** compliquées. vol. in-8............................ 1 fr.

GUILLEMAIN. **La pratique des opérations nouvelles**, par le Dr Guillemin, prosecteur à la Faculté de médecine de Paris. 1895, 1 vol. in-16, fig. cart. 5 fr.

LE BEC (Ed.). **Précis de médecine opératoire**. Aide-mémoire de l'élève et du praticien. 1 vol. in-18 jésus, avec 410 figures............................ 6 fr.

LEFERT. **Aide-mémoire de médecine opératoire**, par le professeur Paul Lefert. 1 vol. in-18, cart. 3 fr.

MAUREL (E.). **Des fractures des dents**. In-8, fig. 2 fr.

— **Des luxations dentaires**, du traitement de la carie dentaire. In-8............................ 2 fr.

PAILLASSON (A.). **Principaux anesthésiques**, employés dans la chirurgie dentaire, gr. in-8, 144 p. 2 fr.

6156-97. — Corbeil. Imprimerie Éd. Crété.

MANUEL DU CHIRURGIEN DENTISTE
Publié sous la direction de CH. GODON
DIRECTEUR DE L'ÉCOLE DENTAIRE DE PARIS

CLINIQUE DE PROTHÈSE

Prothèse dentaire, Prothèse orthopédique
Prothèse des Maxillaires

PAR

P. MARTINIER

Professeur de prothèse à l'École dentaire de Paris
Ex-Président de la Société d'Odontologie de Paris
Secrétaire général de l'École dentaire de Paris

AVEC 40 FIGURES INTERCALÉES DANS LE TEXTE

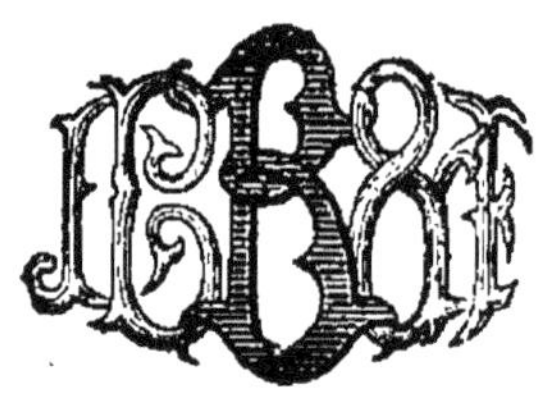

PARIS
LIBRAIRIE J.-B. BAILLIÈRE ET FILS
19, rue Hautefeuille, près du boulevard St-Germain

1898

PRÉFACE

Les études odontologiques ont pris en France, par suite de la fondation des Écoles dentaires, un développement qui n'a fait que s'accroître depuis la promulgation de la loi sur la médecine du 30 novembre 1892.

Cette loi, en créant un diplôme officiel de chirurgien-dentiste, oblige ceux qui veulent à l'avenir exercer la profession de dentiste à des études spéciales et à des examens déterminés.

Mais les livres d'art dentaire destinés aux élèves et aux jeunes praticiens ont été, jusqu'à présent, peu nombreux. Pendant longtemps la France a été tributaire de l'étranger, dont on se contentait de traduire les ouvrages.

Nous avons pensé répondre à un besoin des élèves autant qu'à un désir des professeurs et des examinateurs en réunissant dans un travail d'ensemble, sous une forme facilement assimilable, toutes les matières qui maintenant font officiellement partie de l'enseignement de l'étudiant dentiste et sont exigibles aux examens.

Nous ne nous sommes pas borné là. Nous avons voulu que cet ouvrage pût encore être utile aux praticiens. Nous avons désiré qu'ils pussent retrouver sous une forme claire et précise les matières qu'ils ont apprises au cours de leurs études. Nous y avons ajouté les travaux intéressants qui, jusqu'en ces derniers temps, ont paru dans les revues scientifiques ou professionnelles et qui nous ont semblé constituer un progrès dans la science ou dans la pratique de la « dentisterie ».

Pour rendre ce travail plus complet et plus profitable à l'étudiant et pour en assurer la publication en temps utile, il nous a semblé qu'il y avait avantage à le diviser en plusieurs volumes et à confier chacun d'eux à un collaborateur ayant acquis par des travaux antérieurs une compétence spéciale.

Nous avons suivi, pour la division des matières, le programme des examens tel qu'il a été indiqué dans le décret du 25 juillet 1893, organisant les études dentaires, tel qu'il est appliqué depuis cette époque à la Faculté de médecine de Paris.

Nous avons cru devoir nous limiter aux connaissances spéciales qui se rattachent à la chirurgie buccale ou dentaire.

Quant au choix de nos collaborateurs, il nous a été facile ; nous avons trouvé dans quelques-uns des membres du corps enseignant de l'École dentaire de Paris, une collaboration active et éclairée.

Le *Manuel du chirurgien-dentiste* a été divisé en cinq volumes correspondant chacun à l'enseignement du professeur qui a bien voulu s'en charger. Ces volumes ont été ainsi répartis :

Anatomie de la bouche et des dents : Dr E. Sauvez ;

Pathologie des dents et de la bouche : Dr L. Frey ;

Thérapeutique spéciale, anesthésie, formulaire : Dr M. Roy ;

Clinique de Prothèse. Prothèse dentaire. Prothèse orthopédique. Prothèse des maxillaires : M. P. Martinier ;

Clinique dentaire, Dentisterie opératoire, que nous nous sommes réservé.

Nous venons d'exposer les motifs qui ont inspiré la publication de cet ouvrage, le plan d'après lequel il a été conçu et exécuté ; nous avons fait de notre mieux pour qu'il répondît au but que nous nous étions proposé : faire une œuvre utile à notre profession.

A nos confrères de juger si nous avons réussi.

Ch. GODON.

Novembre 1895.

gencives le permet. Pratiquement ce résultat est atteint lorsqu'on peut appuyer franchement sur la gencive sans occasionner de douleur au patient.

Il est à remarquer que, lorsqu'on pose un appareil après la cicatrisation des gencives quand il y a eu extraction, les déformations du bord gingival sont bien moins prononcées, surtout si cet appareil est en métal, que si l'on attend longtemps avant d'avoir recours à la prothèse.

CHAPITRE III

SUBSTANCES A EMPREINTES.

Ces substances sont destinées à prendre le moulage exact des parties sur lesquelles doit reposer l'appareil, ainsi que des parties voisines.

Historique. — La mesure pour la pose des dents artificielles a été prise, à l'aide d'un compas, d'un morceau de carton découpé sur la place vide, ou de la reproduction en cire d'un modèle figurant assez bien les dents naturelles.

Maggiolo, en 1809, substitua à ces procédés la prise d'empreinte à la cire vierge, qui permet le moulage fidèle de la bouche. Dubois de Chément, la même année, prit des empreintes avec une pâte dont la composition est restée secrète. Depuis cette époque, un certain nombre de substances ont été employées avec plus ou moins de succès.

Ces diverses substances seront l'objet d'une étude spéciale dans ce chapitre.

§ 1er. — *Caractères généraux.*

D'après Andrieu, toute substance à empreintes doit posséder les quatre qualités suivantes :

1° Se mouler exactement sur les parties dont on

veut prendre l'empreinte sans qu'on soit obligé pour cela d'employer une force assez grande qui occasionnerait de la douleur ou la déformation de la surface d'application ;

2° Durcir suffisamment et assez rapidement dans la bouche pour qu'on puisse la retirer sans lui faire subir de déformation ;

3° Se dilater et se rétracter le moins possible ;

4° N'occasionner de répugnance ni au goût ni à l'odeur ni à l'aspect.

§ 2. — *Nature des substances.*

Différentes substances possèdent plus ou moins les qualités énoncées ci-dessus. Les unes viennent du *règne animal :* cire, stents, godiva; les autres du *règne végétal :* gutta-percha; d'autres enfin du *règne minéral :* plâtre.

I. Cire et Paraffine (1). — La cire employée est la cire d'abeille. C'est elle qui constitue les alvéoles qui contiennent le miel.

La cire jaune était employée primitivement. Aujourd'hui on donne la préférence à la cire blanche, appelée improprement *cire vierge.* C'est par fusions successives que l'on purifie et blanchit la cire.

La cire est souvent additionnée de paraffine; c'est la substance la plus précieuse qu'on y puisse incorporer.

La paraffine, découverte en 1831 par Reichenbach, est un carbure d'hydrogène, c'est-à-dire un composé organique de carbone et d'hydrogène. Elle s'extrait des produits de distillation de la houille. Elle cristallise en aiguilles blanchâtres; ce sont ces aiguilles refondues que l'on trouve dans le commerce sous

(1) Quoique ce soit une substance minérale organique, nous en parlons ici à cause de son emploi avec la cire.

forme de plaques blanches semi-transparentes.

Elle est très plastique et se ramollit vers 38° ; mais elle offre peu d'adhérence entre ses feuillets.

Si l'on y incorpore de la cire en trop grande quantité, elle acquiert des propriétés nuisibles, tandis qu'un mélange judicieux de ces deux substances rend la cire plus plastique à l'état chaud, plus dure à l'état froid et permet d'obtenir son ramollissement à une température plus basse.

La proportion à employer est d'un tiers de paraffine pour deux tiers de cire blanche.

La cire est vendue sous différentes formes : en petits pains ronds de 7 à 8 centimètres de diamètre et d'une épaisseur de 4 à 5 millimètres; en boîtes contenant un certain nombre de feuilles de cire laminées.

La cire vierge se ramollit à 40 ou 45°, la cire blanche vers 55 à 60°.

On ramollit la cire à la chaleur sèche ou à l'eau chaude. Le premier procédé est préférable. Si l'on a recours à l'eau chaude, la température du liquide ne doit pas dépasser 50 à 55°. Le ramollissement à l'eau chaude fait perdre à la cire une partie de sa ténacité.

Si on se sert de la flamme, il faut procéder très doucement et employer la flamme d'alcool ou le bec Bunsen. La flamme à gaz ordinaire noircit la cire. On peut aussi combiner les deux moyens, c'est-à-dire ramollir la cire dans l'eau à 30 ou 35°, et terminer à la flamme.

Quel que soit le procédé employé, il faut éviter que la surface de la cire ne prenne un aspect blanc nacré, ce qui indique une fusion très proche, la fait adhérer aux mains, et nuit à sa plasticité.

Avantages. — La cire est dépourvue d'*élasticité*. Elle ne présente presque pas d'expansion ni de retrait, par suite du refroidissement.

Inconvénients. — Le ramollissement de la cire fait à la flamme sèche, selon le procédé le plus ordinaire, ou à l'eau chaude, est toujours lent.

Elle ne donne ni la finesse ni les détails des autres substances.

Elle ne peut pas présenter l'empreinte fidèle d'un espace triangulaire non plus que celle d'une dent étranglée à son collet.

Elle nécessite une certaine pression qui déforme les muqueuses molles et donne à l'empreinte une imperfection évidente.

L'empreinte à la cire se déforme facilement à la sortie de la bouche.

II. Stents. Pâte de Hinds ou Godiva. — Ces deux substances qui ont entre elles une grande analogie, sont des composés plastiques.

Le *Stents* est un mélange de cire et de résine, et le *Godiva* un mélange de cire jaune, de résine et de gutta-percha dans des proportions connues des fabricants seulement.

Le godiva est de beaucoup le plus employé ; c'est une substance précieuse pour le dentiste. Elle a eu d'ardents défenseurs, entre autres Andrieu, qui prétend qu'elle peut servir dans tous les cas.

On trouve le godiva dans le commerce, en boîtes portant différents numéros : 1, 2, 3, qui indiquent ses divers degrés de consistance.

Le praticien peut donc choisir suivant l'état de la muqueuse.

Le n° 1 est le plus mou.

Le n° 2 ou médium est celui qu'on emploie généralement pour les empreintes simples.

Le n° 3 se combine pour la prise des empreintes composées avec le n° 1. C'est celui qui nécessite le plus de chaleur pour son ramollissement.

Le godiva, comme la cire, se ramollit dans l'eau

AVERTISSEMENT

Le cinquième volume du *Manuel du Chirurgien-Dentiste* a pour titre *Clinique de Prothèse.*

Il contient toutes les notions de prothèse dentaire considérées comme indispensables au *chirurgien-dentiste* depuis la nouvelle loi sur la médecine.

Le décret du 25 juillet 1893, article 3, comportait, dans le programme des diverses épreuves à subir par le candidat, l'*exécution d'une pièce de prothèse dentaire*, mais les modifications apportées à ce programme par le décret du 31 décembre 1894 ont substitué à ce paragraphe la mention suivante : *Opérations préliminaires à la prothèse dentaire.*

Nous nous sommes efforcé de rester dans le cadre qui nous était tracé par le dernier programme des examens, et nous en avons puisé la substance dans le cours de prothèse que nous professons, depuis quatre ans, à l'École dentaire de Paris.

Les traités de prothèse sont déjà anciens et ne contiennent que très peu d'éléments d'étude concernant la clinique de prothèse.

Nous avons cherché à réunir ces éléments et à les présenter méthodiquement, sous une forme claire concise, en y ajoutant les nombreux perfectionnement apportés à la prothèse dans ces dernières années.

Enfin, la plupart des chapitres de la première partie, consacrés à l'étude des opérations cliniques de la prothèse dentaire, tels que les *prises de l'empreinte* et de l'*articulation*, la *combinaison*, l'*essai* et la *pose des appareils*, les *retouches* qu'ils nécessitent parfois, sont notre œuvre pour la plus grande partie.

Ce cinquième volume est divisé en trois parties :

La *première* comprend l'ensemble des *opérations ayant trait à la prothèse dentaire* qui se pratiquent dans le cabinet du chirurgien-dentiste, auxquelles nous avons ajouté l'étude des substances nécessaires pour mener à bien ces opérations, ainsi que l'étude de celles destinées à la confection des appareils.

La *deuxième partie* est consacrée à l'*orthopédie dentaire* ou *orthodontie.* Nous espérons avoir réussi à grouper des notions suffisantes pour aider les étudiants à se guider dans cette voie si ingrate et cependant si intéressante, en étudiant successivement : les lois fondamentales du redressement des dents, les différents moyens de redressement, l'étude des appareils et des méthodes anciennes et nouvelles, ainsi qu'un résumé succinct du traitement des différentes anomalies.

La *troisième partie* traite de la *prothèse chirurgicale ou restauratrice des maxillaires et de la face.* Cette étude et celle des différents moyens de restauration tardive avaient ici leur place toute marquée. On trouvera dans les chapitres : *Traitement des fractures des mâchoires*, *Prothèse immédiate et médiate des maxillaires*, *Restauration de la voûte palatine*, *du voile du palais* et *de la face*, la description des appareils si ingénieux qui sont employés, ainsi que les indications nécessaires à leur application.

Notre but sera atteint si nous réussissons à augmenter les connaissances des futurs chirurgiens-dentistes et si, par l'étude des notions qui sont contenues dans ce volume, la prothèse leur devient familière et intéressante comme elle le mérite, par la diversité des travaux ingénieux auxquels elle leur permettra de se livrer.

P. MARTINIER

Paris, septembre 1897.

CLINIQUE DE PROTHÈSE

PREMIÈRE PARTIE

PROTHÈSE DENTAIRE

CHAPITRE PREMIER

DÉFINITIONS. — PRÉLIMINAIRES.

La *prothèse en général* est la partie de la thérapeutique chirurgicale qui a pour objet de remplacer par une préparation artificielle un organe qui a été enlevé en totalité ou en partie, ou de cacher une difformité (1).

La *prothèse dentaire* est l'art de combiner, de confectionner et de poser dans la bouche des appareils destinés à remplacer une ou plusieurs dents qui ont disparu à la suite d'affections ou de traumatismes.

A la prothèse dentaire viennent s'adjoindre :

1° L'*orthopédie dentaire* ou *orthodontie*, c'est-à-dire le redressement des irrégularités des dents et des maxillaires.

(1) Littré, *Dictionnaire de médecine.*

2° La *prothèse des maxillaires*, qui se divise ainsi :

a. La prothèse immédiate ou *chirurgicale des maxillaires*, destinée à remplacer extemporanément une portion osseuse réséquée par un squelette artificiel qui tiendra la place du squelette naturel.

b. La *prothèse médiate* ou *restauratrice* des maxillaires et de la face. Elle est destinée à rétablir artificiellement l'aspect et les fonctions des parties voisines du système dentaire qui ont été détruites ou déformées par un traumatisme ou par une affection congénitale ou acquise.

La **prothèse clinique** comprend l'ensemble des opérations, ayant trait à la prothèse dentaire, pratiquées au fauteuil d'opérations; c'est la partie de la prothèse qui se fait en présence du patient.

CHAPITRE II

EXAMEN ET PRÉPARATION DE LA BOUCHE.

ARTICLE Ier. — EXAMEN ET TRAITEMENT PRÉPARATOIRE.

L'examen de la cavité buccale, en vue d'y appliquer le traitement préparatoire à la pose d'appareils de prothèse, est de la plus grande importance pour la réussite de ces appareils.

C'est de cet examen, qui doit être fait avec le plus grand soin, que dépendent :

1° Le choix de la substance qui sert à prendre l'empreinte ;

2° Le choix de la substance qui sert à la confection de l'appareil;

3° La combinaison et le mode de rétention de l'appareil.

La bouche, considérée dans son ensemble, se compose de parties molles, *muqueuses*, et de parties dures, *dents*.

L'examen doit porter successivement sur chacune de ces parties, car leur état, pathologique ou normal, fournit des indications précieuses au point de vue de la combinaison des appareils, de leur tolérance, de leur stabilité et de leur durée.

§ 1er. — *Examen des parties molles.*

L'examen des parties molles comprend l'examen de la muqueuse qui recouvre les joues, les lèvres, la voûte palatine et le voile du palais et qui se termine au sommet des crêtes alvéolaires, au niveau du collet de la dent qu'elle sertit.

L'exploration doit s'étendre à toutes ces parties, et particulièrement aux gencives qui doivent être saines, car l'appareil porte plus directement sur elles; si elles étaient le siège d'abcès ou de fistules provenant d'une dent voisine ou d'une racine dissimulée, l'appareil serait mal toléré et susceptible de modification dans sa stabilité à plus ou moins bref délai.

Si l'on se trouve en présence d'une muqueuse ou d'une gencive irritées, atteintes d'inflammation, on doit tout d'abord établir un traitement approprié pour les ramener à l'état sain.

Traitement préparatoire. — Il comprend le nettoyage des dents et le traitement des gencives.

1° **Nettoyage des dents.** — La propreté étant une des conditions essentielles de la bonne application d'un appareil prothétique, il faut procéder à un nettoyage minutieux (1). Il facilite le choix de la teinte, ce nettoyage est indispensable en présence d'une gingivite d'origine tartrique.

(1) Voir Godon, *Clinique dentaire et dentisterie opératoire. Manuel du Chirurgien-Dentiste.*

Si les dents restent recouvertes d'une couche de tartre, les résultats obtenus sont déplorables ; cette couche peut, par la suite, se détacher et déranger l'ajustement de la pièce de prothèse. De plus, la gencive comprimée entre ce tartre et l'appareil provoque de la douleur, et son inflammation augmente. Enfin, si le tartre reste, il tend à s'accumuler ; l'appareil aidant à la rétention des phosphates, la couche augmente progressivement et déchausse de plus en plus les dents qui finissent par tomber.

2° **Traitement des gencives.** — Le nettoyage terminé, si l'inflammation des gencives est due à la présence du tartre, quelques jours de repos, quelques collutoires ou gargarismes la font disparaître.

Si l'on se trouve en présence d'une stomatite ou d'une gingivite spécifique, c'est à l'état général que l'on doit s'attaquer tout d'abord; un traitement local approprié à l'inflammation amène ensuite la guérison.

L'état pathologique de la muqueuse, qui résulte de la présence de dents cariées ou de racines, disparaît par le traitement ou l'extraction des dents ou racines.

Après les extractions, pour favoriser et hâter la cicatrisation de la gencive, on fait laver fréquemment la bouche avec une solution de chloral à 2 p. 100; et pour leur raffermissement une application de glycérolé de tannin à 10 p. 100, faite à l'aide d'un pinceau, donne d'excellents résultats.

On se trouve également bien de gargarismes souvent répétés avec une décoction d'écorce de chêne.

§ 2. — *Examen des parties dures.*

On doit procéder à l'examen des *dents*, par élimination successive.

Il y a donc lieu d'examiner :

1° Les racines;

2° Les dents cariées;

3° Les dents non cariées.

1° **Racines**. — L'état des racines doit faire l'objet d'une inspection très minutieuse, car la thérapeutique dentaire permet de garder les racines dont on peut espérer la guérison et dont la conservation peut être indispensable à l'esthétique.

En principe toutes les racines qu'on peut traiter sans redouter des accidents postérieurs doivent être conservées. Ceci s'applique aux racines des dents antérieures et aux racines des prémolaires supérieures et inférieures pour les appareils à plaques, et à toutes les racines pour les appareils sans plaque.

Lorsque la couronne d'une dent ou même de toutes les dents a été détruite par traumatisme ou carie, la partie restante, *la racine*, doit être considérée comme devant servir de base à la restauration prothétique de l'organe dentaire, si par le traitement approprié et l'obturation du canal (1), il semble possible d'en obtenir la guérison durable. Les indications d'extraction restent les mêmes pour les racines dentaires que pour les dents restantes, ayant conservé tout ou partie de leur couronne (esthétique, gêne d'articulation, sénilité précoce, ébranlement, pyorrhée alvéolaire, périostite chronique, etc.) (Godon). Dans le cas où un appareil dentaire à plaque est indiqué et où pour des motifs divers, les racines ne peuvent être soignées (insuffisance de temps, difficulté du traitement, etc.), il est préférable de les extraire.

Les *racines des dents antérieures*, incisives et canines, exigent une attention spéciale. La règle est de

(1) Voir pour le traitement de la carie dentaire et restauration totale des dents, Ch. Godon, *Dentisterie opératoire. Manuel du Chirurgien-Dentiste.*

les conserver, surtout lorsque des dents saines alternent avec ces racines.

En effet, si la racine disparaît, la résorption alvéolaire, puis la rétraction de la partie de gencive correspondante, déterminent une dépression qu'il faut combler en mettant une dent avec gencive artificielle en porcelaine, dont l'ajustement présente toujours des difficultés et dont la solidité laisse souvent à désirer.

Les racines des dents antérieures doivent donc être conservées dans tous les cas où un traitement peut leur être appliqué avec succès.

L'*extraction* est cependant *indiquée* pour les racines rebelles à tout traitement, ainsi que pour les racines dont la couronne a disparu depuis longtemps et dont la résorption est trop étendue ou la solidité des parois trop compromise pour permettre de les obturer avec chance de succès.

Lorsqu'il reste des débris de couronne, il est nécessaire, avant de les sectionner à l'aide de la pince coupante, de faire à l'endroit choisi pour cette section (à la meule, à la lime ou à la scie) une encoche très profonde, afin que la pince ne rencontre qu'une faible résistance. Sans cette précaution on s'expose à une fracture de la racine dans sa longueur, ce qui rend impossible sa conservation dans la bouche.

Soignées et guéries (1), sectionnées au niveau du collet de la dent, ces racines doivent être obturées avec le plus grand soin, soit à l'aide de ciment, d'amalgame ou d'or, soit encore à l'aide de tiges métalliques (aluminium, platine) scellées dans le canal radiculaire et coupées au niveau de la racine sectionnée. Elles sont ensuite meulées à la hauteur et même un peu au-dessous de la gencive.

(1) Voir traitement des racines 4e degré. Ch. Godon. *Dentisterie opératoire*.

Ainsi traitées, sans causer aucun ennui, elles peuvent demeurer sous l'appareil pendant de nombreuses années.

2° **Dents cariées.** — Toute dent cariée doit être conservée, sauf dans les cas suivants :

a. Lorsque la partie restante de la couronne ne permet pas de compter sur sa solidité pour le maintien d'un appareil prothétique ;

b. Lorsque la partie restante de la couronne d'une dent de devant s'oppose à l'application des lois de l'esthétique par sa forme, sa coloration, sa direction ou son siège ;

c. Si elle est un obstacle à l'articulation normale et occasionne des difficultés ou des irrégularités trop grandes pour la confection de l'appareil ;

d. Enfin, quand le traitement indiqué ne peut être appliqué avec succès. Une dent atteinte, par exemple, de carie de 4e degré avec périostite chronique ne pourra être d'aucun service et rendra la mastication, à l'aide de l'appareil, difficile, sinon impossible.

Il faut donc, en règle générale, faire disparaître les dents dont la guérison complète n'est pas certaine.

Les dents cariées, dont on est sûr d'obtenir la guérison totale, sont traitées selon leur degré de carie. La guérison assurée, on doit choisir la matière qui sert à les obturer.

Les dents devant servir de maintien ou de support à des crochets en or ne doivent pas être obturées avec l'amalgame, car le contact des deux métaux différents donne naissance à un petit courant galvanique qui, si faible soit-il, n'en est pas moins fort désagréable. Ces dents doivent donc être obturées au ciment ou mieux encore aurifiées.

3° **Dents non cariées.** — En général, les dents non cariées doivent être invariablement conservées, n'y en aurait-il qu'une, sauf dans les cas suivants :

a. Lorsqu'elles ont subi dans leurs attaches ligamenteuses des troubles assez intenses pour ébranler leur solidité. Tels sont les cas de déchaussement, de déviation, d'allongement, d'ébranlement, d'articulation vicieuse, etc. ;

b. Les dents en dehors de l'arcade ou dont le siège serait par trop nuisible à l'esthétique de l'appareil ou qui seraient une gêne pour l'articulation ;

c. Les dents causant des douleurs névralgiques par suite de calcification pulpaire.

Austen donne comme règle d'extraire les dents saines, s'il n'en reste pas plus de quatre à chaque mâchoire.

Cette règle est vraiment trop radicale. Le principe suivant semble une vérité dont il faut plutôt se pénétrer :

Toute dent naturelle, même obturée, vaut mieux qu'une dent artificielle.

Les objections que l'on oppose à la conservation des dents saines viennent de ce qu'on prétend que les dents restantes sont ébranlées par le poids de l'appareil. Ces objections sont nées d'appareils mal ajustés et mal équilibrés. Lorsque l'appareil est bien ajusté et heureusement combiné, les dents restantes sont souvent précieuses pour le maintien et la rétention de l'appareil.

Si l'appareil exige pour sa rétention des demi-crochets appelés *étais*, on choisira les dents qui devront être séparées et l'on devra procéder tout de suite à cette séparation, à l'aide de petites limes de différentes épaisseurs.

La résection d'une petite partie de l'émail des deux dents est sans importance à condition de polir avec soin les parties réséquées, afin que les parcelles alimentaires ou les ferments buccaux ne trouvent as de parois rugueuses susceptibles d'aider à leur étention.

Si certaines dents restantes forment une irrégu-arité par suite de leur allongement ou de l'usure es dents voisines, on doit, à l'aide de la meule, éséquer la partie proéminente pour les mettre au iveau des autres, à moins que l'allongement ne soit rop accentué et qu'il y ait danger pour la vitalité de 'organe.

RTICLE II. — TEMPS NÉCESSAIRE ENTRE L'EXTRACTION DES DENTS ET LA POSE DE L'APPAREIL.

La bouche bien préparée, doit-on procéder immédiatement à la pose de l'appareil ? C'est là une question bien controversée.

Harris et Austen émettent l'opinion suivante : « Ce temps varie de huit à quinze mois, suivant les sujets. Mais peu de personnes veulent bien se résigner à rester si longtemps sans dents..... Il est donc avantageux de poser des dents artificielles peu de temps après l'extraction, l'intervalle entre l'extraction et la pose variant de quelques heures à quelques jours, quelques semaines à quelques mois, suivant les cas. »

Voici maintenant ce que dit Oakley Coles : « Combien de temps faut-il laisser écouler entre l'extraction et la pose des dents artificielles? C'est une question qui rend singulièrement perplexes ceux que ne guide point l'expérience pratique. *A priori* on pourrait croire que ce temps doit être considérable; pratiquement, d'après mon expérience personnelle, vingt-quatre heures suffisent; ainsi, il m'est arrivé maintes et maintes fois d'appliquer une série complète de dents artificielles après avoir enlevé la veille plus de 10 dents; et ce sont les cas où il s'est écoulé le temps le plus court entre l'extraction et le remplacement des dents qui m'ont montré le moins de résorption, surtout chez les sujets comparativement jeunes. »

Ces opinions se basent sur les différents phénomènes physiologiques qui se produisent après l'extraction et qui sont les suivants :

Première période : cicatrisation des gencives;

Deuxième période : résorption du bord alvéolaire déterminant une déformation et un affaissement du bord gingival.

Il est donc facile de déduire la conclusion suivante : la cicatrisation des gencives exigeant un laps de temps variant de quelques jours à un mois, on doit attendre cette cicatrisation pour procéder à la pose d'un appareil prothétique. Sans cette précaution, on risque d'occasionner au patient des douleurs très vives, résultant de la compression que détermine l'appareil sur ces plaies ouvertes et très sensibles, sans préjudice des accidents locaux qui pourraient se manifester.

La résorption alvéolaire a lieu pendant un temps indéterminé, variant de six mois à deux ans. On a proposé, pour activer le travail de résorption alvéolaire, de faire la résection d'une partie des alvéoles, après des extractions multiples, aussitôt après l'opération. Quoi qu'il en soit, ce travail est très long et dépend de nombreux facteurs, parmi lesquels nous citerons : le siège, l'état et le nombre des dents extraites, la constitution et l'âge du sujet.

Il semble impraticable, tant au point de vue de l'esthétique qu'au point de vue de la mastication, d'attendre la terminaison de ce travail physiologique (du reste impossible à constater) pour procéder à la pose d'un appareil. On ne doit donc pas s'en préoccuper et on doit y *procéder aussitôt que l'état des*

à température variable, selon le numéro employé.

Sa densité étant plus grande que celle de l'eau, le godiva ne surnage pas comme la cire à sa surface. Il faut avoir soin, pour éviter son adhérence aux parois du récipient contenant l'eau chaude, de mettre le godiva dans un linge avant son immersion dans l'eau. On évite aussi par ce moyen de se brûler les doigts lorsqu'on retire cette substance de l'eau.

On peut aussi ramollir le godiva à la flamme, mais ce procédé altère rapidement ses qualités.

Le principal inconvénient du godiva est sa rétractilité. Pour l'atténuer, il faut attendre, avant de sortir l'empreinte de la bouche, que le godiva ait acquis une certaine dureté, que l'on peut, au besoin, hâter rapidement au moyen d'un jet de chlorure d'éthyle projeté sur le fond et le pourtour du porte-empreinte.

Le porte-empreinte doit être, au préalable, chauffé avant d'y appliquer le godiva, afin que celui-ci y adhère fortement, sinon il se détacherait du porte-empreinte au moment de sa séparation des parties à mouler.

On a aussi reproché au godiva de perdre rapidement sa plasticité à l'usage et de ne servir ainsi qu'un petit nombre de fois. C'est là un reproche basé sur des considérations mesquines, car, d'une part, l'usage prolongé du godiva et son emploi continu dans plusieurs bouches ont pour résultat, non seulement de nuire à ses propriétés, mais encore de lui donner un aspect et un goût dénaturés, et, d'autre part, de pécher contre les lois si importantes de l'aseptie.

On pourrait objecter à ce dernier grief que le séjour du godiva dans l'eau chaude à 55 ou 60 degrés, constitue un moyen antiseptique suffisant. Il n'en est pas moins vrai qu'à cette température l'eau est peu nocive à la vitalité des microbes pathogènes, à moins d'un séjour très prolongé.

Les quelques minutes pendant lesquelles la substance baigne dans l'eau chaude ne suffisent pas pour obtenir un résultat destructif satisfaisant.

Le brossage de l'empreinte au savon et le lavage avec une solution d'acide phénique à 5 p. 100 nous paraissent bien indiqués, et il est indispensable de renouveler chaque fois cette opération.

Avantages. — Substance d'une valeur indéniable, de manipulation facile et généralement bien tolérée.

Le godiva donne surtout d'excellents résultats pour les empreintes compliquées avec moulages successifs.

Les empreintes sont beaucoup plus fines et bien moins déformées que les empreintes obtenues avec la cire.

Inconvénients. — Se *contracte* légèrement à sa sortie de la bouche.

Son *élasticité* donne de fausses indications pour les dents déviées ou étranglées au collet.

Les empreintes ont une appparence de netteté qui peut tromper le praticien.

Lorsque la substance sert depuis quelque temps, elle perd une partie de ses qualités et exige une pression assez considérable, susceptible de déformer les muqueuses molles. D'autre part, le godiva employé pour la première fois donne des empreintes imparfaites, surtout quant à la netteté; il adhère aux dents si elles sont sèches. Enfin le point élevé de température nécessaire pour son ramollissement, lorsque le godiva est ancien, peut occasionner des brûlures légères.

III. Gutta-percha. — La gutta-percha ou gomme de Sumatra est, comme le caoutchouc, une gomme végétale produite par la concrétion du suc laiteux d'un arbre, l'*Isonandra-gutta*, de la famille des Sapotées, originaire de Singapore et répandu dans tout l'archipel Oriental.

Propriétés. Usages. — La gutta-percha reproduit les surfaces avec une grande exactitude et une grande finesse.

Elle se ramollit dans l'eau chauffée entre 80° et 90°. A l'état de fraicheur et de pureté, elle se laisse facilement pétrir ; mais elle perd ces qualités en restant exposée à l'air.

La gutta-percha est brune. On l'emploie mélangée à la craie, à la magnésie, à l'oxyde de zinc et on la colore avec du vermillon. Cette manipulation l'empêche d'être collante et la rend plus dure après refroidissement.

Le retrait de la gutta est considérable. Utile dans certain cas, ce retrait peut être combattu par le mode de bourrage du porte-empreinte. Si l'on a soin de bien chauffer ce dernier avant l'application de la gutta, celle-ci y adhère fortement et la rigidité du métal s'oppose à sa rétraction.

Si le retrait de la substance avait lieu d'être utilisé pour la confection d'un appareil, on ne chaufferait que le centre du porte-empreinte. De la sorte, les bords de la substance laissés libres ne seraient pas gênés dans leur retrait.

Le manuel opératoire, dans l'emploi de cette substance, indique de n'appuyer que très faiblement sur le porte-empreinte et de laisser assez longtemps la gutta dans la bouche pour qu'elle durcisse suffisamment. Le durcissement peut être activé par un jet de chlorure d'éthyle.

Avantages. — La gutta présente les mêmes propriétés, pour la reproduction des surfaces, que le plâtre.

Elle se laisse facilement ramollir.

Elle exige une pression très modérée, et, comme elle est très élastique, elle peut donner assez bien les parties étranglées, pourvu que cet étranglement ne soit pas trop considérable.

Inconvénients. — Son refroidissement est très lent dans la bouche.

La gutta pénètre plus facilement que toute autre substance dans les espaces interdentaires, ce qui rend sa sortie de la bouche plus difficile, tout en déformant l'empreinte.

Comme toutes les substances plastiques, son élasticité constitue un défaut.

IV. Plâtre. — Le plâtre est obtenu par la calcination de la *pierre à chaux*. En minéralogie cette pierre est nommée *gypse;* la chimie lui donne le nom de *sulfate de chaux.*

C'est en effet un composé de :

Chaux	30	parties.
Acide sulfurique	43	—
Eau	20	—
Argile, carbonate de chaux	7	—
Total	100	parties.

La pierre à chaux est portée à une température de 150 à 200° ; c'est ce qu'on appelle *cuisson*. La plus grande partie de l'eau s'évapore ; il reste un produit déshydraté qui est le plâtre, appelé aussi *Plâtre de Paris*, car le bassin de la Seine le fournit en abondance.

Le plâtre-albâtre ou *albâtre* est fourni par une variété de gypse semi-diaphane.

Propriétés. Usages. — Le plâtre, mélangé à l'eau jusqu'à consistance de bouillie ou de crème, durcit en quelques minutes. Une nouvelle combinaison se produit, entre le plâtre et une partie de l'eau ajoutée, qui donne lieu à un développement de chaleur assez considérable. L'autre partie de l'eau reste en liberté, retenue dans les pores de la masse ; la chaleur la fait évaporer.

L'absorption de l'eau par les molécules fait dilater le plâtre et cette dilatation varie selon la grosseur du grain. Pour le plâtre fin la dilatation a lieu avant le durcissement ; le gros continue à se dilater après solidification.

Le plâtre à empreinte sera de grain très fin et sa préparation très soignée. Il devra être conservé à l'abri de l'humidité ; sans cette précaution, il absorbe la vapeur d'eau contenue dans l'atmosphère, et il s'évente, c'est-à-dire qu'il perd ses qualités de durcissement rapide en une masse bien compacte.

On attribue la prise d'empreinte au plâtre à Westcott, Dauning et Bridges.

Le prise du plâtre demandant au moins cinq minutes, on hâte son durcissement (qui doit être rapide pour les empreintes), en le gâchant avec une solution de sulfate de potasse à 3 p. 100, soit 30 grammes de sel par litre d'eau.

On a aussi employé, dans ce but, l'eau tiède, le sel de cuisine et le sucre ; ce dernier augmente la force de la matière, mais le temps de durcissement variant considérablement avec ces différents produits, le premier procédé est préférable.

Le plâtre à empreinte doit être gâché de la façon suivante :

Mettre dans un récipient la quantité de solution sulfatée jugée suffisante ; à l'aide d'une cuiller laisser tomber peu à peu le plâtre jusqu'à ce qu'il surnage au centre entouré de liquide. On laisse la partie centrale s'humecter complètement, puis on remue le tout, en ayant soin de bien écraser le plâtre contre les parois du vase pour éviter les grumeaux. On doit obtenir un produit de consistance crémeuse.

On peut changer l'aspect et le goût du plâtre pour le rendre plus agréable, en ajoutant, à la solution de sulfate de potasse, quelques gouttes d'essence de menthe et en le colorant avec le carmin. Cette dernière addition a, en outre, l'avantage de rendre plus facile la séparation du plâtre de l'empreinte de celui du modèle après sa coulée, en établissant une différence de teinte entre les deux plâtres.

Avantages. — Le plâtre est la substance de choix pour les empreintes. Lui seul nous donne des moulages absolument parfaits et pour lesquels il ne peut y avoir ni doutes ni mécomptes. Les inconvénients inhérents aux différentes substances plastiques que nous venons d'étudier n'existent pas avec le plâtre.

Comme il est très mou, il n'exige aucune pression et il se casse facilement et nettement à sa sortie de la bouche, de sorte qu'il ne peut y avoir tirage. Les parties déprimées ou affectant la forme triangulaire, lorsqu'elles se séparent de l'empreinte, peuvent être remises en place assez facilement, à sa reconstitution, après séchage préalable.

Inconvénients. — Il se dilate légèrement, mais cet inconvénient peut être mis à profit pour la confection de certains appareils.

Il exige une certaine habileté de maniement et nécessite plus de précautions que les autres substances.

D'habitude il est moins bien toléré par les patients que les autres substances.

Enfin la reconstitution de l'empreinte, après sa fracture, demande un certain temps et une grande minutie.

§ 3. — *Indications générales.*

Avant de faire choix d'une substance à empreinte, il faut envisager deux choses :

1° L'état de la bouche ;

2° Le mode de construction de l'appareil.

La *cire* peut être employée avantageusement pour les bouches à muqueuses dures, à dents courtes et régulières.

Elle convient dans les cas où l'on se trouve en présence de patients qui ne tolèrent que difficilement la prise de l'empreinte. La cire ne durcissant pas dans la bouche, on peut l'enlever presque immédiatement après son application.

Enfin elle est d'une grande utilité pour les empreintes partielles nécessitées par la réparation de l'appareil.

Le *stent* et le *godiva* peuvent être employés dans la plupart des cas.

Toutefois leur emploi est contre-indiqué dans les bouches où l'on rencontre :

1° Des muqueuses, soit extrêmement molles, soit de consistance irrégulière.

Cette inégalité de texture des tissus muqueux est, en effet, assez fréquente. On peut rencontrer des bouches où la muqueuse du palais est mince et dure, tandis que celle des gencives est épaisse et molle.

La pression nécessitée par ces substances déterminerait donc des déformations certaines des parties molles ;

2° Des dents longues, irrégulières, serrées ou à collet rétréci donnant lieu à des espaces triangulaires ou à des dépressions alvéolaires très marquées.

La *gutta-percha*, à cause de la déformation (au moment où l'on retire l'empreinte de la bouche), provenant de sa pénétration dans toutes les dépressions et surtout dans les espaces interdentaires les plus étroits, ne peut servir que pour les empreintes où il ne reste plus de dents. Sa rétraction par le refroidissement peut, en ce cas, être utilisée avec avantage pour la confection des appareils en vulcanite. En effet, un appareil confectionné avec cette matière est toujours légèrement plus large que la bouche. La rétraction de la gutta peut donc compenser la dilatation du modèle.

De plus, sa finesse excessive, le peu de pression qu'elle exige en font une substance précieuse.

Le *plâtre* peut servir dans tous les cas, sauf cependant quand on se trouve en présence de dents très ébranlées et chancelantes, car sa solidification pourrait exagérer l'état pathologique de ces dents et occasionner même leur enlèvement avec l'empreinte.

Il est indiqué dans les empreintes pour redressement qui doivent être absolument fidèles. Comme il peut prendre l'empreinte des tissus les plus mous dans leur position naturelle, il doit être choisi pour les moulages destinés aux restaurations buccales et faciales ; enfin il convient pour toutes les bouches qui ne sont pas de *dépouille*.

La qualité qu'il possède de se solidifier dans la bouche et de se fracturer avant sa sortie des plus légères dépressions, témoigne de sa supériorité sur les substances plastiques qui toutes se déforment au moment de leur séparation avec la partie à reproduire.

Son seul inconvénient est de se dilater légèrement, mais cet inconvénient est encore une indication en sa faveur pour les appareils métalliques estampés.

Le modèle en métal (celui le plus communément employé est le zinc) se contracte au refroidissement et rend la plaque plus petite que la bouche. La dilatation du plâtre apporte une compensation à la rétraction du métal.

Lorsque nous aurons ajouté que, pour les appareils difficiles, pour les pièces partielles en vulcanite dont la rétention se fait par les points de contact, le plâtre est indispensable, nous aurons conclu que le plâtre est la substance de choix lorsqu'on veut obtenir une empreinte fidèle, d'une netteté absolue et qu'il est désirable, pour le perfectionnement de la prothèse dentaire, de le voir se vulgariser rapidement et remplacer les autres substances dont les empreintes laissent si souvent à désirer.

CHAPITRE IV

PORTE-EMPREINTES.

Définition. — Le *porte-empreinte* est un instrument destiné à porter dans la bouche la substance à empreinte et à la maintenir pendant le moulage.

Cet instrument était appelé autrefois *gouttière à empreintes buccales* ou *porte-cire*. C'est le nom de *porte-empreinte* qui a prévalu.

Maury, en 1820, décrit ainsi le porte-empreinte : « Une petite boîte de fer-blanc, de cuivre ou d'argent avec une espèce de manche. »

Les porte-empreintes ont subi, depuis leur origine, de nombreuses modifications tant au point de vue des substances qui servent à leur confection que de leur forme.

Substances entrant dans la confection du porte-empreinte. — L'étain, le maillechort, l'argent, le bronze, le cuivre, le caoutchouc durci, la gutta-percha et la porcelaine ont été autrefois successivement utilisés dans la confection des porte-empreintes.

Le porte-empreinte en métal anglais est à peu près le seul employé de nos jours à cause de sa propreté, du peu de place qu'il tient dans la bouche et de sa facilité à se laisser modifier. L'étain jouit aussi de cette dernière propriété.

Pour certains cas, très peu nombreux d'ailleurs, où il peut être nécessaire de confectionner soi-même ces appareils; les principales substances employées sont, parmi les métaux, le maillechort estampé, l'étain estampé ou coulé et, parmi les substances plastiques, la gutta-percha et le caoutchouc vulcanisé.

Considérations générales. — La forme du porte-empreinte doit se rapporter le plus possible à la surface à mouler, qui doit être recouverte largement.

Quelle que soit la substance employée pour l'empreinte, le porte-empreinte doit laisser un espace libre d'au moins 5 à 6 millimètres entre ses bords et la partie dont on veut obtenir l'empreinte. Il faut pouvoir l'entrer facilement et librement dans la bouche et ses parois externes doivent être unies et lisses de façon à ne pas blesser les lèvres à l'entrée et à la sortie.

La *forme* du porte-empreinte varie à l'infini, mais parmi les nombreuses séries que chaque praticien peut posséder, il en est qui sont *indispensables* et d'autres simplement *utiles*.

ARTICLE 1er. — PORTE-EMPREINTES INDISPENSABLES.

Porte-empreintes destinés à la mâchoire supérieure. — *Description.* — Les porte-empreintes destinés à la mâchoire supérieure ont la forme d'une demi-cuvette.

Ils comprennent :

1° La *cuvette* ou *fond*, destinée à recouvrir *complètement* la surface palatine et la face interne des dents, s'il en existe;

2° Le *pourtour* ou la *gouttière*, que l'on peut diviser en deux parties, souvent peu distinctes, savoir : *a*) le *fond*, destiné à recouvrir le bord libre et la face triturante de la couronne des dents selon leur individualité ou les crêtes alvéolaires, si ces dernières ont disparu ; *b*) le *bord externe*, destiné à recouvrir la face externe des dents et de la gencive ou la gencive externe seulement s'il ne reste plus de dents;

3° La *queue* ou le *manche*, qui sert à tenir le porte-empreinte lors de son introduction dans la bouche ainsi qu'à sa sortie.

La cuvette, le pourtour et les bords varient de forme selon l'usage auquel on les destine.

1° Cuvette. — Sa longueur doit être à peu près conforme à celle de la voûte palatine sans déborder sur le voile du palais.

Sa *largeur* doit être à peu près égale au diamètre transversal du palais à mouler ; sa *hauteur*, en raison directe de la profondeur du palais.

2° Pourtour ou gouttière. — Sa forme varie selon qu'on l'emploie dans une bouche partiellement ou totalement dépourvue de dents.

S'il s'agit d'un appareil partiel, le fond du pourtour doit être plat pour laisser la place aux couronnes dentaires et à la substance destinée à les mouler.

Pour un appareil complet, le fond en sera rond, forme qui correspond à peu près à celle des crêtes alvéolaires qu'il est chargé de recouvrir.

3° Bord. — Il est, en général, à angle droit avec le fond plat du pourtour.

S'il reste des dents, sa hauteur devra leur être proportionnée ; elle devra toutefois dépasser celle des dents, car les bords auront à soutenir la substance à empreinte sur la gencive, qui doit être moulée dans presque toute sa hauteur, surtout pour les pièces où il est nécessaire de mettre de la gencive artificielle.

Si les bords sont destinés à recouvrir des gencives déprimées après la disparition de toutes les dents, leur hauteur devra être peu élevée et variera avec les rapports qu'ils doivent avoir dans la bouche.

Seule, la queue ou le manche est invariable dans sa forme, qui est généralement plate.

Porte-empreintes destinés au maxillaire inférieur. — Description. — Les porte-empreintes destinés au maxillaire inférieur ont la forme d'un fer à cheval, la langue devant occuper le vide entre les branches pendant la prise de l'empreinte.

Leur forme varie suivant les cas, comme pour le maxillaire supérieur; seulement l'absence de la cuvette comporte un bord interne à peu près de même hauteur que le bord externe, sauf pour sa partie antérieure, qui est moins élevée.

Porte-empreintes à cuvette évidée. — On a construit une série de porte-empreintes du haut, dont la forme générale répond à la description donnée ci-dessus, mais en diffère cependant par une échancrure, plus ou moins accentuée, pratiquée dans la cuvette.

Ces instruments sont employés pour les empreintes destinées à la confection d'appareils partiels à plaque étroite ou pour les dentiers complets à ressorts.

Leur principal avantage, invoqué par leurs partisans, est de tenir moins de place dans la bouche et de permettre de fouler l'excès de la substance débordant la cuvette à l'aide du doigt.

Il convient de faire remarquer que cette pression

digitale n'est pas toujours égale sur toutes les parties de la substance. Elle peut, en outre, être plus forte que celle exercée par le porte-empreinte sur la surface qu'il recouvre, déprimer ainsi davantage la muqueuse et déterminer une empreinte fausse.

Enfin cette manœuvre de la pression des doigts n'est pas toujours facile à exercer, surtout lorsque l'orifice buccal est rétréci. Ces porte-empreintes doivent donc être d'un usage restreint car il y a intérêt, dans la majorité des cas, à prendre une empreinte rendant le palais dans son intégrité. L'emploi de cette forme de porte-empreinte devra être réservée aux seuls cas où il y a intolérance absolue du malade à supporter la prise de l'empreinte à l'aide d'un appareil à cuvette entière, et ces cas sont tout à fait exceptionnels.

ARTICLE II. — PORTE-EMPREINTES UTILES.

Indépendamment de ces formes usuelles et indispensables, il en existe un certain nombre qui peuvent être utiles dans certains cas.

Porte-empreintes à pourtour creux et déprimé pour appareils partiels. Haut et bas. — Il se trouve parfois, en effet, des dents sur un des côtés de la mâchoire, tandis que l'autre en est totalement dépourvu, ce qui entraîne une différence de niveau très considérable et exige, du côté dégarni, une grande quantité de substance au détriment de l'empreinte.

Pour remédier à cet inconvénient on a construit plusieurs types de porte-empreintes dont les modifications portent sur le pourtour.

Plat et creux comme il est habituellement pour recouvrir et emboîter les dents restantes, il devient brusquement déprimé et rond aux endroits correspondant aux bords alvéolaires et à la gencive où les dents manquent, ce qui permet une épaisseur de substance à peu près égale partout.

La série de ces porte-empreintes est construite de telle sorte qu'ils sont applicables non seulement aux côtés de la bouche mais encore à sa partie antérieure ou postérieure. Ils sont donc utilisables pour tous ces cas, que ce soient les dents antérieures qui restent ou qui manquent, ou bien les dents de côté de part ou d'autre.

Porte-empreintes partiels. — Ils sont destinés à ne mouler qu'un seul côté de la bouche ou la partie antérieure seulement. Ils ne peuvent donc servir que pour des appareils très restreints. Ils sont réduits de moitié soit dans leur largeur — partie antérieure —, soit dans leur longueur — partie postérieure.

Leur avantage se trouve dans leur volume plus petit, qui permet une tolérance plus grande.

Leur inconvénient est de ne permettre que difficilement le contrôle de l'articulation, puisqu'ils ne donnent qu'un moulage partiel de la mâchoire sur laquelle ils sont appliqués.

Leur emploi est donc réservé à quelques cas, et ils ne sont vraiment indiqués que pour les bouches dont l'orifice est très étroit et qui nécessitent des empreintes partielles et successives qu'on réunit ensuite pour former le modèle.

Porte-empreintes à échancrures pour empreintes partielles. — Ils sont combinés de façon à permettre de prendre l'empreinte dans le cas où les dents antérieures seules restent.

Ils présentent dans le pourtour de l'appareil une échancrure correspondant soit aux six dents antérieures, soit à ces mêmes dents et aux prémolaires.

Les uns ont le pourtour plat dans le parcours de

l'échancrure, déprimé et rond dans les parties correspondantes aux bords alvéolaires dépourvus de dents. Les autres ont leur pourtour rond partout; une échancrure est pratiquée pour les dents antérieures seules ou avec les prémolaires. Leurs bords sont toujours moins élevés. L'échancrure est destinée à livrer passage aux dents qui entraînent avec elles une quantité de substance pour les recouvrir et sur laquelle on exerce une seconde pression avec les doigts.

Cette forme est inférieure à celle des porte-empreintes avec dépression. Avec ces derniers, la substance est soutenue partout uniformément et la pression égale partout. Avec l'échancrure employée pour les substances plastiques, celles-ci, n'ayant plus au dehors le soutien du métal, peuvent se déformer facilement si l'on n'attend pas qu'elles soient suffisamment dures.

Le docteur Franklin a construit un modèle analogue pour les empreintes complètes de la mâchoire inférieure. Dans ce modèle, employé surtout pour le plâtre, l'échancrure est prolongée dans presque toute son étendue et forme une seconde gouttière en dessus, qui facilite la coulée de la substance.

Porte-empreintes à plaque mobile. — Ils sont construits sur le modèle ordinaire, mais la partie antérieure du *bord externe* est mobile et glisse sur le manche. On la met en place après l'introduction du porte-empreinte garni de substance et on la retire avant le porte-empreinte.

Cette modification a été faite dans le but d'obtenir une empreinte très exacte de la partie antéro-externe de l'arcarde, pour des dents atteintes d'antéversion, par exemple, sans avoir à craindre sa déformation lors de la sortie; mais sa manœuvre ne peut pas être faite aisément par un seul opérateur.

Porte-empreintes réfrigérants. — Pour qu'une empreinte au godiva ait quelque chance d'être exacte, il est nécessaire d'attendre le refroidissement à peu près complet de cette substance. Le temps nécessaire à ce refroidissement est assez considérable et n'est pas toujours supporté patiemment par le sujet.

Certains praticiens ont essayé depuis longtemps de hâter ce durcissement par divers moyens. On a successivement appliqué sur le porte-empreinte, après sa mise en place, de petits linges ou des tampons de ouate trempés dans l'eau glacée; usé de sachets de glace fondante; projeté, à l'aide de la poire, de l'eau froide contre les parois du porte-empreinte.

L'apparition des anesthésiques locaux agissant par réfrigération a inspiré l'idée de les employer au durcissement de l'empreinte en projetant sur le fond et le pourtour des jets de chlorure d'éthyle ou de composés similaires.

Un fabricant a confectionné des appareils spéciaux s'adaptant au coryleur. Ils sont de formes diverses, plaques, anneaux, pommes, et appropriés aux différents besoins.

Mais, outre la sensation désagréable de froid, le durcissement obtenu est tellement brusque que la chaleur du mélange fuyant la partie refroidie occasionne du côté de la muqueuse une sensation de brûlure légère, quelquefois suivie d'ampoules.

M. Viau avait essayé de projeter de l'eau entre les parois du porte-empreinte, mais n'avait pas obtenu de résultats réellement satisfaisants. M. d'Argent a réalisé un progrès considérable avec son porte-empreinte réfrigérant, en parvenant à canaliser d'une manière très précise le courant d'eau continu qui refroidit rapidement la substance aux endroits voulus.

Il a donc construit des porte-empreintes à double paroi et à courant continu, *canalisé dans toutes les parties de la cuvette et du pourtour* pour le maxillaire supérieur et dans le pourtour et le bord interne pour le maxillaire inférieur.

A droite et à gauche de la poignée il y a une olive. Celle de droite, par laquelle l'eau entre dans le porte-empreinte, est munie d''un petit robinet et est abouchée avec le tube qui descend du réservoir d'eau, tandis qu'à celle de gauche, par laquelle l'eau s'écoule en dehors, est fixé un autre tube aboutissant au déversoir placé sur l'entonnoir du crachoir (d'Argent).

Cet appareil nouveau comprend donc : le réservoir d'eau, la tuyauterie, le porte-empreinte, le déversoir qui est un vase en fonte émaillée, comme le réservoir.

Pour s'en servir on opère de la manière suivante : Le robinet préalablement fermé, on garnit de godiva le porte-empreinte, comme à l'ordinaire, puis on y ajoute les tubes et on ouvre le robinet du réservoir. L'empreinte est prise selon les procédés ordinaires; lorsque l'appareil est mis en place et enfoncé, on ouvre le petit robinet du porte-empreinte. L'eau circule et, dans l'espace d'une demi-minute, le godiva est suffisamment refroidi pour être enlevé.

Dans le cas de mauvaise dépouille on peut créer un modèle de porte-empreinte dans lequel la réfrigération sera limitée à la voûte palatine pour le haut ou à la face linguale pour le bas (d'Argent).

Avantages. — Ces porte-empreintes offrent une plus grande fidélité d'empreinte et moins de déformation à la sortie de la bouche. Ils permettent l'emploi du godiva le plus mou qui exige une température moins élevée et est mieux toléré dans certaines bouches.

Inconvénients. — D'un matériel assez volumineux et encombrant, ces appareils présentent certaines difficultés d'application. Les olives, placées au niveau de la commissure des lèvres, ne sont pas toujours bien tolérées, car elles exigent un orifice buccal assez large, surtout du côté du robinet. Mais c'est là un petit inconvénient auquel il est très facile de remédier.

Malgré cela ils réalisent un progrès réel dans la prise des empreintes avec substances plastiques.

Porte-empreintes pour redressements. — Les différentes formes et dimensions des porte-empreintes, suffisantes généralement pour les mâchoires d'adultes, ne le sont pas toujours pour celles d'enfants de sept à douze ans. Aussi, pour répondre à ce besoin, il a été créé différentes séries de porte-empreintes spéciaux pour redressements. Ils sont copiés sur les formes usuelles, mais avec quelques modifications appropriées à l'usage auquel on les destine. L'auteur a fait construire dans ce but une série répondant aux cas les plus fréquents.

Porte-empreintes pour restaurations. — On peut se servir des formes ordinaires en opérant de la manière décrite au chapitre *Prise d'empreintes*.

Cependant, il en existe divers types destinés à la confection d'appareils comportant un voile de palais artificiel. Ils présentent un prolongement assez considérable à leur partie postérieure affectant généralement la forme d'une languette. Ce prolongement sert à soutenir la substance qui doit mouler les parties molles sur lesquelles doit venir reposer le voile artificiel.

Porte-empreintes de Martin pour fractures du maxillaire. — La constriction des mâchoires, qui survient très souvent quelques jours après la fracture, cause de grandes difficultés pour la prise d'empreinte. Martin a imaginé, pour faciliter cette opération, un porte-empreinte dont les bords s'aplatissent ou se relèvent à volonté. Ces bords sont munis de charnières et sont mis en mouvement par une lame placée à la face inférieure du porte-empreinte. De petits prolongements la relient aux ailettes mobiles; une pression exercée sur la lame relève les bords et rabat sur les dents la substance plastique.

Porte-empreintes pour dents à pivot. — Ce modèle se compose d'un pourtour avec deux bords, d'un manche et d'une tringle à laquelle est adapté un anneau avec vis. La tringle passe dans le manche et dans le fond plat du pourtour.

Manière de procéder : le porte-empreinte garni de la substance plastique choisie, on presse sur la tringle pour la lui faire traverser, puis elle est introduite dans le canal de la racine; on enfonce alors le porte-empreinte en glissant sur la tringle.

La composition durcie, on glisse l'anneau aussi près du manche qu'il est possible et on le fixe avec la vis. On retire ensuite la tringle, puis l'empreinte.

La tringle est replacée ensuite dans le porte-empreinte et garde la profondeur de la racine et la direction du canal, qui ont été primitivement fixées par l'anneau et la vis.

Porte-empreintes pour couronnes. — Ils se distinguent par leur petit volume et l'un d'eux permet de prendre en même temps l'empreinte des dents antagonistes nécessaire à l'articulation.

Article III. — Choix du porte-empreinte.

Avant la prise de l'empreinte, il faut procéder au choix du porte-empreinte.

Ce choix doit être guidé par :

1° La largeur des maxillaires;

2° Le diamètre de l'orifice buccal;

3° La présence ou l'absence des dents, leur forme, leur siège, leur direction;

4° La hauteur de la voûte palatine.

On fera bien, afin de ne pas essuyer d'insuccès lors de la prise d'empreinte, d'essayer préalablement l'appareil dans la bouche.

Dans les cas ordinaires, les différents modèles que nous venons d'étudier suffisent. Dans les cas difficiles, pour éviter la confection d'un porte-empreinte spécial et pour assurer l'exactitude de l'empreinte, on procède de la façon suivante :

On choisit un porte-empreinte de forme ordinaire et de dimensions voulues et on prend une empreinte à la cire; après la sortie de l'empreinte, on retire une épaisseur de cire à peu près égale sur toute la surface de l'empreinte et on dégage largement les dépressions laissées par les dents restantes. On fait des stries sur la cire, de manière à ce qu'elle adhère et retienne bien la substance choisie définitivement, et on la fait refroidir dans l'eau.

C'est cette première empreinte très largement modifiée qui sert de porte-empreinte spécial. On y place la substance choisie et on procède à la prise de l'empreinte.

Pour les cas extraordinaires, on peut couler un modèle dans l'empreinte provisoire en cire. Sur ce modèle, préalablement huilé ou talqué, on contrôle encore les dimensions du porte-empreinte primitif, on en choisit un autre au besoin, on prend ensuite l'empreinte du modèle (surmoulage) à l'aide de godiva n° 3 — le plus dur.

On procède ensuite comme il a été indiqué pour l'empreinte provisoire à la cire, c'est-à-dire enlèvement d'une épaisseur de godiva égale partout et dégagement des creux produits par les dents.

La résistance du godiva n° 3 est très suffisante pour soutenir une substance quelconque.

Ce procédé donne les avantages suivants :

La quantité de substance nécessaire à l'empreinte et son épaisseur sont beaucoup diminuées. Cette dernière est uniforme dans toutes ses parties. Son durcissement demande moins de temps. Enfin la substance à empreinte est également soutenue sur tous les points, elle pénètre dans toutes les dépressions et assure ainsi à l'empreinte une exactitude plus parfaite; enfin, si l'on se sert d'une substance plastique, ramollie par la chaleur, le retrait au refroidissement sera minimum.

Article IV. — Nettoyage et stérilisation des porte-empreintes.

Les porte-empreintes en métal doivent, chaque fois qu'ils ont servi, être maintenus pendant quelques instants dans l'eau bouillante. Ils sont ensuite lavés et brossés au savon et à la brosse dure. On termine le nettoyage en les polissant au tour d'atelier avec une brosse douce et du blanc d'Espagne.

Une précaution qu'on ne doit jamais négliger, et qui est en même temps nécessaire soit pour faciliter l'adhérence des substances plastiques, soit pour la préparation du porte-empreinte lorsqu'on emploie le plâtre, est de le flamber au bec Bunsen quelques instants avant son introduction dans la bouche.

Ce flambage doit toujours précéder et suivre tout contact du porte-empreinte avec la muqueuse.

Cette recommandation nous paraît surtout avoir son utilité à cause des essais plus ou moins nombreux que l'on est obligé de faire dans la bouche avant le choix définitif du porte-empreinte.

CHAPITRE V

PRISE DE L'EMPREINTE

Définitions. — La prise de l'empreinte est une opération qui à pour but de *mouler* les parties sur lesquelles doit reposer l'appareil, ainsi que les parties voisines.

Mouler, c'est obtenir un creux donnant les reliefs d'un modèle et y couler ensuite une substance susceptible, après durcissement, de reproduire exactement ce modèle.

Un creux *n'est pas de dépouille* lorsque certaines parties de la substance introduite n'en sortent que difficilement. Le praticien, au moment de la prise de l'empreinte, doit donc *raisonner son moulage* afin d'employer les substances et les procédés les mieux appropriés.

Considérations générales. — La prise de l'empreinte constitue l'opération la plus importante de la prothèse clinique.

De l'exactitude de l'empreinte résulte l'adaptation de la pièce dans la bouche, adaptation qui, si elle est parfaite, permet à l'appareil de rendre les services précieux qu'on lui demande ; tandis qu'au contraire une empreinte inexacte, ayant pour conséquence une mauvaise adaptation, met le patient dans l'impossibilité de s'en servir utilement.

Il est donc indispensable d'attacher à cette opération beaucoup de soin et de patience, de faire un choix judicieux du porte-empreinte, selon les dimensions des arcades dentaires, et de la substance indiquée par l'examen de la bouche.

Toute empreinte dont la netteté n'est pas absolue doit être impitoyablement rejetée, et l'on ne doit pas hésiter à prendre l'empreinte autant de fois que les difficultés l'exigent, jusqu'à complète réussite.

Toute l'habileté que les praticiens peuvent apporter au service d'une longue pratique ne les mettra pas à l'abri des insuccès, et les cas les plus simples ne devront pas les autoriser à négliger certaines précautions pour arriver à un résultat satisfaisant. Les retouches faites sur les modèles provenant d'empreintes défectueuses ne sont le plus souvent que des rectifications erronées et en tous cas sans bases précises.

L'étude de cette opération peut être divisée en trois classes, dans lesquelles sont compris tous les cas : les *empreintes simples*, qui envisagent les bouches étant de dépouille et n'exigeant pas de moyens spéciaux de moulage ; les *empreintes composées*, qui s'appliquent aux bouches dont le moulage offre des difficultés assez grandes pour nécessiter l'emploi de procédés particuliers ; enfin les *empreintes partielles spéciales*, c'est-à-dire les empreintes trouvant leur indication pour la réparation des appareils.

Il convient de laisser de côté, pour le moment, les cas spéciaux comme la restauration de la voûte palatine et du voile du palais, les restaurations médiates des maxillaires, les fractures des mâchoires, etc., pour lesquels la prise de l'empreinte est indiquée dans chaque chapitre qui leur est réservé.

Règles générales. — Quelle que soit la substance employée, il est bon de fixer les règles applicables à la prise de l'empreinte.

Elles ont trait :

1° Aux recommandations que l'on doit faire aux patients ;

2° A la préparation du porte-empreinte ;

3° Enfin à la position du patient et de l'opérateur au moment de l'opération.

Recommandations à faire aux patients. — L'ouverture de la bouche, qui doit être aussi large qu'il est possible pendant l'introduction du porte-empreinte, n'est pas toujours facile à obtenir.

Souvent le patient l'ouvre consciencieusement, mais, au moment de l'introduction de l'empreinte, il contracte les lèvres, ce qui diminue considérablement l'orifice buccal, ou bien il serre involontairement les mâchoires. Il est donc bon de procéder à un ou plusieurs essais sur le patient et de lui expliquer qu'il doit se prêter à l'opération, sans faire aucun mouvement pour aider l'opérateur, et qu'il doit se laisser guider passivement; il faut insister aussi sur l'inconvénient qui provient de l'erreur que commet le patient en se figurant qu'il doit mordre dans la substance, ce qui fausse généralement le résultat et oblige le praticien à recommencer.

La tête doit être mobile et se laisser aller à toute impulsion donnée par le bras gauche, qui la maintient.

Quand on emploie les substances plastiques, il est très utile de faire rincer la bouche avant la prise de l'empreinte *avec de l'eau tiède;* cette précaution permet une tolérance plus grande et diminue la sensation de chaleur, souvent désagréable. C'est le contraire pour le plâtre, qui produit une sensation de froid, surtout lorsqu'il y a des dents qui y sont sensibles; on emploie dans ce cas l'*eau froide*, qui permet de mieux tolérer le contact du plâtre par l'accoutumance. En cas de dents très sensibles au froid, on peut préparer le plâtre avec de l'eau tiède.

Préparation du porte-empreinte. — a. *Substances plastiques.* — Pour les substances plastiques, la préparation est simple : on se contente de chauffer légèrement le porte-empreinte pour augmenter l'adhérence de la substance et empêcher qu'elle ne se détache à la sortie, accident qui aurait pour effet d'annuler l'opération. Puis, la hauteur de la cuvette est augmentée, s'il est besoin, en y adaptant une épaisseur de cire ou de gutta correspondant à peu près à la profondeur de la voûte palatine.

La cire ou le godiva une fois ramollis, on les triture et on leur donne la forme d'un boudin, qu'on introduit dans le pourtour du porte-empreinte en l'étalant ensuite sur la cuvette, si c'est pour une empreinte du haut. Toutes les parties doivent être aplanies et lissées ; puis on repasse très légèrement la surface de la substance sur la flamme afin de la rendre un peu plus molle que la masse. Il faut se garder de mettre une quantité trop grande de la matière à empreinte, car elle déborderait à la partie postérieure et nuirait à la tolérance ; à ce point de vue il vaut mieux se tromper en moins qu'en trop, parce que si l'excès de substance nécessite également la répétition de l'opération, celle-ci est dans ce cas moins bien tolérée, l'excès ayant pu occasionner des nausées ou de la toux.

Quand le porte-empreinte a été préparé à l'aide de cire au moyen de l'empreinte provisoire prise soit dans la bouche, soit sur un modèle, on procède de la même manière en pressant le boudin dans le pourtour du porte-empreinte et en étalant la substance, mais il faut se rappeler que la quantité de substance nécessaire est beaucoup moindre. Si l'on emploie le godiva, on peut huiler très légèrement la surface de la substance qui doit entrer en contact avec les parties à mouler, ce qui dans une certaine mesure empêche l'adhérence aux dents.

b. *Plâtre.* — Plusieurs procédés sont employés.

On peut, pour rendre le plâtre plus adhérent au porte-empreinte, garnir celui-ci de coton. A cet effet, on étend au pinceau une couche de vernis dans le porte-empreinte, et on tamponne ensuite le vernis à l'aide de coton roulé en boule. Les fibres de coton qui adhèrent au vernis se trouvent engagées dans le plâtre et le retiennent lors de la sortie du porte-empreinte.

Un autre moyen, très usité, consiste à étendre sur toute la surface du porte-empreinte une légère couche de cire. Après refroidissement de la cire, à l'aide d'une spatule on strie la surface pour augmenter l'adhérence du plâtre à la cire.

Le porte-empreinte garni de cire ou de vernis doit être bordé d'un liseré de cire à son bord postérieur; cette bordure est destinée à s'opposer à l'échappement du plâtre de ce côté et à sa chute dans la gorge. Pour fixer la hauteur de cette bordure, le meilleur moyen est de procéder ainsi : le porte-empreinte chauffé, on fixe un petit bourrelet de cire très molle à sa partie postérieure et on essaie le porte-empreinte dans la bouche, en ne faisant porter que la partie postérieure où l'on a placé la cire. La pression légère exercée sur la bordure la moule exactement sur les parties qu'elle doit recouvrir et détermine strictement la hauteur; on n'a plus alors qu'à enlever l'excès de cire. Enfin, le porte-empreinte peut également être préparé à l'aide d'une empreinte prise soit dans la bouche, soit sur un modèle tiré d'une empreinte provisoire. Une épaisseur de cire égale partout ayant été enlevée et les dépressions élargies, on n'a qu'à couler dans ce porte-empreinte de forme exacte une très petite quantité de plâtre qui sera retenu et soutenu par la cire, laquelle doit au préalable avoir été striée.

Il faut se rappeler que le plâtre gâché doit avoir la consistance de la crème légère. S'il était trop clair, il coulerait dans la bouche, glisserait sur la langue et pourrait s'engager dans le larynx, d'où accès de toux plus ou moins violente et menace d'asphyxie. Il ne faut pas cependant qu'il soit trop épais, car son principal avantage de mouler les parties extra-molles dans leur forme absolue serait perdu et il pourrait les déprimer aux dépens de leur netteté.

Position du patient et de l'opérateur au moment de l'introduction du porte-empreinte. — Comme pour toutes les opérations ayant trait à la chirurgie et à la prothèse dentaire, il convient d'assurer au patient, ainsi qu'à l'opérateur, la position la moins fatigante pour le premier et qui permette au second de pratiquer l'opération dans les conditions de facilité et de sécurité les plus parfaites possible.

De même que pour le patient, la position de l'opérateur varie suivant qu'il a à prendre une empreinte de la mâchoire supérieure ou une empreinte de la mâchoire inférieure.

Machoire supérieure. — Le *patient* doit être assis sur le fauteuil, le buste droit et d'aplomb, la tête maintenue par la têtière et renversée en arrière. Le fauteuil sera élevé, selon la taille de l'opérateur, et de façon que celui-ci domine son malade pendant l'opération, sans cependant être penché outre mesure. L'*opérateur* se tiendra à droite et derrière le fauteuil de façon à embrasser à l'aide du bras gauche la tête du patient qu'il maintiendra et à avoir le bras droit absolument libre pour introduire le porte-empreinte dans la bouche.

Machoire inférieure. — La position du *patient* sur le fauteuil est modifiée; le buste reste maintenu droit, mais la tête est placée dans la position normale. La têtière est donc fixée de telle sorte qu'elle puisse maintenir solidement la tête bien droite. Le fauteuil est baissé aussi bas qu'il est possible. L'*opérateur*, au lieu de se tenir en arrière du fauteuil, doit se placer en avant et à droite de façon à bien dominer le patient et à être en mesure de vérifier exactement la position occupée par le porte-empreinte après son introduction, avant d'exercer le mouvement de pression.

Opération de la prise de l'empreinte. Empreintes simples. — Cette opération peut être décomposée en cinq temps :

1° Introduction et mise en place du porte-empreinte dans la bouche ;

2° Pression à exercer (enfoncement) ;

3° Durcissement ;

4° Séparation de l'empreinte ;

5° Sortie du porte-empreinte et de l'empreinte.

1° **Introduction dans la bouche.** — a. *Substances plastiques.* — Qu'il s'agisse du haut ou du bas, le bord droit du porte-empreinte est d'abord introduit en biais dans un mouvement demi-circulaire, en repoussant en dehors la commissure labiale droite, tandis qu'avec l'index gauche on écarte la commissure gauche jusqu'à complète introduction de l'instrument.

On doit éviter toute brusquerie en tirant sur la commissure des lèvres pour ne pas causer une déchirure, toujours longue à guérir. Puis le porte-empreinte est porté franchement dans le fond de la bouche. Il est mis en place, c'est-à-dire placé exactement en face des parties à mouler. Le manche du porte-empreinte placé exactement au centre est une indication utilisable pour placer le porte-empreinte; de même, le bord externe doit franchement déborder les parties à mouler et laisser entre elles et lui un espace de quelques millimètres. Avant d'enfoncer le porte-empreinte, il est nécessaire de relever la lèvre et de la faire passer par dessus l'appareil pour que son contact ne déprime pas la substance.

Avant l'introduction dans la bouche, on devra toujours s'assurer du degré de chaleur de la substance employée, ainsi que de celui du porte-empreinte, afin d'éviter la brûlure de la muqueuse.

b. *Plâtre.* — Pour l'emploi du plâtre, on procède exactement de la même manière; on tient seulement compte de l'état du plâtre, qui doit être un peu plus épais pour les empreintes du bas, afin d'éviter qu'il ne coule dans la bouche lorsqu'on retourne le porte-empreinte pour l'introduire.

Quelle que soit la substance employée, pour la prise des empreintes chez les hommes dont la moustache est forte, il faut dégager celle-ci au moment de l'introduction dans la bouche du porte-empreinte chargé; au besoin se servir d'un instrument spécial dit « relève-moustache ».

2° **Pression à exercer sur le porte-empreinte. Enfoncement.** — a. *Substances plastiques.* — Avec ces substances il faut imprimer un mouvement régulier, *perpendiculaire* à la surface à mouler ou à l'axe des dents, afin qu'il ne se produise pas de glissement dans un sens quelconque. Le premier mouvement de pression imprimé, on peut faire un léger temps d'arrêt, afin de permettre aux parties molles comprimées de reprendre leur forme; on continue ensuite le mouvement de pression jusqu'à ce que toute la partie à mouler ait disparu sous la substance. Toutefois, il est bon de ne pas enfoncer complètement le porte-empreinte; les tubercules des molaires ou le bord libre des dents antérieures viendraient alors toucher le fond du porte-empreinte, ce qui nuirait à leur reproduction fidèle.

Le porte-empreinte, porté au début du mouvement de pression à l'aide du manche tenu de la main droite, est ensuite appuyé des deux côtés à la fois à l'aide des doigts de chaque main posés sur le fond du pourtour à peu près à un point correspondant aux prémolaires. Pour les empreintes du bas on opère de même, et le point d'appui pour enfoncer définitivement est assuré par le soutien qu'offre aux pouces le bord inférieur de la mâchoire.

Le porte-empreinte convenablement enfoncé, il faut, avec l'index, comprimer contre les gencives la substance excédant le bord externe.

Pour cela il y a deux procédés :

Le premier consiste à introduire le doigt dans la bouche et à exercer la pression directement sur l'excès de substance. Dans le second, la pression s'exerce sur la joue et les lèvres en suivant le bord alvéolaire. Ce dernier procédé est le meilleur et le plus pratique.

Dans chaque procédé la pression exercée avec le doigt ne doit pas être plus forte que celle exercée par l'autre main, car dans ce cas elle entraînerait le refoulement de la substance vers le centre et déformerait l'empreinte.

La cire nécessite une pression énergique ; avec la gutta la pression doit être plus douce et plus lente ; enfin le godiva exige une pression un peu plus forte.

b. *Plâtre.* — La pression à exercer dans le cas de l'emploi du plâtre est un peu différente.

Tout d'abord, on doit *faire porter le bord postérieur* du porte-empreinte sur les parties à mouler ; puis, en pivotant sur ce point, on relève graduellement la partie antérieure. On fait ensuite ou en même temps redresser la tête du patient. En procédant de la sorte le plâtre arrive progressivement d'arrière en avant au contact de la muqueuse, et, s'il y a excès, il est chassé en avant, ainsi que l'air. Ce procédé évite donc la chute du plâtre dans la gorge et les bulles d'air qu'on pourrait avoir vers le sommet de la voûte palatine, surtout quand celle-ci est très creuse.

Dans ce dernier cas, on peut utilement porter à l'aide d'une spatule un peu de plâtre dans les creux exagérés de la voûte à l'instant précédant immédiatement l'introduction du porte-empreinte.

La pression est exercée jusqu'à ce que le porte-empreinte recouvre toutes les parties à mouler; elle doit être plus douce que pour les substances plastiques.

On agit pour tout le reste de l'opération de la même manière que pour les substances plastiques et en se soumettant aux mêmes règles.

Le plâtre n'exige qu'une pression très faible.

3° **Durcissement de la substance.** — Le temps nécessaire au durcissement de la substance employée varie selon la nature de celle-ci.

Pendant tout le temps que durent le refroidissement ou le durcissement, on doit faire redresser la tête du patient ; cela évite le glissement de la salive dans la gorge et la toux qui s'ensuit. Le porte-empreinte est maintenu avec les doigts de chaque côté de la mâchoire et non soutenu à l'aide du manche.

a. *Substances plastiques.* — La gutta et le godiva ne nécessitent pas un durcissement trop grand, car, si l'on attendait trop longtemps, il serait presque impossible de sortir l'empreinte sans déformation. Cet inconvénient n'existe pas avec la cire qui n'atteint jamais une trop grande fermeté.

Pour ces substances surtout — la gutta et le godiva — on peut hâter le durcissement par différents moyens artificiels.

Le sachet de glace, le jet d'eau froide sont abandonnés pour leurs nombreux inconvénients; la projection sur la cuvette et le pourtour du porte-empreinte d'un jet de chlorure d'éthyle ou d'un de ses composés peut être employée avec avantage. Les porte-empreintes à courant canalisé d'eau froide de

M. d'Argent peuvent rendre aussi de grands services. Ils offrent surtout l'avantage de laisser toute la partie de substance qui se trouve derrière le bord externe du porte-empreinte à l'abri du refroidissement artificiel et de permettre par cette combinaison la sortie facile de l'empreinte après son durcissement presque complet sur toutes les autres parties.

Le degré de durcissement voulu pour les substances plastiques est constaté à l'aide de l'ongle sur l'excès de substance débordant au-dessus du bord externe du porte-empreinte.

b. *Plâtre.* — Les difficultés sont plus grandes avec cette substance.

A quel moment ou à quel degré le plâtre est-il suffisamment dur pour être retiré?

Si le durcissement est insuffisant, l'empreinte se déforme, il y a tirage autour des dents, et la bouche peut rester complètement recouverte de plâtre détaché du porte-empreinte. Si, au contraire, on attend trop longtemps, le détachement du plâtre des parties moulées devient difficile, sinon impossible.

Pour reconnaître le moment exact où le plâtre peut sortir sans effort avec une fracture nette, on peut employer plusieurs procédés, dont le meilleur est le suivant :

Il consiste à laisser de côté pendant l'opération quelques morceaux de plâtre et à se guider d'après leur durcissement. On fera des essais de fracture de ces morceaux jusqu'à ce qu'ils ne s'écrasent plus à la pression et qu'on obtienne une fracture nette.

On tiendra compte pour ces essais que la chaleur de la bouche active légèrement la prise du plâtre.

Un peu de pratique permet du reste de constater facilement à l'aide de l'ongle appuyé sur le plâtre son degré de durcissement.

4° Séparation de l'empreinte des parties moulées. — Le durcissement constaté, on doit immédiatement procéder à cette séparation.

a. *Substances plastiques.* — On ne doit négliger aucune précaution pour éviter la déformation, car c'est à ce moment qu'elle se produit, et il est souvent très difficile de se rendre compte que l'empreinte est faussée; ce n'est qu'au moment de l'essai qu'on s'en aperçoit.

Le manche servira de nouveau pour séparer l'empreinte.

Il sera saisi solidement de la main droite et la traction sera faite directement et d'un seul coup *selon la direction de l'axe des dents.*

Les empreintes de peu d'étendue se détachent facilement; il suffit en général d'exercer une traction dans la direction des surfaces moulées en évitant avec soin les mouvements de bascule, le plus léger mouvement à faux pouvant avoir des conséquences très ennuyeuses.

Les empreintes du haut à grande surface adhèrent parfois très fortement. Dans ce cas il est bon de soulever la joue, de façon à laisser pénétrer l'air entre la substance et la gencive. On complète cette pénétration en faisant tousser le patient; l'effort de la toux soulève les parties molles du voile du palais et l'air chassé entre le palais et l'empreinte permet de détacher plus facilement cette dernière.

b. *Plâtre.* — Il adhère plus fortement à la muqueuse et son détachement est plus laborieux. Son adhérence est même assez intime pour déterminer des déchirures de la muqueuse si l'on tire trop violemment et si l'on néglige de prendre certaines précautions.

On emploie la même méthode que pour les substances plastiques. La traction toutefois est faite directement. Dans la plupart des cas l'empreinte se brise et des morceaux se détachent et tombent dans la bouche, d'autres restent attachés soit aux dents, soit aux parties molles. On recommandera au patient de ne faire aucun mouvement, et à l'aide de précelles on recueillera ensuite soigneusement, après la sortie du porte-empreinte, ces débris qui serviront à la reconstitution de l'empreinte.

Andrieu a indiqué un moyen de détacher plus facilement le porte-empreinte, qui consiste à ménager au centre de la cuvette une ouverture par laquelle on introduit l'extrémité mousse d'un instrument qui déprime la muqueuse et permet la rentrée de l'air; mais ce procédé est peu employé.

5° **Sortie du porte-empreinte de la bouche.** — On procède à cette opération assez simple avec précaution, car, lorsque les dents restantes sont longues et les gencives très déprimées, on court le risque de déformer l'empreinte.

a. *Substances plastiques.* — On recommande au patient d'ouvrir largement la bouche et de ne faire aucun mouvement; l'abaissement ou l'élévation du porte-empreinte, selon que l'on s'adresse à l'une ou à l'autre des mâchoires, doit être aussi complet qu'il est possible ; le porte-empreinte saisi par le manche est retiré de la même manière — mais en sens opposé — que celle qui a déjà été employée pour son introduction. On fait décrire au porte-empreinte une demi-circonférence en écartant légèrement la commissure labiale gauche par laquelle le porte-empreinte doit sortir primitivement et on amène ensuite au dehors la partie droite du porte-empreinte. Il est absolument important qu'aucune des dents restantes ne vienne en contact avec une partie quelconque de l'empreinte pendant cette opération, car elle produirait une dépression susceptible de nuire à l'exactitude de l'empreinte.

b. *Plâtre.* — Le procédé est le même que pour les substances plastiques et l'on a moins à craindre les déformations, le plâtre étant dur. On veillera à ce que les débris de plâtre fracturés lors du détachement tombent autant qu'il est possible dans l'empreinte, leur position à la sortie pouvant aider dans la reconstitution. Dans le cas où, soit par une mauvaise préparation du porte-empreinte, soit volontairement, le porte-empreinte se détacherait du plâtre laissé sur les parties à mouler lors de la séparation de l'empreinte de ces parties, on sortirait vivement le porte-empreinte vide et l'on procéderait immédiatement au sectionnement de l'empreinte à l'aide d'un instrument tranchant, coupe-émail par exemple; les fragments détachés déposés sur un plateau au fur et à mesure de leur sortie pourront être ensuite remis à leur place dans le porte-empreinte lors de la reconstitution de l'empreinte. Mais dans ce cas l'empreinte est moins souvent bonne et plus difficile à reconstituer; le plâtre, devenu d'une dureté excessive quelques secondes après la séparation, se brise fréquemment très irrégulièrement.

Avec les empreintes au plâtre, lors de la séparation de l'empreinte des parties à mouler, surtout lorsqu'il reste des dents, l'empreinte au plâtre se fracture et on la sort généralement par fragments plus ou moins importants. Les fragments les plus volumineux restent le plus souvent dans le porte-empreinte et ils sont retirés en même temps ; il n'en est pas de même de ceux appelés à mouler les parties en retrait ou non de dépouille qui tombent soit dans le porte-empreinte, soit dans la bouche, ou restent adhérents à ces parties. Le porte-empreinte sorti, on le dépose au centre d'un plateau, puis, à l'aide des précelles, on recherche dans la bouche les fragments qui y seraient restés. On les saisit délicatement l'un après l'autre et on les dépose sur le plateau tout autour du porte-empreinte dans les endroits correspondant à la place qu'ils doivent occuper. Cette méthode a l'avantage d'économiser une perte de temps assez considérable au moment de la reconstitution de l'empreinte et permet en outre de constater rapidement si l'on a recueilli tous les fragments nécessaires pour que l'empreinte soit exacte.

Après la sortie du porte-empreinte et des principaux fragments, avant de faire rincer la bouche au patient pour la débarrasser des parcelles de plâtre qui peuvent encore y rester, il est bon de le faire cracher dans un crachoir garni intérieurement d'une capsule destinée à retenir les petits fragments de plâtre restants ; on peut aussi garnir l'orifice du crachoir d'un tampon de coton un peu serré qui laisse passer les liquides et retient les fragments ; enfin, on peut, à défaut du crachoir, faire rejeter au patient les débris dans une serviette. Les fragments sont ensuite recueillis et servent à la reconstitution de l'empreinte.

Bien que n'entrant pas dans le cadre de la prothèse clinique, la reconstitution des empreintes au plâtre peut être utilement traitée dans ce chapitre, car, dans la plupart des cas, cette opération doit être pratiquée par le chirurgien lui-même, mieux éclairé que son mécanicien à ce sujet, et il peut être nécessaire qu'elle soit faite dans le cabinet, aussitôt le plâtre séché, afin que le dentiste puisse immédiatement constater le succès de la prise de l'empreinte ou la recommencer dans le cas contraire.

Reconstitution des empreintes au plâtre. — C'est souvent une opération difficile et ennuyeuse, demandant une grande patience ; mais ses difficultés et le temps qu'elle nécessite trouvent une large compensation dans les résultats supérieurs que donne une empreinte au plâtre.

La surface de l'empreinte et les fragments de plâtre humides lorsqu'ils sont sortis de la bouche, doivent être séchés, et l'on retire à l'aide de la spatule chauffée la cire détachée et déformée, adhérente au porte-empreinte, parce qu'elle pourrait être une gêne à la réunion des fragments dans le porte-empreinte; il en est de même pour la cire demeurée attachée aux fragments de plâtre. Empreinte et fragments sont ensuite brossés avec une brosse en blaireau très douce pour détacher les parcelles de plâtre qui y sont collées; on recherche alors les fragments les plus importants qu'on *essaie* aux endroits où ils semblent devoir prendre place. Les principaux fragments retrouvés et accolés contre leurs voisins, on s'attache à trouver et à mettre en place les fragments plus petits détachés des parties en retrait, du collet des dents ou des espaces interdentaires. Lorsque tous les fragments réunis forment une empreinte complète et satisfaisante, on procède à la fixation des fragments entre eux et au porte-empreinte, à l'aide de cire fondue sur la spatule. L'épaisseur de la cire n'a aucune importance sur les bords et les parties externes de l'empreinte. Il n'en est pas de même pour celle qui sert à recoller les fragments de la surface. La cire à ces endroits doit être enlevée très délicatement avec la spatule nettoyée et chauffée, de façon à ne laisser aucune épaisseur au niveau des solutions de continuité ou dans leur voisinage. S'il restait de légers vides occasionnés par des fragments trop petits pour pouvoir être remis en place, on les comblerait également avec de la cire fondue et l'on enlèverait ensuite l'excès avec la spatule, de façon à niveler leur surface avec les parties voisines. Certains praticiens assujettissent avec de la cire fondue les fragments de plâtre au fur et à mesure qu'ils trouvent leur place dans l'empreinte. Cette méthode a l'inconvénient de nécessiter plus de temps, car souvent on retrouve un fragment qui oblige à déplacer ceux qui sont déjà assujettis sur une étendue plus ou moins grande. Il est donc préférable de procéder ainsi que nous venons de l'indiquer, c'est-à-dire de reconstituer entièrement l'empreinte en cherchant la place des fragments et de les fixer ensuite lorsque la reconstitution est achevée.

L'empreinte reconstituée est recouverte d'une légère couche de vernis à la sandaraque ou à la gomme laque, puis, après dessiccation, brossée à l'aide d'un pinceau en poils de chameau, pendant un laps de temps assez prolongé, avec une mixture savonneuse.

Empreintes composées. — Les procédés qui vont être étudiés s'emploient dans certains cas exceptionnels, dans les bouches qui non seulement ne sont pas de dépouille, mais encore offrent des difficultés variant avec les cas. Ils s'appliquent plus spécialement aux empreintes prises à l'aide des substances plastiques, car ils en diminuent les inconvénients.

Empreintes superposées. — Ce procédé par moulages successifs en godiva, qui a été décrit par M. Pillette, est basé sur les différents degrés de ramollissement des trois numéros de cette substance.

« Supposons aux dents d'une ou des deux mâchoires une longueur exagérée ; la hauteur considérable de l'empreinte ne permettra pas à la masse plastique de sortir de la bouche sans tirages qui déformeront les dents et les parties circonvoisines. De même, si les dents sont très déprimées au collet ou déchaussées ou isolées, vacillantes, divergentes ou convergentes ; il faut cependant, pour bien réussir l'appareil de prothèse, une empreinte parfaitement exacte.

« Voici le moyen de l'obtenir :

1° S'agit-il de dents déprimées ou vacillantes, de dents ou groupes de dents convergentes, la matière plastique sera le godiva.

On sait qu'il faut plus de chaleur pour ramollir le n° 3 que le n° 2 et aussi plus de temps. C'est là un grand avantage, parce qu'on peut superposer dans la bouche une empreinte à une autre, sans que la deuxième déforme la première. On modèle à la main une quantité suffisante du n° 3; on l'applique sur le pourtour de la dent ou du groupe de dents ou de l'espace interdentaire qu'on se propose d'obtenir et l'on attend qu'elle se refroidisse.

Une fois cette matière durcie et alors qu'elle ne peut plus se déformer à la sortie, on l'enlève, on la lave à l'eau froide, on la répare avec une lame de canif chauffée à la flamme de l'alcool, et on lui donne une forme légèrement conique, à l'extrémité tronquée de laquelle émerge une partie de la couronne qui sera moulée dans une deuxième opération. On agit ainsi pour chaque partie en retrait que l'on veut obtenir, de manière à avoir autant de petits moules partiels.

On prépare alors un porte-empreinte ordinaire de formes et de dimensions appropriées; on le remplit de godiva n° 1, que l'on ramollit, mais en le chauffant le moins possible, et en ayant soin de déprimer la substance aux endroits qui devront contenir les moules partiels; on le maintient dans l'eau à la température convenable.

On replace alors dans la bouche les empreintes partielles conservées dans l'eau froide, mais avant de les mettre en place on les laisse un instant sécher; puis on les lubréfie avec une substance quelconque capable d'empêcher les adhérences, huile, savon ou talc; une fois ces moules mis en place, on introduit le porte-empreinte dans la bouche et l'on prend une empreinte du tout.

Les pièces du premier moulage étant retenues en place par leur forme en retrait, la partie constituée par le deuxième mélange viendra seule; on la déposera dans de l'eau froide; on enlèvera ensuite les pièces partielles restées dans la bouche et on les raccordera avec précaution, en les maintenant avec un peu de cire très chaude que l'on y fera couler.

Il ne reste plus qu'à remplir l'empreinte de plâtre, puis à dépouiller le modèle. Si les diverses parties de l'opération ont été faites avec soin, le modèle sera parfait.

2° S'agit-il de dents allongées, par suite de l'absence de leurs antagonistes naturelles, ou d'un écart insuffisant des mâchoires, etc., l'ordre des opérations, qui sont les mêmes, devra être interverti. Au lieu de prendre d'abord l'empreinte du collet des dents et de son pourtour immédiat, puis celle des parties du maxillaire plus éloignées sur lesquelles devra s'appuyer la pièce, on prendra d'abord cette dernière.

On percera le porte-empreinte de trous correspondant aux dents restantes, de façon à ce qu'il puisse monter jusqu'au collet, on y mettra une mince couche de godiva n° 3 et on prendra l'empreinte. Puis on l'ôtera, la réparera, la badigeonnera et la replacera dans la bouche. Les dents dépasseront le porte-empreinte de toute leur longueur.

C'est alors qu'on reprendra séparément par dessus cette empreinte remise en place le moule des dents, en appliquant sur elles, avec le doigt ou avec de petits porte-empreintes d'une dent, une petite quantité de godiva n° 1. Une fois durcies, on retirera d'abord séparément ces empreintes partielles, puis la première, on raccordera le tout à l'aide d'un peu de cire fondue et il ne restera plus qu'à couler ce modèle. » (Harris, Austen et Andrieu).

Substances combinées. — Certains praticiens combinent l'emploi du plâtre pour empreintes partielles avec celui de la cire ou du godiva. Pour les dents étranglées, ils forment autour du collet de la dent un entourage ou collier de cire ou de godiva, avant de prendre l'empreinte. Pour les dents déviées ou convergentes, ils se servent d'empreintes partielles en godiva auxquelles ils donnent la forme de coins. Ils prennent ensuite l'empreinte complète au plâtre. Ces moyens ne sont pas toujours heureux, car, lors de la prise de l'empreinte totale, les colliers ou les coins peuvent glisser et se déplacer et l'on obtient alors une empreinte fausse.

Empreintes en deux parties. — Dans certaines bouches à *orifice buccal* trop étroit, soit naturellement, soit par suite de rétrécissement cicatriciel, les porte-empreintes ordinaires ne peuvent être introduits; on emploie deux porte-empreintes partiels. On choisit deux de ces porte-empreintes l'un pour le côté gauche, l'autre pour le droit. Chaque porte-empreinte doit embrasser pour son côté respectif à peu près les deux tiers de la bouche, c'est-à-dire toutes les molaires, et les dents antérieures jusqu'à la canine opposée. On prend séparément l'empreinte de chaque côté de la bouche en employant comme substance la cire, le godiva ou la gutta, et l'on réunit ensuite ces deux empreintes pour former le modèle définitif, en procédant de la manière suivante : on coule d'abord du plâtre dans l'empreinte d'un des côtés, soit de gauche, soit de droite. Lorsque le plâtre est durci, on le sépare et on obtient ainsi un modèle comportant les molaires, prémolaires et dents antérieures jusqu'à la canine, ainsi que la voûte palatine jusqu'au raphé médian. Ce modèle est reporté dans l'empreinte du côté opposé dans les parties auxquelles il correspond, c'est-à-dire incisives et canine et une partie de la voûte palatine, on maintient le tout en place, puis on coule du plâtre dans les parties restant découvertes de la seconde. Cette seconde partie fait alors corps avec lá première à laquelle elle adhère intimement, de sorte qu'après son durcissement on a un modèle complet qui sera parfait après quelques retouches.

Empreintes partielles spéciales. — On entend par *empreintes partielles spéciales* celles qui comportent une étendue limitée par les appareils existant déjà dans la bouche et auxquels il est nécessaire d'ajouter une partie complémentaire.

Ces cas se présentent fréquemment et sont la conséquence de la chute ou de l'avulsion d'une ou de plusieurs dents restantes, ou sont nécessités par certaines réparations qui, pour une raison ou pour une autre, ne peuvent être exécutées sur le modèle avec lequel l'appareil a été construit. On peut les diviser en deux catégories :

1° *On ajoute une ou plusieurs dents à l'appareil.* — La substance de choix est la cire. En règle générale on n'emploie pas le porte-empreinte et l'appareil lui-même sert de soutien à la substance pour son introduction et pendant la pression exercée dans la bouche.

On ramollit à la flamme une petite quantité de cire et on l'applique sur la plaque de l'appareil dans les parties voisines du vide qu'on désire combler. Si l'appareil est en métal, on chauffe la plaque au préalable légèrement pour faciliter l'adhérence de la cire à empreinte. S'il est en substance plastique, on fait à l'aide de la lime quelques encoches à l'endroit où le vide existe, afin qu'elles servent de rétention à la substance. Lorsque celle-ci y est fixée, on place l'appareil dans la bouche et l'on appuie légèrement et progressivement sur la cire d'empreinte de façon à la mouler exactement sur les parties qu'elle doit reproduire. On attend ensuite le demi-durcissement et l'on fait mordre la mâchoire opposée, afin d'avoir en même temps l'articulation en maintenant toujours avec les doigts la substance à mouler, afin qu'elle ne se déplace pas, puis on hâte le durcissement avec un jet de chlorure d'éthyle. On peut alors retirer l'appareil portant l'empreinte partielle, qui est ensuite plongée dans l'eau froide.

2° *On ajoute une étendue postérieure à la plaque base.* — Lorsqu'il s'agit d'ajouter à l'appareil une certaine étendue, à sa partie postérieure par exemple, on peut procéder d'une autre façon. L'appareil est placé dans la bouche. On fait choix d'un porte-empreinte de dimensions voulues, et on le garnit soit de cire, soit de godiva. On prend alors l'empreinte de la mâchoire sur laquelle repose l'appareil. La délimitation de l'emplacement qu'il occupe est nettement fixée par la substance à empreinte qui doit mouler fidèlement l'appareil et les muqueuses voisines sur lesquelles on ajoute, sur le modèle, la quantité de substance — base nécessaire.

Complications de la prise des empreintes. — Les nausées, voire même les vomissements, sont fréquents chez certains patients lors d'une prise d'empreinte. Les personnes susceptibles d'éprouver ces inconvénients peuvent être facilement reconnues en leur promenant sur le palais un miroir à bouche.

Le moyen d'éviter ces désagréments consiste à bien faire pencher la tête du patient en avant aussitôt après avoir enfoncé l'empreinte et à ne pas mettre trop de substance dans le porte-empreinte, de manière que l'excès ne soit pas refoulé vers le voile du palais.

Lorsque les nausées ne sont pas trop violentes, il suffit de faire respirer fortement le patient pour les voir disparaître. On peut encore faire inhaler au patient des vapeurs d'alcool camphré jusqu'à ce qu'il ait perdu la sensation de l'odeur du camphre, ou lui donner à respirer un peu d'alcool camphré versé sur une serviette maintenue sous le nez jusqu'à ce que l'empreinte soit retirée de la bouche.

Si ce procédé ne suffit pas et que le maintien du porte-empreinte en place devienne difficile, il faut remettre la prise d'empreinte au jour suivant, et, avant de recommencer l'opération, faire faire au patient des badigeonnages répétés sur la voûte palatine et le voile du palais avec un pinceau assez ferme imprégné d'une solution de cocaïne à 20 p. 100.

Le contact du pinceau agit assez efficacement et habitue les muqueuses à la tolérance des corps étrangers.

La solution de cocaïne agit promptement et sûrement. La muqueuse, imprégnée de cette solution, arrive en quelques minutes à supporter parfaitement les attouchements.

Il est bon toutefois de prendre certaines précautions et d'éviter de laisser couler dans la gorge quelques gouttes de la solution, car elles détermineraient une anesthésie de ces régions qui pourrait avoir des effets absolument contraires au résultat recherché.

L'emploi des pastilles de cocaïne peut aussi amener de bons effets, surtout si l'on a soin d'en recommander l'usage plusieurs jours à l'avance.

CHAPITRE VI

PRISE DE L'ARTICULATION.

ARTICLE Ier. — CONSIDÉRATIONS PRÉLIMINAIRES

§ 1er. — *Définition et mécanisme de l'articulation.*

DESCRIPTION. — On entend par *articulation*, en prothèse dentaire, l'engrènement des dents des deux mâchoires, ou les rapports d'opposition de ces deux mâchoires entre elles, qu'elles soient ou non pourvues de dents.

La loi qui régit cet engrènement normal des dents est la suivante :

La courbe parabolique décrite par les dents du haut est plus développée que celle des dents du bas. Cette différence de volume des dents et de courbure des maxillaires produit une alternance des dents du bas avec celles du haut, de sorte que chacune de ces dernières fait opposition à deux moitiés des dents du bas. Cette combinaison dans les rapports des dents antagonistes donne à la réunion des mâchoires une puissance dont bénéficie la mastication.

Les incisives et canines du haut, pour s'opposer à celles du bas, passent devant ces dernières, le bord libre de celles-ci doit se placer contre leur face linguale. Quant aux molaires, l'opposition est produite par l'entre-croisement de leur face triturante ; les tubercules des dents du bas viennent se placer dans les sillons des dents du haut.

C'est cet engrènement normal que l'on doit *rechercher*, dans les bouches où il reste un certain nombre de dents, ou *imiter*, lorsque toutes les dents manquent.

Cet engrènement des dents artificielles doit être rétabli d'après l'opposition des maxillaires.

L'engrènement normal et régulier n'existe pas toujours ; on constate alors, dans l'opposition des dents ou des maxillaires, un vice ou un défaut d'articulation.

Dans ce dernier cas il faut surtout se préoccuper d'obtenir l'articulation *exacte* et naturelle.

Pour qu'une articulation soit exacte, il faut que les dents naturelles ou artificielles des deux maxillaires viennent toutes en contact plus ou moins normal au moment où la bouche est fermée. La détermination et la fixation dans la bouche, et sur les modèles de cet engrènement des dents ou des rapports des maxillaires opposés entre eux constituent la *prise de l'articulation.*

§ 2. — *Indications générales.*

La prise de l'articulation est une opération souvent assez difficile, surtout lorsqu'il s'agit de dentiers complets.

Pour la confection de l'appareil, l'exactitude des moindres détails de l'articulation est aussi utile que celle de l'empreinte.

Les soins apportés à la prise de l'articulation et à l'essai de l'appareil dans la bouche avant sa terminaison mettent le praticien à l'abri de corrections importantes à exécuter sur l'appareil terminé.

La forme des dents sera respectée, et les rapports de ces dents, principalement en ce qui concerne les molaires, seront exactement fixés. Ce dernier point a une réelle importance pour assurer une bonne mastication.

La stabilité de l'appareil sera bien établie dans la plupart des cas, par une articulation exacte, alors qu'au contraire une articulation vicieuse lui sera toujours nuisible et fera basculer l'appareil.

Il en est de même pour la solidité de l'appareil, qui ne saurait être parfaite qu'à la condition de n'être compromise par aucun défaut d'articulation susceptible de faire porter sur quelques points seulement les efforts de la mastication.

Enfin, l'articulation exacte est des plus indispensables à la combinaison de l'appareil pour le choix de la substance. Elle donne l'indication formelle pour l'emploi du métal seul ou combiné, lorsque la hauteur n'est pas suffisante pour l'application d'un appareil plastique, qui exige toujours une certaine épaisseur.

Quelle que soit l'importance de l'appareil à confectionner, même s'il ne s'agit que d'une seule dent, il est indispensable de contrôler l'articulation des deux mâchoires.

On devra donc toujours procéder à la prise des empreintes des deux maxillaires, afin de posséder les deux modèles destinés à vérifier l'engrènement des dents.

En principe, il est toujours possible de prendre une articulation d'une exactitude absolue.

§ 3. — *Indications préparatoires.*

Tout d'abord, on se gardera bien d'exhorter le patient à fermer la bouche naturellement. Il est à remarquer, en effet, qu'en recommandant au sujet de s'appliquer à fermer la bouche normalement, le plus souvent on obtient un résultat opposé. Tel est le motif de nombreuses articulations fausses.

Le praticien, avant d'employer aucun des procédés indiqués plus loin, doit causer avec le patient et chercher à observer comment il ferme la bouche naturellement.

Procédés pour obtenir l'articulation na-

turelle. — Il y a plusieurs procédés pour obtenir l'articulation naturelle. Ces procédés, loin d'être infaillibles, peuvent cependant être utilisés avec profit dans les cas d'articulations douteuses ou en l'absence d'indications fournies par les dents restantes, ou enfin lorsque les maxillaires sont dépourvus de dents.

A. Premier procédé. — Il consiste à faire renverser fortement la tête en arrière. Les muscles sushyoïdiens se trouvant tendus rendent plus difficile la projection du menton en avant. On peut ainsi facilement manœuvrer dans la bouche pour la prise de l'articulation.

B. Deuxième procédé. — On fait, contrairement au premier procédé, pencher la tête sur la poitrine jusqu'à ce que le menton s'appuie dessus. L'objection à ce procédé est que l'opérateur se trouve gêné par la position du patient et ne peut opérer facilement.

C. Troisième procédé. — Il consiste à inviter le patient à avaler sa salive et à fixer l'emplacement de son maxillaire inférieur au moment où s'exécute le dernier temps de la déglutition. La déglutition fait remonter le pharynx en même temps qu'elle assure le contact normal des deux maxillaires. Ce procédé, qui paraît sûr, est cependant le moins employé, probablement parce qu'il est peu connu.

D. Quatrième procédé. — Il est basé sur la poussée en arrière du maxillaire inférieur.

On opère de la manière suivante :

1° Appuyer la tête du patient sur la têtière ;

2° Faire ouvrir largement la bouche, et saisir le corps du maxillaire inférieur de la main droite ;

3° Fermer la bouche du sujet en exerçant sur le maxillaire inférieur une poussée horizontale et directe d'avant en arrière, en cherchant à introduire le condyle dans la cavité glénoïde. On veillera à ce que le mouvement en arrière du maxillaire inférieur soit effectué sans subir de déviation latérale qui compromettrait le succès de ce procédé.

On doit recommander au patient, avant le dernier temps de l'opération, de ne point opposer de résistance à la poussée du maxillaire.

Ce procédé est celui qui peut donner les meilleurs résultats, lorsqu'il est bien appliqué.

D'ailleurs, quel que soit le moyen employé, l'articulation exacte sera obtenue lorsqu'on sera arrivé à faire mordre plusieurs fois de suite le maxillaire inférieur dans la position la plus reculée, c'est-à-dire le plus possible en arrière.

Article II. — Prise de l'articulation proprement dite.

§ 1er. — *Contrôle de l'articulation d'après les modèles.*

On peut diviser les cas simples en trois catégories :

A. Il ne manque que quelques dents. — On peut contrôler l'engrènement des dents restantes d'après les modèles. Les deux modèles (haut et bas) rapprochés, toutes les dents ayant leurs antagonistes doivent s'engrener plus ou moins normalement, mais *leurs points de contact devront toujours être précis.*

Les déformations par usure des faces triturantes des molaires ou des bords libres des incisives et canines donnent des indications utiles pour obtenir l'articulation réelle.

B. Trois dents assez éloignées ont leurs antagonistes. — Il est encore possible de trouver, à l'aide des modèles, la façon dont elles s'engrènent.

C. Les dents antérieures et prémolaires manquent à l'une ou à l'autre mâchoire ou aux deux. — Si les molaires existent encore aux deux maxillaires, comme ce sont elles qui constituent l'articulation, on pourrait encore la reconstituer à l'aide des modèles.

Dans le cas contraire, si les molaires ou prémolaires manquaient, il est évident que, même si l'on arrivait à établir le contact des dents restantes avec leurs antagonistes, rien n'indiquerait la hauteur et les rapports que devraient avoir les dents à remplacer.

Il est indispensable, dans ce cas, d'avoir recours aux moyens spéciaux indiqués plus loin.

§ 2. — *Plaques d'articulation.*

Lorsqu'il ne reste plus un nombre suffisant de dents antagonistes, il est nécessaire de se servir de plaques dites *plaques d'articulation.*

Le procédé primitivement employé consistait à ramollir un morceau de cire façonné en fer à cheval suivant les dimensions de l'arcade dentaire, à le placer sur le maxillaire supérieur et à faire mordre le patient; alors, pendant que la bouche était fermée, on appuyait la cire sur tout le pourtour des dents.

Ce procédé est prompt puisqu'il permet d'opérer aussitôt la prise de l'empreinte, mais il est loin de donner de bons résultats. La cire peut se déformer en sortant de la bouche. Pour la remettre sur les modèles en plâtre, il faut la chauffer, afin qu'elle reprenne sa forme, mais cela sans garantie d'exactitude. Il arrive aussi qu'en retirant cet *articulé* on casse les pointes des dents des modèles.

Ce procédé ne permet pas de contrôler sérieusement l'articulation et on relève presque toujours une articulation défectueuse, si ce n'est erronée. Il est donc à rejeter.

On l'a perfectionné depuis, en construisant un porte-cire spécial ou porte-empreinte d'articulation.

Il est composé d'un fil métallique façonné en fer à cheval et emboîtant l'arcade dentaire, en laissant entre lui et la couronne des dents un espace d'environ 5 millimètres.

Il a la forme d'un porte-empreinte ordinaire sans cuvette ni pourtour; il est muni d'un manche.

Pour prendre l'articulation à l'aide de cet instrument, il faut le chauffer légèrement et y adapter le boudin de cire, on le porte ensuite dans la bouche et on le presse sur l'arcade dentaire supérieure ; la pression sera assez légère.

On fait ensuite mordre, la mâchoire opposée vient s'enfoncer dans la cire, donnant ainsi l'empreinte des dents de l'autre mâchoire.

La cire refroidie, on fait ouvrir la bouche et on retire l'instrument contenant la cire avec l'empreinte de l'articulation.

Celle-ci est ensuite rétablie à l'aide des modèles en plâtre, introduits dans les dépressions produites par les dents.

Ce perfectionnement n'apporte au procédé qu'un seul avantage, celui de permettre de retirer la cire de la bouche sans avoir à redouter sa déformation, mais il laisse subsister tous les autres inconvénients.

Plaques d'articulation en général.

Définition. — Ces plaques, qu'elles soient construites en cire, gutta, godiva, étain, plomb, or ou platine, sont des *plaques-bases*, auxquelles on ajoute une *bordure articulaire* ou *articulé* destiné à venir en contact avec les dents antagonistes et à garder l'empreinte de ce contact; pour les appareils complets, ce sont les bordures opposées qui viennent en contact.

Elles servent à trouver, contrôler et fixer, dans la bouche et sur les modèles ensuite, l'engrènement des dents entre elles ou les rapports des maxillaires opposés entre eux.

La forme des plaques varie suivant le nombre de dents restant dans la bouche et nécessitant la confection d'appareils partiels ou complets.

Les plaques destinées aux appareils en substance plastique sont provisoires et on peut les construire à l'aide de cire, godiva, gutta, feuilles de plomb ou d'étain estampées.

Pour les plaques destinées aux appareils métalliques, c'est la plaque elle-même qui doit servir. On y ajoute simplement une bordure en cire, gutta ou godiva.

A. Plaques pour appareils partiels. — 1° Haut ou bas. — a. *Construction.*

Plaques plastiques. — Pour les pièces partielles construites en *substances plastiques*, il est préférable de façonner la plaque en cire selon la forme et les dimensions qu'elle doit avoir définitivement. Puis, aux endroits qui doivent être occupés par des dents artificielles, on ajoute une bordure articulaire à peu près de la hauteur des dents voisines.

La bordure articulaire ne doit pas avoir une hauteur trop grande. Il suffit que les cuspides des dents antagonistes fassent quelques marques peu profondes. Si ces dents, surtout les incisives, pénètrent trop fortement, on s'expose à les voir se casser sur le modèle en plâtre, lorsqu'on rapproche les deux arcades.

Lorsqu'on emploie des plaques en cire, notamment quand il reste des dents en avant, il faut noyer dans la cire un fil de métal pour renforcer la plaque et empêcher sa déformation ou sa fracture, soit à l'entrée ou à la sortie de la bouche, soit à la pression exercée par le patient lorsqu'il mord.

Les *plaques en godiva* ou *en gutta* sont construites de la même façon. Le seul avantage qu'elles possèdent sur la cire est leur plus grande solidité, qui empêche toute déformation dans la bouche et permet ainsi un séjour plus prolongé dans les cas difficiles.

Plaques métalliques. — Les *plaques en feuilles d'étain ou de plomb* sont modelées sur le modèle à l'aide du pouce et recouvertes d'une épaisseur de cire à peu près égale à celle des plaques ordinaires. La feuille de plomb ou d'étain n'a pour but que d'augmenter la solidité de la cire.

Enfin, les plaques-bases de métal estampé (or, platines, alliages, aluminium) doivent avoir la forme et la dimension définitives. On ajoute à la plaque une bordure articulaire, conformément aux indications données pour les plaques construites entièrement en cire.

Il est bon de chauffer légèrement la plaque métallique avant d'y ajouter la bordure de cire, afin de la faire adhérer plus intimement.

b. *Essai dans la bouche.* — La plaque préparée (plastique ou métallique), on l'introduit dans la bouche, on la met bien en place et on fait mordre le patient.

A ce moment, on doit se rendre compte de la hauteur de la bordure articulaire.

S'il y a *insuffisance de hauteur*, on ajoute à la bordure la quantité de cire nécessaire, puis on l'essaie de nouveau, jusqu'à ce que l'on ait obtenu l'empreinte des dents opposées. S'il y a *excès de hauteur*, on enlève l'excès de cire.

Il faut faire mordre le patient plusieurs fois de suite pour voir s'il mord de la même manière; les dents restantes servent de points de repère.

L'articulation jugée naturelle, on enlève encore une fois la plaque avant de fixer entièrement l'articulation.

c. *Fixation de l'articulation dans la bouche.* — On

chauffe légèrement la surface de la bordure pour rendre l'empreinte plus sensible, puis on remet la plaque dans la cavité buccale et on fait refermer la bouche en recommandant de mordre fortement.

On regarde enfin minutieusement si les dents ont repris sur la bordure articulaire leur place primitive, en se guidant sur la légère empreinte qu'elles ont dû y laisser.

Si l'opération a été bien conduite, les dents antagonistes ont marqué leur trace sur la bordure de cire et l'articulation est fixée.

Il suffit alors de reporter la plaque sur le modèle en plâtre et de rapprocher le modèle antagoniste en faisant entrer les dents dans les dépressions de la cire pour avoir les rapports exacts des deux arcades.

2° HAUT ET BAS. — a. *Construction.* — Deux cas sont à considérer : parmi les dents restantes, il en est qui se font opposition ; il n'en est pas. S'il s'agit de pièces partielles destinées aux deux mâchoires, inférieure et supérieure, on construira, pour chacun des maxillaires, une plaque d'articulation.

b. *Essai dans la bouche.* — Lorsque les deux plaques sont prêtes, on les introduit dans la bouche et on vérifie en faisant fermer la bouche pour les mettre en contact, si les deux bordures de cire sont bien parallèles entre elles. Dans le cas contraire, on modifie leur direction, puis on fait mordre.

c. *Fixation dans la bouche.* — Cette fixation passe par les mêmes phases que pour les pièces partielles.

Il faut éviter dans la prise d'articulation, surtout pour les pièces du bas devant porter des molaires (grosses ou petites), que l'articulé ne se soulève dans sa partie postérieure pendant l'opération.

Pour bien s'assurer que l'articulé appuie sur la gencive, en même temps que sur les dents ou l'articulé du haut, on cherche à l'aide d'un instrument s'il y a quelque jeu en hauteur. Si l'on se contente de constater son contact sur le bord coronaire et qu'il y ait du jeu sur le bord gingival, il arrivera, lors de la mise en place des modèles en plâtre, qu'ils se rapprocheront plus qu'ils ne le doivent; on aura ainsi une articulation vicieuse, trop basse dans le fond. Les appareils construits d'après cette articulation ne permettront pas le contact des molaires avec leurs antagonistes.

B. **Plaques pour appareils complets.** — 1° Haut ou bas. — La prise d'articulation pour pièces complètes *haut ou bas* demande plus de soins et présente plus de difficultés.

Dans les pièces partielles les dents restantes permettent le plus souvent de contrôler si la bouche est fermée normalement.

Il n'en est pas de même si les dents manquent totalement sur l'un des maxillaires ou sur tous les deux.

a. *Construction.* — C'est surtout pour ces appareils que les plaques d'articulation devront être renforcées par les divers moyens déjà énumérés.

Les nombreux essais nécessités par l'opération occasionneraient vite leur déformation, si ces précautions n'étaient pas prises.

On doit surtout surveiller les insertions musculaires, afin qu'elles ne soient pas recouvertes par les bords de la plaque, ce qui gênerait la rétention de cette dernière pendant la prise de l'articulation. La hauteur de la bordure articulaire doit être la même que la longueur des dents artificielles qui la remplaceront. Cependant il sera avantageux de l'exagérer un peu, car il est plus facile de la diminuer que de l'augmenter, et l'essai seul dans la bouche peut donner des indications définitives à ce égard.

b. *Essai dans la bouche.* — La plaque est introduite dans la bouche et mise en place. On examine attentivement la hauteur des bords gingivaux, afin d'éviter qu'ils ne soient ni trop hauts ni trop bas selon le maxillaire sur lequel la plaque s'applique, ce qui nuirait à la fixité de la plaque. De même, si leur épaisseur est exagérée, elle peut nuire à l'harmonie de la face en relevant la lèvre.

On s'occupe ensuite de la *hauteur* du bord articulaire et de ses rapports avec les dents antagonistes. Ce bord doit être parallèle aux bords libres des dents du maxillaire opposé, celles-ci devant venir s'appuyer sur le centre de la bordure.

La *direction* de la bordure est d'abord modifiée selon l'opposition des dents du maxillaire antagoniste, puis la hauteur est fixée en tenant compte de l'esthétique de la face et de l'épaisseur nécessaire à l'appareil. *D'une façon générale, l'articulation la plus basse possible est préférable :* elle permet à l'effort masticatoire d'être plus puissant en donnant plus de détente aux muscles masticateurs. Néanmoins, la hauteur doit surtout être fixée en raison de la longueur des lèvres et de la place nécessitée par les dents artificielles qui doivent remplacer la bordure.

Un *excès de hauteur* de l'articulation occasionnerait une tension de la lèvre recouvrant l'appareil, et ferait découvrir outre mesure les dents et les gencives au moindre sourire, ce qui produirait l'effet le plus disgracieux.

Un *manque de hauteur* tendrait à faire projeter le maxillaire en avant et donnerait à la physionomie un aspect particulier extrêmement vilain.

La direction et la hauteur du bord articulaire obtenues, on s'occupe de la façon dont le patient ferme la bouche, et, s'il est nécessaire, on emploie les procédés indiqués plus haut pour obtenir l'articulation naturelle.

L'empreinte laissée par les dents ne doit pas être trop profonde ; il est nécessaire cependant que les points de contact soient assez marqués pour servir de points de repère et de contrôle lors de la fixation de l'articulation.

c. *Fixation.* — Après avoir fait passer plusieurs fois la bordure articulaire à la flamme d'un bec Bunsen ou d'une lampe à alcool, afin de la ramollir suffisamment pour qu'elle prenne une empreinte très nette des dents antagonistes, on remet la plaque dans la bouche et on fait mordre en recommandant d'appuyer plus fort que les autres fois. Si la fermeture est conforme aux premiers essais, l'articulation est définitivement fixée. On n'a plus qu'à retirer la plaque de la bouche, à la transporter sur le modèle et à présenter les dents du maxillaire opposé dans les dépressions existant sur la bordure de cire, en appuyant légèrement.

La plaque est ensuite collée à ce modèle et l'articulation fixée au moyen d'articulateurs en plâtre ou en métal.

2° Haut et bas. — a. *Construction.* — La construction de ces plaques exige plus de soins et de précautions encore. C'est surtout pour celles-ci qu'on doit se servir de substances dont le ramollissement demande une température plus élevée (godiva, gutta), afin de pouvoir, sans crainte de déformation des plaques ou d'adhérence entre elles, procéder à la prise de l'articulation avec toute la minutie désirable.

On peut aussi confectionner les plaques d'articulation en métal (maillechort estampé, par exemple) auxquelles on fixe des bordures articulaires en godiva. On peut même pour cet usage choisir dans une série de plaques estampées à l'avance et comprenant des formes et des dimensions différentes. On ajoute une épaisseur de cire *sous* la plaque, qu'on modèle ensuite sur le modèle en plâtre, de telle sorte que la plaque porte bien également sur toute la muqueuse. On ajoute alors à cette plaque des bordures articulaires (Gillard).

Les plaques d'articulation haut et bas ont le grand inconvénient, surtout celles du bas, de se détacher chaque fois que l'on fait ouvrir ou fermer, ce qui nécessite leur remise en place et leur rétention à l'aide des doigts, qu'on introduit dans la bouche, ce qui constitue une cause de gène pour le patient et d'embarras pour le praticien.

On évite ces inconvénients en se servant de ressorts destinés à relier les deux plaques.

On fixe les porte-ressorts en les soudant légèrement à la plaque, si elle est en métal, ou en les introduisant dans la bordure articulaire, après les avoir chauffés, si la plaque est en substance plastique.

On opère alors facilement sans crainte de déplacement et on trouve, en outre, plus aisément, grâce à cette adjonction, l'articulation naturelle.

La dimension de la plaque supérieure, qui doit occuper toute la largeur de la voûte palatine, peut être laissée telle sans inconvénient, malgré les ressorts, sauf les cas où elle procurerait des nausées au patient. Il serait alors facile de la diminuer.

b. *Essai dans la bouche.* — Les principes établis pour le cas qui précède s'appliquent également à la prise de l'articulation pour dentier complet.

Les plaques introduites l'une après l'autre dans la bouche, on vérifie leur contact avec la muqueuse, en s'attachant tout spécialement aux bords, puis on établit le parallélisme des bordures articulaires entre elles et on modifie leur hauteur d'après leurs rapports et l'aspect de la physionomie.

Après avoir recherché et trouvé l'articulation naturelle par les moyens déjà connus, on retire les plaques de la bouche. Puis on y apporte les dernières modifications ayant pour but d'établir le contact constant des bords articulaires entre eux sur tous les points de l'arcade. Il est absolument nécessaire que ces bords se rencontrent exactement et en même temps, sans quoi les plaques basculeraient. On fera aussi, à l'aide d'une spatule, une série de dépressions sur le bord articulaire du bas.

On remet ensuite les plaques dans la bouche et l'on fait mordre de nouveau. La bouche fermée, les lèvres desserrées, on trace sur toute la hauteur du bord articulaire, en partant du point d'insertion du frein de la lèvre supérieure, un trait vertical destiné à donner la *ligne médiane*.

On trace aussi deux autres traits au niveau des fosses canines et, si besoin est, plusieurs autres points de repère en forme de croix.

Ces différents traits, joints aux dépressions existant dans le bord articulaire inférieur, permettent de remettre sûrement en place les plaques articulaires après leur sortie de la bouche.

On retire alors une dernière fois les plaques d'articulation, pour leur faire subir une petite préparation avant la fixation.

c. *Fixation.* — La vérification de la rencontre exacte des bords articulaires sur tout le pourtour étant assez difficile, nous avons recommandé de se servir d'un instrument pointu et recourbé (rugine) pour constater s'il y a mobilité des bordures articulaires à la partie postérieure de la bouche, mobilité qui entraînerait un vice d'articulation.

Pour les appareils complets il existe un moyen

très sûr d'empêcher cette défectuosité de se produire.

Lorsque l'articulation est prête à être fixée, on retire une dernière fois les plaques d'articulation, on les remet sur les modèles, puis on fixe sur tout le pourtour coronaire du bord articulaire inférieur un mince boudin de cire très molle. On remet ensuite rapidement les plaques dans la bouche et on recommande au patient de mordre avec force.

Si les points de repère correspondent exactement, on peut être sûr de l'exactitude de l'articulation et on peut la fixer.

En effet, la cire molle du boudin, comprimée entre les deux bordures articulaires, s'étalera franchement sur toutes les parties en contact, tandis qu'elle gardera une certaine épaisseur entre celles où le contact laissait à désirer; cette épaisseur maintiendra les plaques en place. La cire refroidie, on procède ensuite à la sortie des plaques de la bouche.

Il est préférable, si l'orifice buccal est assez large, de coller à l'aide d'un instrument chauffé, les plaques à différents endroits et de les sortir toutes les deux ensemble. Dans le cas contraire, on sort chaque plaque séparément et on rétablit l'articulation sur les modèles.

On réunit ensuite les plaques, puis on les colle sur les modèles et on les fixe à l'aide d'un *articulateur* (1).

Andrieu se sert d'un procédé différent pour les bouches dépourvues de dents depuis une époque éloignée.

(1) L'*articulateur* de Bonwill qui rétablit les divers mouvements de l'articulation est celui que l'on doit choisir, de préférence aux autres articulateurs.

« Dans ce cas, en effet, les tentatives continuelles, non pas de mastication, mais de simple compression des aliments entre les crêtes gingivales antagonistes, ont fini par donner à la mâchoire inférieure une position anormale, et il est difficile de la ramener à sa position naturelle. Il faut alors avoir recours au *dentier d'essai*.

« Après avoir pris une articulation provisoire à l'aide des moyens indiqués plus haut, on prépare les plaques d'articulation avec une feuille de plomb un peu épaisse, on applique sur chacune d'elles une bordure en godiva et on fixe les porte-ressorts dans le godiva. On monte toutes les dents du bas sur le dentier inférieur et l'on remplace celles du dentier supérieur par une couche de cire plus ou moins épaisse, suivant les cas. C'est cette couche de cire qui recevra l'empreinte des dents inférieures, lors de l'essai dans la bouche.

« Cela fait, on réunit les deux dentiers par des ressorts et l'on met le tout dans la bouche. Le patient, abandonné à lui-même pendant quelques instants, finit bientôt par retrouver seul la position naturelle de sa mâchoire, c'est-à-dire celle qui n'exige aucun effort pour se maintenir.

« Le dentiste n'a plus qu'à repérer les deux dentiers, ce qui n'offre aucune difficulté. » (Harris, Austen et Andrieu, note d'Andrieu.)

L'essai des appareils dans la bouche évite dans la plupart des cas d'employer ce procédé.

Lorsqu'on a à confectionner des appareils complets, si l'articulation difficile à obtenir laisse le moindre doute sur son exactitude, il est beaucoup plus simple de monter en cire le dentier d'après l'articulation obtenue, en supprimant les prémolaires et molaires supérieures et en les remplaçant par une bordure de cire articulée avec les dents inférieures. Si, à l'essai, l'articulation est reconnue exacte, on n'aura qu'à terminer le dentier en montant les prémolaires et les molaires; si, au contraire, on constate une erreur, la bordure articulaire pourra être facilement modifiée dans le sens indiqué par la nouvelle articulation.

CHAPITRE VII

SUBSTANCES ENTRANT DANS LA CONFECTION DES APPAREILS

Article 1er. — Substances employées comme dents artificielles.

1° **Dents d'animaux.** — A. **Dents de bétail.** — Dents de boeuf, de vache, de veau, de mouton. — Elles ne sont plus employées de nos jours, mais elles ont servi comme dents artificielles.

Inconvénients. — Leur éclat constraste trop avec la coloration des dents restantes; leur émail, qui ne les recouvre que sur la face externe, la largeur de leur cavité pulpaire, et leur peu de densité font qu'elles s'altèrent rapidement dans le milieu buccal et que leur maximum de durée ne dépasse guère quatre ans.

B. **Dents d'ivoire d'hippopotame.** — C'est la seule substance destinée à la confection des appareils où il soit possible de tailler, dans le même bloc, à la fois dents, gencives, plaque ou base.

Cette substance mérite donc une étude spéciale comme entrant dans la confection *de toutes les parties* de l'appareil.

On s'est servi primitivement de l'ivoire d'éléphant

mais son altération rapide, dans la bouche, son aspect veineux, lui ont fait préférer l'ivoire provenant des défenses de l'hippopotame, dont le tissu est plus dense et moins strié.

Les dents artificielles faites avec l'ivoire des défenses d'hippopotame ont joui pendant longtemps d'une grande vogue. Toutefois, elles ne sont presque plus employées de nos jours ; encore le sont-elles seulement dans des cas particuliers.

Le choix de ces dents doit être fait très minutieusement pour éviter les morceaux fêlés.

Pour déceler une fêlure dans une dent, on n'a qu'à frotter la partie soupçonnée avec le doigt légèrement mouillé. Il se produit alors à l'endroit taré une ligne noire.

Les dents d'hippopotame doivent être, avant leur emploi, débarrassées de leur émail, qui est très dur et rendrait le travail de cette substance trop difficile. Ce désémaillage s'obtient de trois façons : à la meule, au feu, à l'acide chlorhydrique. Actuellement les dents sont vendues, par les maisons de fournitures, désémaillées et par blocs.

Les blocs sont de différentes grosseurs. Il faut choisir les plus blancs, parce qu'ils sont plus denses et résistent le mieux aux liquides buccaux.

Quant au volume que le bloc doit avoir, il dépend de la pièce provisoire en cire faite sur le modèle en plâtre.

La sculpture de l'ivoire d'hippopotame dépend autant de l'habileté manuelle que du sens artistique du praticien.

Sa coloration, généralement trop blanche, surtout au début, peut être modifiée en lui faisant subir un bain de thé ou de café. Les gencives sont teintées en rose par le procédé de Delabarre.

Les inconvénients inhérents à cette substance

l'ont fait abandonner et actuellement son emploi est extrêmement restreint.

Usages. — Les différents travaux qu'on exécutait avec l'ivoire d'hippopotame étaient :

1° La confection d'un appareil partiel ou complet entièrement en ivoire, plaque et dents.

2° L'incrustation de dents naturelles sur base d'hippopotame.

3° L'incrustation de dents minérales sur base d'hippopotame.

4° La confection d'un appareil orthopédique en ivoire d'hippopotame.

5° La confection de molaires en ivoire fixées à une plaque ou base métallique. Ce dernier usage de l'ivoire est, pour ainsi dire, le seul qui subsiste aujourd'hui.

Avantages. — Les appareils construits avec cette substance étaient parfaitement tolérés par la muqueuse buccale. Ils étaient remarquables par leur solidité et par leur légèreté.

La mastication à l'aide d'un de ces appareils est plus agréable et plus facile qu'avec les dents de porcelaine et ne cause aucun bruit.

Inconvénients. — L'ivoire se laisse très facilement imprégner par les liquides buccaux et il en résulte une altération et une destruction généralement rapide, ainsi que la fétidité de l'haleine. Enfin, l'esthétique laisse beaucoup à désirer sous le rapport de la teinte, de l'aspect, et cela, malgré tous les procédés employés pour y remédier.

Indications. — A l'heure actuelle un appareil construit en ivoire d'hippopotame est très rarement indiqué. Cette substance combinée avec le métal n'est guère employée que pour certains cas d'articulation très basse, surtout dans le fond de la bouche, alors que les dents antagonistes viennent en contact avec la gencive recouvrant le maxillaire opposé. Les molaires sculptées en ivoire et rivées à la plaque de métal remplacent avantageusement les dents en porcelaine, qui, vu leur peu de hauteur, se brisent, malgré la contreplaque, les crampons de ces dents n'étant plus entourés d'une épaisseur assez considérable de porcelaine pour résister aux efforts masticatoires.

2° **Dents naturelles, humaines.** — Les dents humaines sont celles qui rendent le mieux l'aspect naturel. Au point de vue esthétique, elles sont donc supérieures à toutes les autres. Cependant, elles sont peu employées à cause de leur défaut unique : leur peu de durée. Le choix de ces dents doit être guidé par les deux qualités principales qu'elles doivent posséder : une densité aussi considérable qu'il est possible et un émail épais et sain. Elles doivent provenir de sujets âgés d'environ trente-cinq à quarante ans. Chez les sujets beaucoup plus jeunes, la cavité pulpaire et les canaux radiculaires sont généralement très larges et les tissus laissent à désirer au point de vue de la densité ; ils sont plus facilement infiltrés par les acides buccaux. Chez les sujets âgés, au contraire, les dents sont plus richement calcifiées il est vrai, mais, par contre, sont souvent fendillées, ouvrant ainsi la porte aux liquides désorganisateurs.

Dans le choix de ces dents, il faut veiller à ce que l'émail ait bien gardé toute sa pureté.

Pour les conserver, on peut les laisser tremper dans l'eau renouvelée tous les deux ou trois jours. Les dents conservent ainsi leur aspect, leur transparence et sont toujours prêtes à être employées. On se rappellera à ce propos qu'elles doivent toujours être humides pendant qu'on les travaille ; sans cette précaution on risquerait souvent de les faire éclater ou de les émietter.

Avantages. — Ces dents se rapprochent le plus de l'esthétique normale.

Inconvénients. — Difficulté de se les procurer et d'obtenir la teinte, la forme et la largeur exactes. Difficulté de travail, celui-ci devant être fait à l'état humide, et malgré toutes les précautions prises, possibilité d'éclatement de la dent.

La durée de leur séjour dans le milieu buccal est très limitée : elle varie de quinze mois à trois ou quatre ans et n'excède guère cinq ans dans les milieux les plus propices.

Indications. — Ces dents ne doivent être employées que dans les bouches où l'on peut les croire à l'abri de l'influence chimique de la salive.

Mais leur véritable emploi est justifié par la perte des dents à la suite de maladie des tissus péridentaires (arthrite dentaire), alors que les dents sacrifiées peuvent être montées sur une plaque de métal et résister assez longtemps aux liquides buccaux, tout en donnant les résultats les plus satisfaisants sous le rapport du naturel.

Contre-indications. — Il y aurait contre-indication absolue à l'emploi de ces dents :

Dans les bouches contenant une salive à réaction acide ainsi que dans les bouches qui possèdent de nombreuses racines ou un grand nombre de dents cariées.

3° **Dents minérales. Porcelaine.** — Ce sont les dents les plus employées à notre époque et leurs très sérieuses qualités expliquent cette faveur.

Elles sont d'origine française, mais avant d'arriver à la perfection presque complète à laquelle elles sont parvenues à l'heure actuelle, il a fallu de longs travaux et de nombreux tâtonnements.

En 1728, Fauchard, frappé des inconvénients que présentaient les dents animales employées jusque-là, eut l'idée de faire émailler des plaquettes métalliques façonnées à la lime, d'après la forme des dents qu'elles devaient remplacer et destinées à se rapprocher davantage de la teinte des dents naturelles.

Mais ce ne fut qu'en 1776 que Duchâteau, pharmacien à Saint-Germain, eut le premier l'idée de fabriquer un dentier en pâte minérale. Les résultats obtenus furent peu brillants; aussi, désireux de mieux faire, eut-il recours à Dubois de Chément, spécialiste de l'époque, qui, en 1788, confectionna des appareils avec des dents de ce genre.

Ces dents furent ensuite modifiées par Dubois-Foucou.

En 1808, Fonzi appliqua aux dents minérales certains perfectionnements; il confectionna des dents séparées, au lieu de dentiers d'un seul bloc, et en modifia les attaches, en y introduisant la cuvette de platine; il améliora aussi les teintes.

L'emploi de ces dents ne fut cependant pas adopté communément, et on réservait leur emploi à quelques cas spéciaux, car elles laissaient encore à désirer sous beaucoup de rapports. Delabarre, en 1820, les perfectionna à son tour et fut le premier à employer la pâte de porcelaine pour servir de base aux gencives métalliques. On les fabriquait aussi bien en France qu'en Amérique ou en Angleterre. Mais, depuis 1833, ce sont surtout les Américains qui ont perfectionné les dents artificielles, et cela dans de telles proportions que leur emploi est à peu près exclusif aujourd'hui.

Composition. — Elle diffère suivant les fabrications; d'une façon générale, les substances formant la base de ces compositions sont : la *silice* (acide silicique), qui doit être employée pure (cristal de roche ou quartz cristallisé); elle doit être incolore, libre de fer, infusible et insoluble dans l'eau; le *feldspath* (silicate d'alumine et de potasse, silice 9 parties, alumine 2 parties), qui contient une petite quantité de chaux et des traces de fer; le *kaolin* (silice 9 parties, alumine 8), argile blanche et friable, résultant de la décomposition du feldspath des roches granitiques. Il doit être également très pur; infusible, il se rétracte considérablement sous l'action de la chaleur, devient très dur, mais poreux; sa contraction est atténuée par la silice, et sa fusion est facilitée par le feldspath.

Les matières colorantes sont toutes des oxydes métalliques :

Le titanium, qui sert à colorer le corps de la dent de la couleur jaune ou brun jaunâtre.

Le platine, qui, préparé par l'eau régale, fournit l'éponge de platine; il donne la couleur bleu grisâtre.

L'or précipité, qui donne une apparence de vie à la dent; son oxyde connu sous le nom de *pourpre de Cassius*, que l'on croit être un composé d'oxyde d'or et d'étain, est employé pour la gencive artificielle à laquelle il donne la coloration rouge.

Enfin les oxydes de manganèse, de cobalt et d'uranium, qui servent à obtenir des teintes moins importantes.

Formes. — Les formes varient à l'infini et ne peuvent être décrites dans ce manuel.

De même, les dents anciennement employées et contenant soit dans l'intérieur de leur couronne, soit à leur face interne, des cavités ou dépressions destinées à leur rétention dans les substances plastiques ne seront pas traitées ici. Les dents à crampons leur sont très supérieures.

On peut les diviser en :

1° Dents isolées;

2° Dents par blocs.

Dents isolées. — Les dents isolées sont les plus

nombreuses et les plus employées. On peut les diviser, d'après leur forme, en plusieurs groupes.

Dents simples plates : Incisives, canines, prémolaires et molaires. — La face externe ou labiale de ces dents a l'aspect, la forme et la teinte des dents naturelles restantes. La face interne ou linguale est plate et porte deux crampons de platine destinés à la rétention, dans les substances plastiques, caoutchouc celluloïd, ou dans les métaux coulés, étain, aluminium. Ils traversent les plaques métalliques, lorsque les dents sont contreplaquées et servent à souder les dents à ces plaques. Ces dents sont indiquées pour pièces partielles ou dentiers complets du haut. Les tubercules de ces dents sont alors formés en caoutchouc.

Dents simples à talon ou pleines : Incisives, canines, prémolaires, molaires. — La face externe est semblable aux précédentes, mais les tubercules internes existent partiellement au-dessus des crampons pour les incisives et canines ou totalement pour les prémolaires et molaires.

Elles sont généralement employées pour dentiers complets et surtout pour appareils destinés au maxillaire inférieur.

Dents à tube. — Ce sont des couronnes en porcelaine, ayant la forme et le volume des dents naturelles et au centre desquelles est percé un canal portant un tube de platine comme paroi ; c'est dans ce tube que vient s'adapter la tige métallique qui fixe la dent à la plaque-base.

La tige est fixée au tube à l'aide de soufre ou de ciment.

Ces dents sont d'une solidité remarquable et d'une grande facilité de réparation en cas de fractures. Elles ont l'inconvénient d'exiger une hauteur assez considérable d'articulation et cet inconvénient est cause de leur peu d'indications pour les pièces métalliques.

Dents isolées à gencive : Incisives, canines, prémolaires. molaires. — Elles portent au-dessus du collet une partie en porcelaine rose prolongeant la dent et plus large que la dent elle-même. Cette gencive artificielle est destinée à remplacer la gencive naturelle dans les dépressions considérables et à l'imiter en se rapprochant aussi exactement qu'il est possible de sa teinte.

La face externe de la gencive est rose et imite la forme du collet de la dent et les dépressions et reliefs formés par la gencive au-dessus de la dent. La face externe de la dent est semblable aux dents simples ou plates ordinaires. La face interne de la gencive artificielle est plate et lisse, sans coloration; c'est cette partie que l'on ajuste sur le modèle et qui vient se placer contre la gencive déprimée dans la bouche. La face interne de la dent est plate pour les incisives et canines, et pleine, c'est-à-dire formant les tubercules de la face triturante, pour les prémolaires et molaires.

Ces dents sont indiquées pour les pièces partielles comportant des dents antérieures ou des prémolaires, lorsque les racines des dents manquantes ont dû être extraites, ce qui produit des dépressions assez importantes.

Dents réunies en blocs à gencives. — Ce sont des séries de dents d'un côté ou de l'autre de la bouche ou de la partie antérieure, ne formant qu'un seul bloc.

Elles se trouvent par blocs de deux, trois ou quatre dents.

Sur ces différents blocs, la forme individuelle des dents peut varier, de même que la forme et la teinte des gencives. On y constate souvent des irrégularités dentaires, faites à dessein, pour imiter cette anomalie de direction fréquente : la latéroversion des incisives latérales supérieures.

Les gencives sont de différentes hauteurs. Dans certains blocs, la gencive artificielle présente à son bord supérieur un petit sillon destiné à être recouvert ou serti par la substance plastique ou le métal, selon qu'on les monte sur l'une ou l'autre de ces substances.

Ces différentes sortes de dents sont fabriquées par des maisons américaines, anglaises ou françaises. Il faut une grande habitude pour reconnaître leur origine, et cependant cela est très nécessaire lorsqu'il s'agit de réassortir les *teintes* et les *formes* qui varient dans chaque fabrique.

Dents américaines. — D'une façon générale, leur grain est plus gros. Profondément on perçoit un pointillé dû à la vitrification plus ou moins complète des parties constituantes du corps de la dent; superficiellement certaines ont un aspect granuleux, utile dans nombre de cas, mais souvent désagréable. Les fabriques américaines les plus connues produisent des dents qui ont entre elles une différence très marquée de forme et de grain.

Dents anglaises. — Leur aspect est plus lisse, beaucoup plus brillant, surtout à la lumière artificielle, ce qui est un défaut. D'une façon générale elles ressemblent trop à du verre coloré. De plus, elles paraissent offrir moins de résistance au feu que les américaines lorsqu'elles doivent être soudées à des appareils métalliques.

Dents françaises. — Elles tiennent le milieu entre les deux précédentes quant à leur forme et leur teinte qui sont parfois plus naturelles. Mais leur choix et leur variété laissent à désirer. Leur solidité peut être mise sur le même plan que les dents anglaises, mais elle est incontestablement inférieure à celle des dents américaines, principalement pour les appareils métalliques, et il est nécessaire de prendre de grandes précautions pour éviter les fêlures lors de la soudure.

Avantages des dents en porcelaine. — Pas d'absorption de liquides, et par conséquent, conservation longue, et inaltérabilité parfaite (c'est pour cette qualité du reste qu'elles ont mérité le nom d'*incorruptibles* sous lequel on les désignait jadis).

Imitation parfaite de la teinte naturelle et possibilité, après retouches, d'obtenir exactement la forme des dents restantes.

Inconvénients. — D'une solidité moins grande, notamment dans le cas d'articulation basse, que les dents sculptées en ivoire d'hippopotame. Dans les dentiers complets, lorsque les dents sont pleines, elles produisent par leur antagonisme un bruit de porcelaine spécial, qu'on a justement comparé au bruit de la vaisselle.

Article II. — Bases ou Montures.

§ 1er. — *Substances plastiques.*

Définition. — Les bases en substances plastiques sont composées de substances qui, d'abord malléables, sont moulées ou coulées sur le modèle pendant cet état, puis se durcissent et s'immobilisent dans leur forme sous l'influence de la chaleur ou du refroidissement.

Plusieurs substances possèdent ces propriétés. Nous allons successivement les étudier.

Gutta-percha (corallite). — Cette substance est extraite, comme on l'a déjà vu dans le chapitre *Sub-*

stances à empreintes, d'un arbre, l'*Isonandra gutta*, que l'on trouve à Bornéo, Sumatra et Malacca. C'est le Dr Montgomerie qui la fit connaître le premier en 1842, et c'est Delabarre fils, en 1852, qui l'expérimenta et en fit des applications aux dentiers artificiels. Mais ce ne fut qu'en 1854, qu'on la combina avec la moitié de son poids de soufre et qu'on mélangea le produit de cette combinaison avec la moitié de son poids de vermillon. Cette substance formait alors la corallite, que l'on faisait durcir de la même façon que la vulcanite.

Son principal inconvénient, sa fragilité excessive, la fit rapidement abandonner.

Caoutchouc vulcanisé (Vulcanite, caoutchouc sulfuré, sulfure de caoutchouc). — Le caoutchouc existe en suspension dans le suc laiteux d'une foule de plantes Euphorbiacées; on l'a nommé pendant longtemps *gomme élastique*, les Américains lui donnent le nom d'*India Rubber*. On le trouve en Amérique, en Asie, en Malaisie et en Afrique. C'est celui du Brésil ou de la Guyane qui est le plus employé. Les deux arbres qui le fournissent sont le *Siphonia cahuca* et le *Ficus elastica*.

Ce fut La Condamine, en 1735, qui le découvrit à Cayenne. Plus tard Ch. Goodyear découvrit la propriété qu'il possède de durcir après l'association d'une petite quantité de soufre.

Enfin en 1854, Nink, dentiste français, fabriqua les premiers dentiers en caoutchouc. Il fut aidé par un industriel nommé Wenderling, qui possédait aux environs de Metz une manufacture de caoutchouc. C'est dans une conversation avec cet industriel que le Dr Putnam, un Américain, puisa ses premières indications, à la suite desquelles il fit des essais, publia ses procédés et prit un brevet en 1858.

Composition. — Pour les usages dentaires le caoutchouc est réduit en pâte à l'aide soit de naphte, soit de térébenthine, soit à l'aide des deux.

L'addition d'un peu d'alcool facilite l'opération; c'est dans le caoutchouc réduit en pâte claire qu'on incorpore le soufre dans la proportion de 5 à 30 p. 100, suivant les différentes espèces de caoutchouc.

Deux parties de caoutchouc et une de soufre forment un des meilleurs composés. Mais celui qui laisse au caoutchouc vulcanisé toutes ses qualités est incontestablement le caoutchouc brun foncé, qui est un mélange de caoutchouc pur et de 6 p. 100 de soufre; plus la coloration du caoutchouc se rapproche de sa teinte naturelle, plus il offre de légèreté, d'élasticité et de solidité.

Au point de vue des qualités, le rouge foncé est donc le meilleur et le rose clair le plus défectueux.

La quantité de substances solides incorporées dans les divers caoutchoucs est à peu près celle-ci :

Caoutchouc rouge	5	parties.
— — clair	16	—
— rose foncé	20	—
— rose anglais	48	—
— blanc	51	—
— rose clair	60	—

Les substances employées pour sa coloration sont :

Le vermillon avec lequel on obtient	Le rouge.
Le sulfure de cadmium	Le jaune.
L'oxyde de zinc	Le blanc.
Le noir d'ivoire	Le noir.

Cuisson du caoutchouc. — La cuisson du caoutchouc vulcanisé, dans un appareil spécial, dépend comme durée, du caoutchouc employé.

Cette opération est souvent, mais improprement désignée par le mot *vulcanisation* et l'autoclave appelé *vulcanisateur*. Il n'y a aucun inconvénient à maintenir ces appellations connues de tous.

Il faut élever graduellement la chaleur (le plus lentement possible) et la maintenir au degré choisi pendant le temps nécessaire ; la meilleure température est, pour la plupart des caoutchoucs, de 155°, maintenue pendant une heure et demie; mais souvent les praticiens élèvent ce degré de chaleur à 175° pour abréger le temps, alors que le contraire est préférable et que la vulcanisation du caoutchouc gagnerait à être faite à un degré moins élevé que 155° et dans un temps de cuisson plus long.

Pour le caoutchouc noir dit pur, la vulcanisation doit être plus longue encore; Martin la maintient de 4 à 6 heures.

Il en est de même du caoutchouc mou, qui sert pour les voiles du palais obturateurs, pour les parties profondes des restaurations, et pour certains appareils complets inférieurs, qui sont construits de manière à présenter à la partie inférieure de leur base, qui doit reposer sur la muqueuse, une couche de caoutchouc mou.

Temps nécessaire à la vulcanisation : 145°, pendant 4 ou 5 heures.

Avantages. — D'après Harris et Austen :

« 1° L'exactitude parfaite et infaillible de son adaptation au modèle lui donne, sous ce rapport important, une supériorité sur toutes les autres substances employées comme bases ;

« 2° Étant tout à fait imperméable aux liquides et insoluble, c'est une substance exempte de tout danger ;

« 3° Étant dépourvues de toute action galvanique, les plaques en vulcanite sont plus agréables aux patients que les plaques alliées et soudées ;

« 4° Cette substance n'a pas sur les dents avec

lesquelles elle est en contact, dans les pièces partielles, l'action mécanique du métal;

« 5° Sa légèreté la rend agréable dans la bouche et permet de réparer de grandes pertes de substance, sans augmenter beaucoup le poids de la pièce;

« 6° Cette légèreté, jointe à son élasticité particulière, diminue, pour les pièces qui en sont faites et pour les dents auxquelles elle sert de monture, le danger d'être cassées; par suite, les pièces en vulcanite sont les plus solides des pièces artificielles ;

« 7° Les propriétés plastiques de la vulcanite et la facilité avec laquelle elle peut être montée et durcie sur une surface, quelque irrégulière qu'elle soit, permettent de l'employer à un plus grand nombre d'usages que les autres substances en usage en prothèse dentaire. »

INCONVÉNIENTS. — « 1° Cette matière produit sur la muqueuse une sensation de brûlure ou de chaleur très désagréable, ainsi qu'un état spongieux permanent des gencives, inconvénients qui n'existent pas avec les plaques métalliques ;

« 2° Elle exige, pour le nettoyage des sécrétions muqueuses qui s'accumulent à sa surface, plus de soins que les patients n'ont l'habitude d'en prendre; de là aussi la répugnance qu'inspire son usage ;

« 3° Elle doit, pour être solide, avoir une épaisseur qui peut gêner et altérer la netteté de la prononciation ;

« 4° Les pièces en vulcanite deviennent cassantes en peu d'années ;

« 5° Il est difficile de les réparer de façon à leur conserver leur solidité primitive. »

M. Finley-Hunt, de Washington (1), a décrit un état pathologique de la muqueuse buccale auquel les

(1) Congrès de Chicago, 1893.

Américains ont donné le nom de *maladie du caoutchouc*. Ses symptômes principaux sont l'irritation, l'enflure, l'inflammation et la formation *de granulations ayant l'aspect d'une masse rouge spongieuse.*

Des complications peuvent survenir : suppuration et extension de l'inflammation au pharynx et au larynx.

Ce tableau est certainement exagéré, mais, d'autre part, nous croyons très sincèrement à la nocivité du caoutchouc sur certaines muqueuses gingivales et palatines.

En somme, le caoutchouc vulcanisé est une excellente matière pour la confection des pièces dentaires, ainsi que des appareils de redressements et de restaurations buccales.

Son emploi doit dépendre des indications fournies par la bouche ; d'une façon générale, il y aura contre-indication à son *emploi seul*, dans toutes les bouches où les muqueuses ne seront pas dans un état de santé parfaite.

Celluloïde. — C'est un composé de cellulose et de camphre, ou mieux de collodion et de camphre.

Les frères Hyatt, de New-York, imaginèrent cette composition en 1860. Ce fut Préterre, de New-York, qui le premier l'employa comme base d'appareils dentaires et c'est en 1868 qu'il fabriqua le premier dentier en celluloïde.

Le brevet pris en 1871 par une Compagnie américaine porte que le produit est composé de :

Camphre..................	50	En poids.
Coton poudre..............	100	
Dissolvant................	Q.S.	

Plus la proportion de camphre est considérable, plus le produit est plastique.

On trouve la celluloïde sous trois aspects : semi-transparente, jaune ambré, rose. Les plaques en celluloïde ont une forte odeur de camphre, augmentée encore par la friction. Cette odeur peut être atténuée en faisant subir à l'appareil un bain de 4 à 5 heures dans la solution suivante :

Acide phénique	1 partie.
Eau	2 —

La celluloïde se travaille a peu près de la même manière que le caoutchouc; elle se ramollit dans un appareil spécial. La température nécessaire à ce ramollissement est de 150° centigrades pour les appareils à huile, 160° pour la glycérine, lorsqu'on la substitue à l'huile, et de 127° centigrades pour les appareils à vapeur.

Elle se décompose vers 180°.

Elle est dure, flexible, mais sa qualité dominante est la légéreté; sa densité est de 1,35 à 1,40.

Emploi. — Cette substance est aujourd'hui presque abandonnée. Elle peut cependant trouver une indication pour les dentiers complets, car son aspect lui donne une supériorité sur la vulcanite, au point de vue de l'esthétique.

Avantages. — Ses avantages sont sa *coloration*, qui répond assez bien à celle des gencives naturelles, sa *légèreté excessive* et sa *solidité*, qui est remarquable, tout en étant très flexible et très dure.

Inconvénients. — La forte odeur de camphre qu'elle dégage et qui persiste longtemps dans la bouche.

Son altération, qui est très rapide dans les bouches contenant des racines. Leur contact l'attaque assez fortement et, à leur niveau, la plaque devient blanc grisâtre et finit par se percer. Sa décoloration se produit dans un laps de temps variant de 3 à 5 ans, même dans les bouches où il ne subsiste plus de dents ou de racines ; la celluloïde prend alors la teinte rouge sale. Enfin l'ajustement de ces pièces ne peut être aussi exact que celui des appareils en vulcanite à cause de l'altération presque constante des modèles sur lesquels on les presse.

Céramique. — Les bases et gencives en céramique sont confectionnées en porcelaine fusible. La composition de cette porcelaine est à peu près semblable à celle qui sert à confectionner les dents minérales, elle n'en diffère que par l'introduction d'un silicate fusible. Cette substance, employée seule, est extrêmement fragile; la pâte est cuite dans des fourneaux spéciaux et elle exige une très haute température. Le retrait de la porcelaine, qui est d'environ un cinquième, est compensé par l'*agrandissement* du modèle.

INDICATIONS. — *Dentiers complets.* — Ces appareils sont peu employés. D'une difficulté de travail très grande, ils offrent plus d'inconvénients que d'avantages, surtout au point de vue de l'adaptation, rarement exacte.

AVANTAGES. — *Imitation parfaite et absolue* de la gencive et de la muqueuse palatine.

INCONVÉNIENTS — *Ajustement imparfait* de la plaque par suite du retrait considérable de la substance, malgré toutes les précautions prises et l'agrandissement du modèle.

Poids considérable de l'appareil, fragilité de la porcelaine, qui peut se broyer dans les efforts masticatoires.

Continuous-gum, métal et céramique, gencives continues. — DÉFINITION. — Cette méthode consiste à donner comme support à la céramique une base de métal estampée sur le modèle. C'est Delabarre, en 1820, qui en fit les premiers essais.

Le Dr Allen perfectionna ce procédé et l'amena presque au point où il est aujourd'hui.

Pour ces appareils combinés, on ne se sert, comme

6.

base, que du platine; l'or ne supporterait pas la température de la cuisson.

La cuvette de platine estampée, on ajuste et articule dessus les dents à la façon ordinaire; elles sont ensuite contre-plaquées et soudées à l'aide d'or pur, on ajoute alors par couches successives la pâte destinée à recouvrir la plaque de métal et à tenir lieu de gencives et l'on procède aux différentes cuissons.

Indication. — Pour dentiers complets.

Avantages. — Imitation parfaite et absolue de la gencive et de la muqueuse platine.

Inconvénients. — Fragilité, poids considérable de l'appareil, difficulté de travail.

§ 2. — *Substances métalliques.*

Or. — Métal insipide, inodore, soluble dans l'eau régale (mélange d'une partie d'acide azotique pour 2 ou 3 d'acide chlorhydrique), densité 19, 30; point de fusion 1 102° C.

C'est le plus employé des métaux pour la confection des appareils dentaires.

L'or pur est trop mou pour être utilisé seul, aussi c'est allié à l'argent, au cuivre ou au platine qu'il entre dans les usages dentaires. L'or inférieur à 20 carats ou au titre de 835 millièmes ne devrait jamais être employé, à cause de l'altération que certains liquides buccaux peuvent lui faire subir, et cependant, dans les laboratoires, on descend même à 18 carats.

L'or pur convient dans les appareils composés de deux plaques superposées, on s'en sert pour la plaque reposant sur la muqueuse, il s'estampe mieux que l'or allié ; l'autre plaque à 18 carats assure la rigidité de la base.

L'or destiné à la confection des crochets plats et des ressorts est allié au platine, qui lui assure l'élasticité recherchée.

Avantages. — Excellent au point de vue de ses qualités de ductilité et de facilité de travail.

A un titre élevé, il résiste mieux que tout autre métal, platine excepté, à l'action des liquides buccaux, et ne subit aucun changement en ce qui concerne sa force ou sa texture.

C'est incontestablement la meilleure substance destinée à la confection des appareils, surtout pour les appareils partiels, par suite de sa grande résistance sous un petit volume.

Inconvénients. — Il demande à être combiné avec une autre substance pour les appareils comportant le remplacement d'une perte de substance considérable. Dans les cas de dentiers complets, il trouve rarement une indication sans être combiné à la vulcanite, surtout pour les appareils inférieurs.

Platine. — Métal blanc tenant, comme coloration, le milieu entre l'acier et l'argent. Le plus dense des métaux : sa densité est en effet de 21, 5 à l'état naturel et de 22 quand il est laminé. Inoxydable à chaud et à froid; aucun acide ne l'attaque, sauf l'eau régale.

Son point de fusion est très élevé et on n'arrive à l'atteindre qu'à l'aide du chalumeau oxhydrique.

Allié à l'or dans les proportions de 5 p. 100 de ce dernier, il présente plus de rigidité et permet de diminuer l'épaisseur des plaques. Le platine a été employé communément pendant longtemps.

Avantages. — Il résiste aussi bien que l'or à l'action des liquides buccaux, possède les mêmes propriétés et les mêmes qualités.

Inconvénients. — La soudure des dents et des crochets aux plaques de platine ne s'obtient que difficilement et ne s'opère jamais entièrement. Du fait de cet inconvénient, il n'offre pas, à l'usage, autant de résistance que l'or.

Argent. — Métal blanc, malléable, ductile, sa densité est de 10, 5; fondant à 1022°, 7 C.

Inoxydable à l'air, il s'allie à presque tous les métaux; se dissout dans l'acide azotique.

Son emploi est restreint. Toutefois, on peut y avoir recours pour les appareils de redressement qui n'ont qu'une durée limitée et l'allier au platine dans les appareils pour fracture des maxillaires.

L'argent pur ne sert actuellement qu'à confectionner les ressorts pour dentiers, il est ensuite doré; tiré à la filière, il sert à faire des ligatures.

Il ne peut être combiné avec le caoutchouc; sa présence dans cette substance au moment de la vulcanisation détermine une combinaison chimique qui empêche le caoutchouc de se durcir dans les parties en contact avec le métal.

L'argent pur ne possède pas une rigidité suffisante, à moins de lui donner une épaisseur considérable. Il a alors l'inconvénient d'être lourd et embarrassant. Son altération est assez rapide dans la bouche.

Alliage d'argent et de platine (*alliage dentaire*). — L'argent, *allié au platine*, peut être utilisé pour renforcer certains appareils plastiques.

Il résiste beaucoup mieux que l'argent sous le rapport de l'altération. Cependant il s'oxyde assez facilement et son emploi doit être pour cette cause très restreint.

Indications de l'alliage dentaire : appareils ne devant séjourner que pendant un laps de temps assez court dans la bouche; appareils orthopédiques ou appareils pour fractures des maxillaires.

Aluminium. — Métal d'un blanc d'argent, devenant gris bleuâtre par le martelage. Très ductile et malléable; insipide, inodore. Densité 2, 56 fondu, 2,67 laminé.

L'aluminium a été découvert par Wöhler en 1827, mais était très mal connu jusqu'en 1854, où Sainte-Claire-Deville indiqua un moyen de l'extraire, assurant au métal les propriétés connues actuellement.

L'aluminium est presque aussi dur que l'argent. L'acide sulfurique ne l'attaque pas. Son dissolvant est l'acide chlorhydrique; son point de fusion est 54° C.

Il sert en prothèse dentaire à confectionner des bases *estampées* ou *coulées*. Ces dernières, fabriquées primitivement par le Dr Bean, de Baltimore, furent peu employées. Vers 1885, M. Pillette imagina un nouveau procédé de coulée qui donna des résultats supérieurs.

L'aluminium *coulé* exige une grande habitude, car sa *rétraction* est assez considérable et sa coulée, à l'état de fusion, offre de grandes difficultés.

Aluminium estampé. — Il doit être combiné avec une autre substance, le caoutchouc, par exemple, car on ne connaît pas de soudure capable de résister pendant un temps assez long. Celle du Dr Starr, qui contient 7 parties d'aluminium pour 1 d'étain pur, paraît être la meilleure.

Le métal fusible, coulé dans un moule qui reproduit exactement l'appareil dans sa forme et ses dimensions, est préférable au métal estampé, puisque par sa fusion il est rendu plastique. Nous avons vu, en effet, que cette plasticité des substances employées assure toujours un ajustement plus parfait de la plaque-base.

Avantages. — Sa légèreté, qui est excessive.

Les *bases coulées* sont précieuses pour nombre de cas, où elles peuvent suppléer la vulcanite avantageusement.

Les *bases estampées* trouvent leur indication absolue dans les appareils dans lesquels on fait entrer plusieurs substances combinées, où il est nécessaire de posséder les qualités du métal vis-à-vis de la gencive enflammée, et les qualités de la vulcanite au point de vue de l'articulation et des moyens de rétention. Ce métal permet de construire des appareils légers et minces, quoique suffisamment solides.

INCONVÉNIENTS. — Difficulté de travail et de manipulation pour les appareils coulés, teinte défectueuse du métal, altération, plus ou moins rapide dans certaines bouches, et entre autres dans celles où il existe de la suppuration.

L'altération signalée par différents auteurs a été contestée par certains praticiens qui se sont livrés à l'étude de ce métal. Les raisons de cette altération sont inconnues. Telschow, de Berlin (1), attribue la décomposition du métal dans la bouche à deux raisons : 1° l'impureté du métal ; 2° son emploi à l'état de fusion ou de soudure.

L'électricité ayant permis d'obtenir un métal chimiquement pur, Telschow prétend avoir réussi à donner à ce métal une dureté semblable à celle de l'or, grâce à la presse hydraulique qu'il a imaginée et qui permet une pression de 1.200 quintaux.

Ce praticien affirme, en outre, avoir expérimenté des plaques, ainsi estampées, dans la bouche de ses patients, pendant plusieurs années, sans y avoir découvert d'altération.

En somme, il est permis de considérer l'aluminium comme un métal d'avenir, surtout en ce qui concerne sa combinaison avec les substances plastiques.

(1) Telschow, Avantages de l'aluminium en prothèse dentaire (*Odontologie*, 1896).

Étain. — L'étain est un métal blanc, malléable, fusible à 228°. Densité, 7, 28. L'air ne l'oxyde qu'à la température de 200°; il est attaqué par l'acide chlorhydrique et l'acide azotique.

On s'en est servi spécialement pour les appareils destinés au maxillaire inférieur, auxquels il assure non seulement une adaptation parfaite, mais encore une rétention plus considérable par le fait de son poids même.

A l'état pur, il possède l'inconvénient d'être trop mou et facilement déformable; on corrige cette mollesse en l'alliant à l'argent, au zinc, au plomb, au cuivre, etc. Cependant, les alliages de cuivre et de plomb ne peuvent être employés pour les appareils buccaux. L'alliage le plus convenable paraît être l'alliage avec le cadmium. Ces alliages, s'ils augmentent les qualités de dureté de l'aluminium, lui sont inférieurs quant à la résistance chimique.

L'étain pur résiste à l'action des liquides buccaux. Il peut se placer immédiatement après l'or et le platine, sous ce rapport.

La confection des appareils en étain n'est pas très usitée de nos jours ; cependant, Herbst se sert de l'étain pur pour construire des appareils partiels et il augmente la rigidité du métal en le renforçant à l'aide de tiges métalliques courbes, selon la forme de la plaque et noyées dans le métal au moment de sa fusion.

Avantages. — Son poids considérable, qui est une qualité très appréciable pour les appareils destinés à la mâchoire inférieure, surtout dans les appareils complets, où il entre en combinaison avec la vulcanite. Sa plasticité et son inaltérabilité dans le milieu buccal.

Enfin, sa rapidité d'exécution.

Inconvénients. — Son peu de rigidité, sa déformation inévitable lui font préférer ses alliages. Ses indications sont rares, son emploi pour la mâchoire supérieure est abandonné.

Alliages d'étain. — Les différents alliages d'étain fondent à une température quelquefois égale, mais souvent inférieure à celle du point de fusion de l'étain.

On a vu que l'étain peut s'allier à une foule d'autres métaux. Les deux principaux sont : l'argent, qui le rend plus dur, et le cadmium qui, tout en lui laissant ses propriétés physiques, le rend moins cassant.

La majorité des alliages employés pour confectionner les appareils contient du cadmium, du zinc, de l'antimoine ou du bismuth.

Leurs qualités de dureté et de résistance chimique varient selon leur composition.

Les alliages qui ont été le plus souvent employés, ceux de Wood et de Weston, sont restés le secret de leurs auteurs. Celui de Wood paraît être composé en grande partie d'étain et de cadmium, l'autre est complètement ignoré,

Soudure. — Alliage fusible à une température plus basse que celle où entrent en fusion les métaux ayant servi à confectionner les plaques, les contre-plaques et les crochets.

Les appareils métalliques estampés exigent l'emploi d'une soudure destinée à fixer les dents et les crochets à la plaque-base.

Il existe de nombreuses soudures de formules variables. Celle que l'on emploie pour la confection des appareils dentaires est la soudure d'or. Elle doit être de titre assez élevé pour ne pas être attaquée par les secrétions buccales.

Les soudures les plus connues sont celles dites au quart, au tiers ou au demi, selon les proportions de l'alliage. C'est la soudure au tiers qui est le plus souvent choisie.

Les métaux alliés avec l'or sont l'argent et le cuivre.

FORMULES DE SOUDURES.

Soudure à 16 carats.		*Soudure à 15 carats.*	
Or pur	6 parties.	Monnaie d'or	9,33
Argent fin	2 —	Argent fin	1,94
Cuivre rouge	1 partie.	Cuivre	1,30

§ 3. — *Substances combinées.*

Plusieurs des substances que nous venons de passer en revue peuvent se combiner entre elles. Ce procédé offre souvent de grands avantages, car il réunit les qualités de chaque substance et détruit souvent leurs inconvénients respectifs.

La combinaison des différentes espèces de caoutchouc a pour but de se rapprocher le plus possible de l'esthétique.

L'adjonction de caoutchouc rose aux plaques noires ou rouges est indispensable pour former les gencives; il en est de même du caoutchouc blanc, qui s'emploie dans les interstices dentaires et pour former le talon des dents plates. Le recouvrement d'une plaque base en caoutchouc rouge ou noir par une couche peu épaisse de rose semble moins indiqué, mais est cependant assez souvent employé et d'un bel effet.

Indépendamment de la combinaison des différents caoutchoucs entre eux, on combine fréquemment le métal et le caoutchouc. Le caoutchouc vulcanisé, qui est la substance plastique qui se prête le mieux au combinaisons, participe à celle-ci de deux manières

1° Comme substance principale ;

2° Comme substance secondaire ou accessoire.

Métal et caoutchouc vulcanisé. — Dans ces appareils, le métal forme la substance base et le caoutchouc lui apporte son appui comme substance secondaire ; il est employé :

1° Pour former le talon des dents ;

2° Pour confectionner la gencive artificielle ;

3° Pour recouvrir la plaque métallique, dans le but de rendre l'aspect de la face linguale de la voûte palatine plus naturel, ou bien pour aider à la rétention de cette plaque par son ajustement de contact sur les dents restantes, si l'on ne peut se servir de crochets métalliques ;

4° Enfin dans les appareils à base d'aluminium, pour servir à la rétention de l'appareil et pour fixer les dents sur la plaque.

Caoutchouc vulcanisé et métal. — L'or, le platine et l'argent, mais principalement le premier, contribuent à la confection des appareils plastiques en vulcanite dans les cas suivants :

1° L'or platiné pour servir de moyens de rétention ; tels les *crochets* et *étais* noyés dans le caoutchouc et venant exercer leur action sur les dents restantes, l'or ou l'argent doré qui servent à confectionner les *ressorts* pour dentiers complets montés sur des porte-ressorts en même métal fixés dans la substance base.

2° Enfin l'or ou le platine pour augmenter la solidité des appareils en vulcanite en incorporant des bandes, plaques ou fils de ces métaux dans le caoutchouc.

Avantages. — La combinaison des substances plastiques et métalliques permet d'augmenter la solidité, la légèreté, la rétention des appareils, et d'assurer une articulation et par conséquent une mastication plus parfaite. L'épaisseur de la plaque peut être diminuée, ce qui atténue la gêne et facilite l'accoutumance des appareils.

Inconvénients. — Les appareils combinés, surtout les appareils en métal et caoutchouc, créent certaines difficultés de réparation. Si l'on doit remplacer une dent fracturée, soudée à une plaque métallique recouverte de caoutchouc, on est obligé de détruire toute la substance plastique entrant dans la confection de l'appareil pour procéder à la soudure de la dent à remplacer ; il faut ensuite recommencer tout le travail en ce qui concerne le montage et la vulcanisation du caoutchouc.

CHAPITRE VIII

COMBINAISON DE L'APPAREIL.

Article 1er. — Appareils sans plaque.

Définition. — Les appareils sans plaque ont pour but la reconstitution totale d'une ou de plusieurs dents, sans prendre de point d'appui sur le palais ou sur la muqueuse gingivale sous-jacente.

On en distingue plusieurs sortes :

1° Les couronnes artificielles ;

2° Les appareils dits à pont ou *bridge-work*.

§ 1er. — *Couronnes artificielles.*

Les couronnes artificielles sont indiquées lorsqu'il s'agit de la restauration totale d'une dent, dont la couronne a été détruite, mais dont la racine subsiste, suffisamment solide pour supporter une couronne artificielle.

Ces couronnes sont de deux sortes :

a. Les *coiffes métalliques*, qui sont surtout indiquées pour les molaires et petites molaires ;

b. Les *couronnes de porcelaine*, dont on se sert de

préférence pour les dents antérieures, canines et incisives, mais qui sont également employées pour les prémolaires et molaires. Elles sont d'ordinaire montées sur un pivot scellé dans la racine.

Les procédés de traitement de la racine, les différents modes de préparation et de fixation des couronnes artificielles, sont traités, ainsi que les indications et contre-indications, dans le chapitre traitant des restaurations totales des dents dans le volume consacré à la dentisterie opératoire (1).

§ 2. — *Appareils à pont.*

Définition. — L'appareil à pont est constitué par une barre horizontale prenant son point d'appui sur une ou plusieurs dents et servant à soutenir une ou plusieurs couronnes artificielles (2).

Historique. — Le travail à pont date de la plus haute antiquité. Les Phéniciens et les Étrusques employaient des dents naturelles ou des dents artificielles taillées dans les dents des animaux et réunies aux dents du sujet par des bandes d'or. Beaucoup plus près de nous, Ambroise Paré (3) nous montre des figures gravées représentant des dents d'os ou d'ivoire, fixées aux dents naturelles par des fils d'or ou d'argent. Les Américains ont beaucoup perfectionné ce genre de travail, si bien qu'il nous est revenu d'Amérique sous le nom de *Bridge-Work*, que l'on emploie couramment.

On peut diviser les appareils à pont en appareils simples et appareils composés.

1. Travail à pont simple. — Le Bridge-

(1) Ch. Godon, *Clinique dentaire et dentisterie opératoire*, p. 233.

(2) Ch. Godon, *Id.*, p. 244.

(3) Amb. Paré, *Œuvres*, Paris, 1652 et *Œuvres*, édition Malgaigne, Paris, 1840.

Work *type* ou *simple* se compose d'une seule dent artificielle, prenant point d'appui sur deux dents voisines (fig. 1). Il comprend :

1° Une *barre rigide* formant pont, scellée dans deux cavités latérales des dents avoisinantes; fréquemment, ces dents sont cariées, et on met ces caries à profit, après les avoir préparées en conséquence;

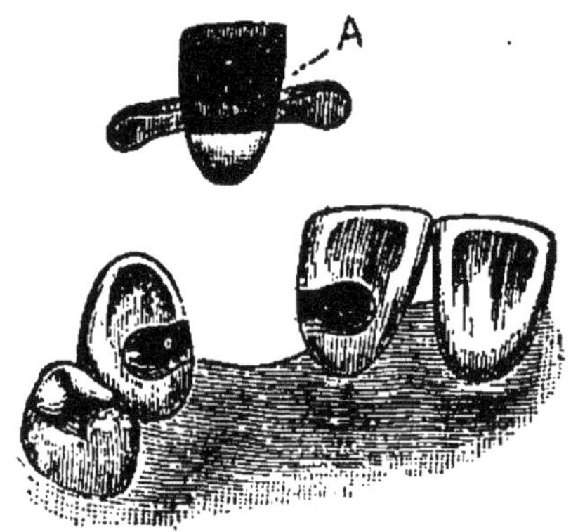

Fig. 1. — Travail à pont simple (Evans).

lorsque ces lésions n'existent pas, certains praticiens creusent dans les dents voisines des points de rétention pour les extrémités de leur barre et entaillent par conséquent le tissu sain. Cette pratique est préjudiciable à la santé de la dent et n'est pas recommandable ; il vaut mieux, dans ce cas, prendre d'autres points de rétention en jetant une ou plusieurs couronnes sur les dents avoisinantes, ou abandonner l'appareil à pont.

2° Une *dent artificielle*, soudée à la *barre rigide*, qui lui donne sa fixité. Cette dent est ordinairement une dent plate, mais ce peut être une dent Logan. La dent ne doit pas être finement ajustée sur la gencive ; elle doit en être séparée par un espace d'un millimètre, de manière à permettre le passage des liquides et le nettoyage facile. Pour cette même raison, on donne très peu d'épaisseur au bord qui avoisine la gencive ; la dent est entaillée de ce côté aux dépens de sa face interne, de manière à avoir la forme d'un couperet de guillotine à base se confondant avec le corps de la dent et à tranchant regardant la muqueuse gingivale (fig. 2).

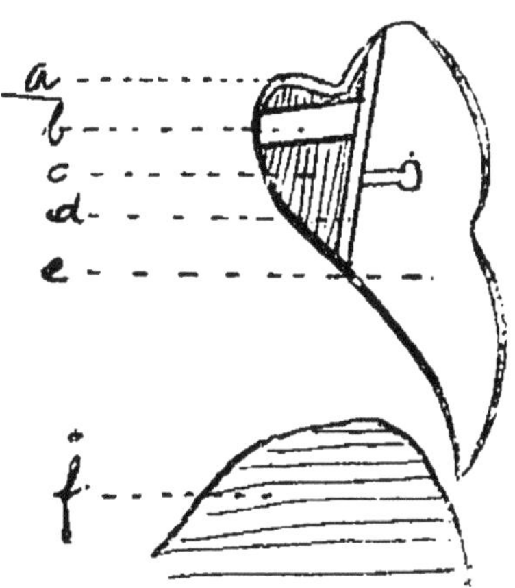

Fig. 2. — Coupe d'un travail à pont simple. — *a*, talon en or fin ; *b*, pont ; *c*, soudure ; *d*, contre-plaque ; *e*, dent à gencive ; *f*, gencive naturelle.

Avant de sceller définitivement l'appareil, il faut s'assurer qu'il entre bien librement, que la dent en porcelaine n'appuie pas trop sur les dents voisines et ne s'oppose pas au nettoyage facile de l'interstice existant entre ces dents.

2. Travail à pont composé. — Le travail à pont est dit *composé*, lorsqu'il comprend plusieurs dents artificielles et des moyens de rétention variés, tels que coiffes, pivots, etc.

Les appareils à pont composés sont de formes très variées, selon les bouches et selon les opérateurs ; nous ne pouvons les décrire tous, mais simplement poser quelques règles applicables à la généralité des cas.

On divise les appareils à pont composés en deux parties : une partie squelettique et une partie esthétique.

a. *Partie squelettique* (*charpente*). — Cette partie forme la carcasse du Bridge-Work ; elle est très importante, car c'est de sa bonne exécution que dépendent la fixité et la durée de l'appareil. Elle comprend les divers moyens de rétention adoptés et le pont destiné à soutenir les dents artificielles.

Les *moyens de rétention* sont nombreux et variés; on peut employer des pivots, des couronnes ou anneaux, des pivots et des couronnes, des barres scellées dans des cavités cariées des dents voisines, des talons avec pivots sur la face postérieure des incisives et canines, etc. Plus les moyens de rétention sont nombreux, mieux le pont tiendra, mais plus aussi il sera difficile à placer, car ces différents pivots ou ces couronnes devront avoir des axes parallèles, sous peine de ne pouvoir être mis en place lorsqu'ils seront soudés au pont. Pour obtenir le *parallélisme* des pivots, MM. Godon, Richard-Chauvin, Prével et Billet ont imaginé des appareils destinés à obtenir ce parallélisme.

Le *pont* qui réunit ces différents moyens de rétention se compose d'une bande assez large d'or platiné (qui est plus rigide), épaisse au 11 ou au 12 de la filière et placée à peu près à la hauteur de l'articulation. Cette bande rigide donne un appui résistant aux dents antagonistes et s'oppose aux déformations pendant la mastication ou pendant les diverses manipulations que l'appareil doit subir lors de sa mise en place ou pendant sa confection.

De l'assemblage parfait de ces deux parties dépendront la durée et la fixité de l'appareil; aussi, pour obtenir cet ajustement idéal, emploie-t-on souvent l'empreinte au plâtre pour *sortir* de la bouche ces diverses pièces immobilisées ainsi à leur place exacte au milieu du plâtre durci.

M. Bing a proposé un appareil à pont qui se compose seulement de cette partie squelettique que nous venons de décrire, sans couronnes artificielles. Il se sert de deux couronnes métalliques emboitant les dents qui servent de support et réunies par une bande d'or rigide, articulée avec les dents antagonistes.

b. *Partie esthétique.* — Une fois que la carcasse de l'appareil est soudée, on y ajoute les dents. Sou-

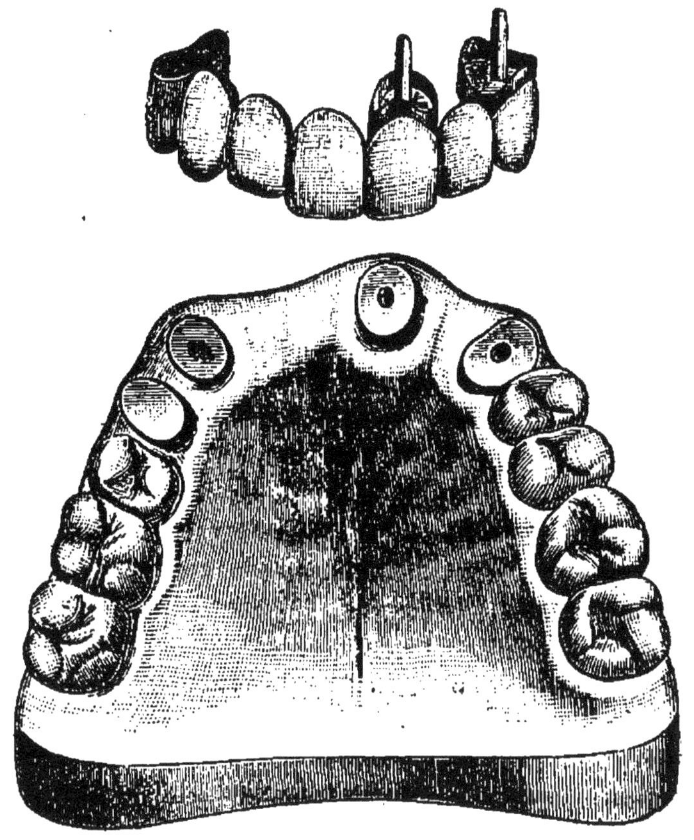

Fig. 3. — Appareil à pont inamovible, composé d'une couronne et de pivots avec coiffe (Evans).

vent, les racines étant absentes, il y a une dépression de la gencive qu'il faut combler; on emploie alors des dents ou des blocs à gencive. On ne se sert pas, dans les travaux à ponts, de gencives en vulcanite. Pour les prémolaires et les dents antérieures, on utilise parfois les dents Logan; ces dernières se rapprochent plus que les autres de la nature, mais elles sont plus fragiles ; aussi les remplace-t-on ordinairement par des dents plates, auxquelles on joint des talons en or fin, articulés avec les dents de la mâchoire opposée et soudés sur le pont rigide (fig. 2).

Afin d'obtenir la position exacte des dents sur l'appareil, on peut les sortir de la bouche au moyen du plâtre, comme pour la partie squelettique du bridge.

La portion des dents qui avoisine la gencive est meulée et évidée, ainsi que nous l'avons déjà dit.

Le travail à pont peut être *fixe* (fig. 3) ou *mobile* (fig. 4). L'appareil mobile est toujours préférable lorsqu'il peut être appliqué ; le dentiste peut l'enlever pour le nettoyer, pour faire une réparation à l'appareil, ou pour traiter les complications qui pourraient survenir du côté des dents aux racines sous-jacentes.

M. Richard-Chauvin (1), qui préconise les appareils amovibles, établit trois divisions principales dans lesquelles il est possible de comprendre toutes les combinaisons :

1° Pièces à pont mobile supportées exclusivement par des racines : (*a*) deux ou plusieurs dents supportées par un seul pivot ; (*b*) plusieurs dents supportées par plusieurs pivots parallèles entre eux ; (*c*) plusieurs dents supportées par des pivots parallèles entre eux, avec coiffage des racines ;

2° Pièces à pont mobile, supportées par une ou deux dents couronnées préparées parallèlement entre elles ;

3° Pièces à pont mobile, supportées par une cou-

(1) *Étude sur le travail à pont* (*Revue internationale d'odontologie*, 1892).

ronne ou anneau et un pivot parallèles entre eux (fig. 4).

Les racines de canines sont les meilleures racines pour supporter un appareil à pont de quelque étendue : 6 dents au maximum. Il serait imprudent d'en fixer davantage.

Une couronne métallique peut supporter une dent voisine. Si, de plus, elle est aidée d'un petit éperon situé à l'extrémité opposée et appuyé sur la surface

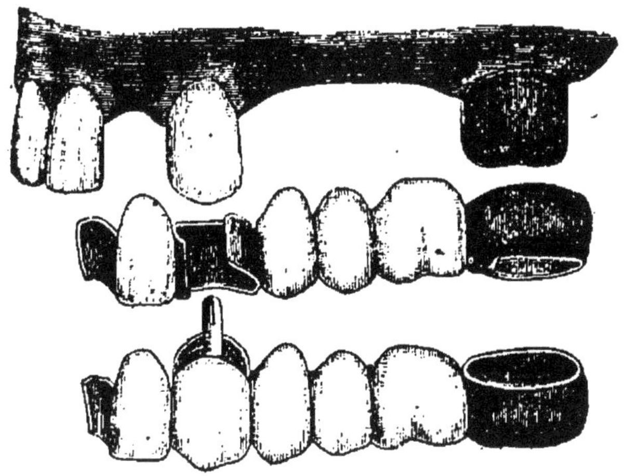

Fig. 4. — Appareils à pont mobile composés d'anneaux et de pivot (Evans).

triturante de la dent suivante, elle peut en supporter deux ou trois.

Deux couronnes supportent facilement trois ou quatre dents. Une barre, comme dans le travail à pont simple, ne peut soutenir qu'une dent.

On classe, ainsi qu'il suit, par ordre de fermeté, les éléments de soutien pour travail à pont (P. Dubois). En première ligne, le pivot, principalement le pivot avec bague sur la racine, puis la coiffe et enfin l'anneau et la barre, qui servent surtout de soutiens accessoires. Les petits éperons que l'on place sur la surface triturante des dents naturelles voisines ont une forme triangulaire répondant à l'espace intertuberculaire et servent surtout à empêcher l'appareil de s'enfoncer dans la gencive.

Avantages du travail à pont. — Ils sont nombreux et très importants. L'appareil à pont est de très petit volume et n'occupe pas plus de place que les dents naturelles qu'il remplace. Il est très fixe, le patient ne risque pas de le voir tomber en mangeant.

Enfin le porteur d'un Bridge-Work n'est pas astreint aux mille petits soins de propreté que nécessitent à chaque instant les appareils à plaque ; il ne s'en occupe guère plus qu'il ne s'occuperait de ses dents naturelles.

Inconvénients. — On reproche cependant aux travaux à pont fixe la difficulté du nettoyage. Les détritus alimentaires séjournent dans les interstices, s'accumulent sous les coiffes, les anneaux, contre les dents voisines, occasionnent de nombreuses caries, la fétidité de l'haleine. On peut éviter ces inconvénients en bouchant les interstices et en scellant, au moyen de ciment ou de gutta, les coiffes ou les anneaux, qui font ainsi corps avec les dents voisines et ne permettent pas la pénétration de particules alimentaires ou de salive.

Autre objection : les travaux à pont produisent une immobilisation anti-physiologique des dents ou des racines qui les supportent. C'est là l'inconvénient le plus sérieux et le plus réel et qui fait que, lorsqu'il s'agit du choix et de la combinaison d'un appareil de ce genre, une longue expérience est nécessaire pour indiquer si le travail à pont peut être employé ou non.

Enfin, lorsqu'il arrive un accident aux appareils inamovibles, ils sont difficiles à réparer. MM. Torre et Seigle (1), de Bordeaux, ont imaginé pour parer à cet inconvénient, un procédé des plus ingénieux. Les dents contreplaquées et entaillées en queue d'aronde glissent dans deux montants soudés sur la monture. Elles peuvent ainsi être posées après la fixation de l'appareil, et, en cas d'accident, retirées et remplacées immédiatement par le même procédé.

En résumé, le travail à pont, bien combiné et bien exécuté, possède de grands avantages qui en font le procédé de choix dans beaucoup de cas, pour des restaurations partielles, lorsque des points d'appui subsistent; il évite pendant longtemps le port des appareils à plaque.

ARTICLE II. — APPAREILS AVEC PLAQUES.

Ces appareils sont plus volumineux que ceux qui viennent d'être décrits; ils sont mobiles et prennent un point d'appui sur la voûte palatine ou sur les gencives sous-jacentes.

Il nous faut étudier :

1° Le choix et la combinaison des dents;
2° Les moyens de rétention;
3° La forme de la plaque-base;
4° Le choix et la combinaison de la plaque-base.

§ 1er. — *Choix et combinaison des dents.*

CHOIX DES DENTS. — Il comprend : 1° le choix à établir parmi les différentes substances servant à confectionner les dents artificielles; 2° la préférence à donner aux différentes sortes de dents minérales, si l'on emploie ces dernières.

On aura, de plus, à considérer, pour établir un choix judicieux : la teinte, la forme, l'articulation des dents restantes ou des mâchoires entre elles.

(1) Torre et Seigle, *Travail à pont* (*Odontologie*, 1891).

On sait que les dents les plus employées sont les dents de porcelaine.

Les *dents sculptées en ivoire d'hippopotame* sont délaissées, leur seule indication se trouve, ainsi qu'il a déjà été dit, dans le cas d'articulation très basse où elles peuvent être employées comme molaires ou moignons rivés ensuite à la plaque. Dans ce cas, les dents de porcelaine, vu leur faible épaisseur, ne pourraient longtemps résister.

Les *dents naturelles* peuvent être employées dans les bouches à réaction alcaline ou neutre et qui ne contiennent ni dents cariées ni racines, et surtout lorsqu'elles sont tombées par suite de périodontite expulsive. On les remet alors en place en les montant sur une plaque-base et leur durée est encore longue.

Dents de porcelaine. — Les *dents à tube* donnent d'excellents résultats dans les articulations hautes. Elles sont très solides et ont une forme très naturelle. On ne saurait trop recommander leur emploi chaque fois que cela est possible.

Les *dents à crampons ordinaires* sont de beaucoup les plus usitées, ce qui s'explique par leur commodité de travail, la perfection de leur forme et le grand choix que l'on en trouve chez les fournisseurs.

Les *dents plates* sont indiquées pour les pièces partielles comportant des dents artificielles antérieures; les *dents pleines* ou à talons de porcelaine, pour celles comportant des prémolaires et molaires, et pour dentiers complets.

Cependant, beaucoup de praticiens se servent, *pour le bas, de dents pleines* et, *pour le haut, de dents plates* auxquelles ils adjoignent un talon en caoutchouc blanc. Ce procédé a pour but d'éviter le bruit de porcelaine produit par le frottement des dents inférieures sur les dents supérieures, bruit très désagréable, surtout dans les dentiers complets. Il a aussi l'avantage de permettre une mastication des aliments plus douce et plus facile, et une articulation toujours plus exacte, puisque les talons supérieurs sont moulés sur la face triturante des dents inférieures.

Les *dents à gencives* et les *blocs à gencives* conviennent dans les pièces partielles ou dans les dentiers lorsque le malade découvre beaucoup ses dents et ses gencives en ouvrant la bouche. Les résultats au point de vue esthétique sont ainsi plus parfaits ; on ne peut leur objecter que leur fragilité ; mais il est facile de prévenir cet inconvénient en prenant la base des blocs ou des dents dans une sorte de gouttière en vulcanite, qui leur forme gaine et les protège contre les chocs.

On combine fréquemment les dents ordinaires avec les dents à tube : ces dernières sont placées comme molaires, car elles offrent une très grande solidité.

NUANCE OU TEINTE. — Le nettoyage des dents doit toujours précéder la recherche de la nuance.

Pour les dents en porcelaine, le dentiste doit être muni soit d'une grande quantité de dents dépareillées fixées sur des plaques de cire spéciale, soit de *nuanciers* vendus chez les fournisseurs.

C'est à l'aide de dents prises sur les plaques de cire ou sur les nuanciers qu'il doit trouver la teinte exacte des dents restantes. Le choix de la teinte des dents artificielles est très important ; il est relativement facile dans les bouches où les dents sont saines et de teinte uniforme ; il devient très difficile dans les bouches où il y a des dents cariées, noirâtres. On ne peut placer, près de ces dents, une dent ayant la teinte générale des dents de la bouche, car elle serait trop claire et l'effet serait disgracieux ; il faut trouver une teinte intermédiaire faisant transition; la combinaison de ces nuances est parfois très difficile à obtenir. En général, il vaut mieux mettre des dents artificielles un peu plus foncées, elles détonnent moins avec les dents voisines qu'une dent plus claire, que l'on a cependant tendance à choisir.

La teinte trouvée, la dent détachée de la plaque ou du chapelet est jointe à l'empreinte et servira au choix de toutes les dents nécessaires à la confection de l'appareil.

Pour les dents naturelles, une dent préalablement extraite ou tombée servira de teinte. On devra la mettre immédiatement dans un bain d'eau, sous peine de la voir se dessécher et perdre ses principales qualités.

Forme. — La forme des dents doit se rapprocher, autant qu'il est possible, de celle des dents naturelles voisines ou homologues.

Il est quelquefois impossible de rencontrer à la fois la forme et la teinte convenables; mais on doit avoir présent à l'esprit que les dents en porcelaine qu'on trouve chez les fournisseurs ne sont que des *matières brutes* d'une forme individuelle à peu près générale et qu'on doit les modifier au moyen de la meule, de façon à obtenir une similitude complète avec les dents restantes même déchaussées ou usées. On repolit ensuite au moyen de la ponce en poudre et d'un morceau de bois les parties dépolies par la meule. Il est généralement bon de choisir des dents plus petites que celles qui restent, car, par un effet d'optique bizarre, on a toujours tendance à les prendre plus fortes. Enfin, on a remarqué que plus les molaires sont petites dans les dentiers complets, plus la mastication des aliments est facile et parfaite.

Direction. — Les dents artificielles, comme les dents naturelles, doivent être inclinées légèrement du côté de la ligne médiane. Elles doivent être également placées de façon à cacher les racines s'il en reste, et à dissimuler les anneaux ou crochets s'il en existe. S'il est nécessaire de laisser un vide, il est préférable que ce vide soit créé entre les dents artificielles plutôt qu'entre une dent artificielle et une dent naturelle. On doit imiter dans les appareils les irrégularités de direction des dents naturelles homologues restantes. De même on simule fréquemment, dans les dentiers complets, la déviation presque normale des dents antéro-inférieures et la légère rotation sur l'axe des incisives latérales supérieures; l'aspect général y gagne beaucoup au point de vue du naturel. Dans ce même but, on laisse fréquemment aussi un vide qui représente une dent absente, de préférence une première ou deuxième prémolaire. Les Américains exagèrent même la copie de la nature; ils pratiquent, sur les dents antérieures de leurs dentiers, à l'aide d'une pointe en diamant montée sur le tour, des cavités dans lesquelles ils font des aurifications qui paraissent ainsi siéger dans des dents naturelles.

Dans l'articulation normale les dents inférieures croisent sur les dents supérieures; on ne peut pas toujours obtenir cette articulation si l'arcade alvéolaire supérieure est trop en retrait; afin d'éviter de projeter les dents artificielles en avant, ce qu'en terme de laboratoire on appelle en *éventail*, on les fait articuler bout à bout avec les dents inférieures.

§ 2. — *Moyens de rétention.*

Les différents procédés de rétention ont chacun leur indication générale; la pression atmosphérique et les ressorts s'appliquent dans la plupart des cas aux appareils complets ou presque complets. Les crochets trouvent leur application dans les pièces partielles et surtout dans les appareils métalliques. C'est le procédé le plus employé.

1° **Rétention par le vide.** — On attribue à James Gardette, dentiste français qui s'établit en Amérique en 1778, la première application de la succion ou de la pression atmosphérique.

On l'applique de deux manières :

1° En ménageant dans la plaque une cavité destinée à faire le vide : cavité du vide.

2° En adaptant d'une manière absolue la plaque à toutes les sinuosités de la muqueuse sur laquelle elle repose, l'air étant chassé d'entre les deux surfaces.

La *cavité du vide* ou *succion* a été la première employée et son usage a persisté pendant un temps assez considérable. Aussi existe-t-il une foule de cavités du vide de formes différentes et plus ou moins perfectionnées. Citons en passant celles de M. Levett, qui a imaginé de placer deux cavités latérales sur les bords alvéolaires pour augmenter l'adhérence des plaques.

En règle générale :

Les bords de la cavité doivent être à arête vive et aussi peu arrondis qu'il est possible.

La cavité doit être aussi creuse que l'épaisseur de la plaque le permet, et assez large, ce qui augmente la pression, qui est en raison directe de sa surface.

Enfin, comme pour tous les moyens de rétention, la cavité doit être située de manière à contenir le centre de gravité de l'appareil.

Avantages. — Facilité de rétention plus grande pendant les premiers jours du port de l'appareil.

Inconvénients. — Irritation, inflammation, déformation et dans certains cas ulcération de la muqueuse qui finit par remplir la cavité, celle-ci formant ventouse, d'où suppression du principe fondamental de la cavité du vide.

Des *valves de caoutchouc* fixées au fond de la cavité au moyen de rivets ou de vis ont été aussi employées pour les palais très plats où l'adhérence est difficile à obtenir.

Outre l'inconvénient de faire ballotter l'appareil de droite à gauche, elles ne peuvent être tolérées dans la plupart des bouches à cause de l'inflammation et de la déformation de la muqueuse qu'elles déterminent rapidement.

Plus récemment, M. J.-L. Spyer a imaginé d'autres formes dites *adhésives*.

Elles sont constituées par une feuille de métal très mince recouverte d'éminences papilliformes déprimées vers leur centre ; ces plaques sont moulées sur le modèle et recouvertes de caoutchouc.

2° **Adhérence de contact.** — Une base aussi large qu'il est possible, parfaitement adaptée à la muqueuse, moulée ou estampée sur un modèle tiré d'une empreinte au plâtre, remplace avec avantage toutes les cavités du vide. Son adhérence est toujours suffisante pour les appareils supérieurs, surtout pour les voûtes palatines creuses. Elle demande plus de patience et de soins pour les appareils inférieurs où la surface sur laquelle ils reposent est très limitée. Elle devient difficile dans le cas où la résorption alvéolaire est considérable et où les crêtes alvéolaires ont complètement disparu.

Avantages. — Les appareils tenant par adhérence de contact sont très bien tolérées par la muqueuse buccale à laquelle ils n'occasionnent aucune irritation lorsqu'ils sont convenablement construits. Les bases peuvent être moins épaisses que les bases avec cavité du vide, elles sont par conséquent plus légères.

Inconvénients. — Ils subsistent aussi bien dans les bases construites avec cavité que dans toutes les bases larges.

Ils consistent dans l'altération du goût et dans la sensibilité du palais à la chaleur des aliments ou des liquides. Le métal, bon conducteur de la chaleur, la transmet immédiatement au palais, ce qui atténue l'inconvénient des bases métalliques. Il n'en est pas de même des substances plastiques, qui ne communiquent pas immédiatement la chaleur et peuvent être causes de brûlures.

Enfin, certaines personnes tolèrent difficilement les plaques larges et sont sujettes à des nausées.

Indications. — La rétention par la pression atmosphérique, avec ou sans cavité du vide, convient surtout aux appareils complets du haut ou du bas, et à plus forte raison aux dentiers complets, enfin dans tous les cas où le nombre, l'état, la situation des dents restantes ne permettent pas de s'en servir utilement pour la rétention des appareils.

3° **Crochets ou anneaux.** — C'est le procédé de rétention le plus employé. Il trouve son usage le plus fréquent dans les appareils partiels métalliques ; il peut être aussi adjoint aux appareils partiels en substance plastique.

Avant son application, les appareils étaient fixés à l'aide de ligatures de soie ou de métal attachées au collet des dents restantes.

Jourdain, en 1755, critique même un procédé de rétention des appareils dentaires qui consistait à perforer l'arcade alvéolaire du maxillaire supérieur, pour y faire passer des fils métalliques servant à la rétention des appareils.

Maggiolo, en 1807, emploie les premiers crochets soudés aux plaques pour les pièces partielles ne comportant que quelques dents.

Les crochets peuvent être divisés en deux classes :

1° Les crochets ou anneaux qui doivent entourer la dent dans les deux tiers de sa circonférence.

2° Les demi-crochets, les étais, et les étriers qui ne portent que sur une face de la dent ou qui s'appuient sur deux dents.

Avant d'étudier ces moyens de rétention, il convient d'examiner :

1° L'état des dents sur lesquelles ils doivent être appliqués;

2° La forme de ces dents;

3° La situation qu'elles occupent dans la bouche.

État des dents. — Les crochets doivent être placés, autant qu'il est possible, sur des dents saines et surtout solidement implantées. Les dents déchaussées ou branlantes n'en doivent jamais porter. Si une ou plusieurs dents à pulpe vivante ont été obturées avec de l'amalgame, on devra éviter de placer un crochet en or en contact avec l'obturation, il produirait, dans certains cas, une sensation fort désagréable causée par l'action galvanique qui détermine un petit courant électrique.

M. Poinsot (1) admet même une action galvanique due uniquement aux appareils métalliques et il étend cette action galvanique aux dents saines dans les bouches à réaction acide, lorsque les métaux employés à la confection de l'appareil sont opposés entre eux par leur nature. Pour remédier à cet inconvénient, il conseille l'emploi pour la confection de la base et des crochets d'un alliage de platine 70 p. 100 et d'iridium 30 p. 100. Ce métal est recuit à l'électricité et devient alors ductile et malléable. Les résultats qu'il en a obtenus sont très satisfaisants.

Forme des dents. — La forme des dents joue un

(1) Poinsot, *Action galvanique des appareils métalliques dentaires*, Congrès de Bordeaux, 1895.

rôle important au point de vue de la bonne adaptation des crochets, de leur mise en place et de leur déplacement.

On doit préférer, pour les dents devant supporter un crochet ou un anneau, celles dont la forme se rapproche le plus possible d'un cylindre.

Le choix devra donc porter :

1° Sur les premières et secondes prémolaires;

2° Sur les premières et deuxièmes grosses molaires ;

3° En dernier lieu, sur les dents de sagesse qui sont généralement très courtes et mal formées.

Les canines, qui tendent à la forme conique, ne seront que plus rarement employées, et, dans le cas où l'on y serait contraint, il ne faut se servir que de leurs faces latérales.

Quant aux incisives, elles ne doivent jamais supporter de crochets.

Situation des dents dans la bouche. — Indépendamment de leur forme, les prémolaires et, à leur défaut, les premières grosses molaires ont le grand avantage de se trouver ou de se rapprocher du centre de gravité de l'appareil ; ces dents sont donc absolument indiquées pour servir à la rétention des appareils à l'aide de crochets.

Différentes sortes de crochets. Crochets plats. — Les crochets ou anneaux peuvent être *plats*, c'est-à-dire taillés d'après un patron en plomb dans une feuille d'or platiné, qui doit avoir une épaisseur beaucoup plus forte que celle de la plaque ; généralement on les construit au 10 de la jauge française ; ils sont ensuite tournés autour de la dent et boutrolés, s'il y a lieu, pour leur donner la convexité nécessaire à leur juste adaptation sur les parties en relief de la couronne (faces linguales des grosses molaires). Ils doivent en général entourer les deux tiers de la circonférence de la couronne de la dent ou plus exactement en embrasser au moins trois angles.

La hauteur doit être à peu près celle de la couronne. Les crochets plats ne devront toutefois jamais dépasser sa face triturante, car ils créeraient une saillie gênante pour la langue et s'opposeraient à l'articulation des dents.

Les crochets, dans toute leur étendue, ne peuvent reposer que sur l'émail de la dent et ne doivent, en aucun cas, causer par leur contact trop direct avec les tissus gingivaux et sous-gingivaux une irritation des parties molles.

Il suffit de les souder dans un tiers de leur longueur pour leur conserver toute leur élasticité.

Demi-joncs. — Les crochets *demi-joncs* sont en or; leur grosseur varie suivant la dent sur laquelle ils reposent et l'effort demandé : elle va du 17 au 24 de la jauge.

Le côté plat des demi-joncs est ajusté contre la dent.

Les crochets en demi-joncs, qui ont été beaucoup employés autrefois, doivent être presque généralement proscrits. Leur emploi doit être exclusivement réservé aux dents excessivement courtes, dents de sagesse, par exemple, à la condition qu'ils ne portent que sur l'émail et qu'ils ne s'insinuent pas sous la gencive, ainsi que certains dentistes avaient la mauvaise habitude de le faire pour les dissimuler.

Demi-crochets. — Les *demi-crochets*, ou *étais*, ou *ailettes*, qui sont des crochets plats ne portant que sur une face de la dent ou de deux dents contiguës, agissent d'une façon opposée aux crochets. Alors que ces derniers enserrent et étreignent les dents qu'ils entourent, les étais ne font qu'exercer sur elles une pression, considérée comme un point d'appui. Leur place de choix se trouve entre les prémolaires, lorsqu'il existe un espace interstitiel libre. A défaut d'espace libre entre ces dents, on peut placer les lames entre toutes les autres, mais le point d'appui est moins bon, puisqu'il est plus écarté du centre de gravité de l'appareil. Parfois, lorsqu'il n'existe pas d'interstice, il est bon d'en créer un à l'aide de la lime à séparer ou de la meule.

Ils sont indiqués pour les appareils partiels supérieurs et inférieurs, mais surtout pour ces derniers.

Ailettes renforcées de M. Pillette. — Elles doivent être placées entre les grosses molaires. M. Pillette a conseillé de garnir l'extrémité libre des étais ou ailettes ordinaires d'un gros demi-jonc tourné et façonné sur la face externe des dents. Ce moyen peut, dans certains cas (principalement pour les redressements ou pour soutenir des obturateurs lorsqu'il ne manque pas de dents), augmenter beaucoup la fixité des appareils.

Étriers ou *éperons.* — Peuvent être construits à l'aide de plaques ou de fils. Ce sont de petits appendices que l'on façonne sur une des faces latérales des grosses molaires; l'extrémité libre est ajustée et recourbée sur la face triturante de cette molaire, elle vient se placer entre deux des cuspides. On doit se préoccuper surtout de l'articulation et la dent antagoniste doit quelquefois être meulée pour permettre le contact normal de toutes les dents.

Ils s'emploient dans les appareils partiels inférieurs lorsqu'il y a résorption alvéolaire étendue. Leur but n'est pas d'aider à la rétention de l'appareil, mais de l'empêcher de trop s'affaisser et de blesser la muqueuse sous-jacente.

L'emploi de chevilles ou de coins, soit en bois, soit en caoutchouc durci, pour remédier à un défaut d'ajustement d'un appareil aux dents restantes, n'est pas recommandable. Il est préférable de combler les vides à l'aide de caoutchouc ajouté à l'appareil défectueux.

On a accusé les crochets de causer une foule d'accidents, dont le plus fréquent serait l'usure des dents vers le collet ou le déchaussement et l'ébranlement des dents qui les supportent. Ces reproches sont faux la plupart du temps, et ne sont fondés que pour les crochets mal adaptés, mal combinés et mal nettoyés.

L'altération des dents supportant des crochets métalliques ou construits à l'aide d'une substance plastique provient de la fermentation et de la transformation en acides des détritus buccaux qui séjournent dans des points non accessibles à la brosse; ces acides finissent par attaquer l'émail. Les crochets, lorsqu'ils sont bien combinés et exécutés, ne peuvent avoir une action nuisible sur les dents restantes, si le patient prend les précautions d'hygiène nécessaires (1), et brosse après chaque repas son appareil, surtout dans les endroits d'accès difficile, avec une brosse suffisamment dure et du savon qui détruit l'acidité des parcelles alimentaires et des ferments.

4° **Ressorts.** — Procédé très ancien. Fauchard avait imaginé des ressorts primitifs qui ont été très perfectionnés. On a employé successivement pour leur confection : l'acier, la baleine, l'or ou le platine en lames.

C'est Lafargue, en 1802, qui a le premier indiqué la construction de ressorts à spirale, en forme de boudin, façonnés sur un mandrin et construits avec du fil d'or.

Les ressorts sont composés de plusieurs pièces :

1° Le ressort proprement dit, qui est un fil métallique fin, roulé en spirale autour d'un mandrin;

2° Le porte-ressort, qui comprend :

(1) Voir chap. *Hygiène buccale.*

A. Le balancier formé d'une tige terminée à une extrémité par un œillet ;

B. La goupille, ou tête, ou boulon qui traverse l'œillet du balancier et est fixée à l'appareil, soit par une soudure directe, si l'appareil est en métal, soit en le soudant à une plaquette noyée dans le caoutchouc vulcanisé, ou simplement en l'insérant dans ce dernier. On peut aussi perforer le dentier après sa cuisson et y river ensuite la goupille. Le ressort se fait généralement en or platiné, en argent doré, ou bien encore en maillechort.

Les ressorts sont de force variée, suivant le poids de l'appareil supérieur et la susceptibilité de la muqueuse sur laquelle l'appareil repose.

Points d'attache. — Ils dépendent du centre de gravité de l'appareil et relèvent de la règle suivante : si une plaque-base est soutenue en deux points, il est indispensable que la ligne reliant ces deux points passe par le centre de gravité de la plaque. Pour les appareils du haut, ces points correspondent à peu près à l'espace compris entre la première et la deuxième prémolaire. Pour le dentier inférieur, les points d'attache doivent se trouver exactement au-dessous des premiers, sur la perpendiculaire abaissée de ces points sur le bord libre des dents.

Il est quelquefois utile de reculer les points d'attache des ressorts, soit pour le maxillaire supérieur, soit pour l'inférieur, lorsque l'un de ceux-ci est complètement dépourvu de crêtes alvéolaires, afin d'éviter que la plaque ait une tendance à être projetée en avant.

Longueur. — Elle est déterminée par la hauteur de l'articulation, dépendant elle-même de la hauteur de la branche montante du maxillaire inférieur ; car, la bouche étant fermée, le ressort ne doit avoir aucun contact avec la muqueuse. Dans le cas d'un seul appareil complet de l'une ou de l'autre mâchoire, on peut aussi se servir de ce moyen de rétention en plaçant une plaque-base sur le maxillaire opposé et en y rattachant les ressorts. Cette plaque remplit alors l'office de point d'appui sur les ressorts qui supportent la plaque garnie de dents artificielles.

La muqueuse des joues est protégée contre l'irritation que lui causeraient les ressorts pendant leur courbure par une rainure et une saillie ménagées dans la base elle-même et que l'on nomme *gouttière*, *bajoue* ou *oreille*. Si, malgré cette précaution, on constatait de l'irritation de la muqueuse de la joue, on y remédierait en enveloppant les ressorts à l'aide d'un mince tube de caoutchouc souple.

L'usage des ressorts est presque abandonné, et la rétention des appareils par le vide a remplacé, dans la plupart des cas, ce moyen de rétention.

INDICATIONS. — Pour les appareils complets, dans le cas où il ne reste plus trace de rebord alvéolaire au maxillaire inférieur. Avec les appareils restant en place par suite de la pression atmosphérique, le haut tient toujours, mais le bas trouve difficilement une assise suffisante et les ressorts viennent apporter un concours utile en cette occasion.

AVANTAGES. — Rétention immédiate des deux appareils, dimension de la plaque supérieure très largement diminuée.

INCONVÉNIENTS. — Irritation de la muqueuse jugale, tout au moins les premiers jours du port de l'appareil, volume des appareils réunis et dont la sortie et l'entrée sont rendues plus difficiles, mastication de certains aliments (légumes, salade) devenue gênante par leur adhérence aux ressorts.

§ 3. — *Forme et étendue de la plaque.*

La plaque doit toujours revêtir la forme des parties qu'elle recouvre ; son étendue est variable suivant les différents cas.

Il y a lieu de considérer cette étendue :

1° Dans les appareils supérieurs, partiels ou complets ;

2° Dans les appareils inférieurs, partiels ou complets.

1° *Appareils supérieurs.* — a. *Appareils partiels.* — La largeur de la plaque sera en raison inverse du nombre de dents servant à sa rétention ; plus ce nombre sera grand, moins la plaque sera large.

Son étendue, en ce qui concerne le nombre de dents restantes à entourer, variera selon le nombre de ses points de rétention. On devra se rappeler que toute plaque partielle doit toujours avoir au moins trois points d'attache. Le triangle mené par ces trois points doit, autant qu'il est possible, renfermer le centre de gravité de l'appareil. S'il n'y en a que deux, le centre de gravité doit se trouver sur le milieu de la ligne qui les unit.

L'extrémité de la plaque ne doit jamais s'arrêter sur la face interne d'une dent restante ; il vaut mieux la continuer jusqu'à l'interstice dentaire se trouvant au delà de cette dent, car sans cette précaution, la plaque gêne la langue du patient et peut être cause de l'irritation de cet organe.

b. *Appareils complets.* — En règle générale la plaque devra recouvrir presque complètement la voûte palatine, la crète alvéolaire du maxillaire supérieur, ainsi qu'une partie du bord gingival.

Le bord postérieur ne devra pas dépasser les os palatins. Les bords latéraux et le bord antérieur, s'il y a des gencives artificielles, devront être largement dégagés pour donner libre passage aux insertions musculaires : buccinateur aux environs de la fosse canine pour les bords latéraux et frein labial pour le bord antérieur.

La ligne médiane palatine ou raphé, à la partie postérieure de la voûte palatine, est quelquefois un obstacle à la rétention de l'appareil, à cause du peu d'épaisseur de la muqueuse à cet endroit. On évitera autant qu'il est possible de la couvrir, et, si l'on est obligé de le faire, on devra ajouter une épaisseur au modèle pour empêcher toute blessure ou le ballottement qui peut se produire si l'on ne prend pas cette précaution.

2° *Appareils inférieurs.* — a. *Appareils partiels.* — L'étendue des plaques est soumise aux mêmes règles que celle des plaques du maxillaire supérieur. Elle est toujours restreinte le plus possible, étant donné la gène plus considérable et plus constante de ces bases. Leur largeur est presque immuable. La plaque doit contourner la partie interne de l'arcade dentaire inférieure, en partant du point où la muqueuse quitte le bord alvéolaire et se replie pour aller tapisser la loge sublinguale et s'étendre sur toute la hauteur de la face interne des couronnes des prémolaires et molaires et de quelques millimètres au-dessus du collet des dents antérieures restantes.

b. *Appareils complets.* — Leur forme correspond à celle du maxillaire inférieur. Leur largeur est en raison directe du bord alvéolaire qu'elle emboite : elle est limitée à la partie externe par le sillon gingivo-labial et à la partie interne par le sillon gingivo-lingual. Leur étendue comprend tout le bord maxillaire inférieur et s'arrête quelques millimètres en avant de la branche montante avec laquelle ils ne doivent pas être en contact.

Comme les bords supérieurs, les bords inférieurs doivent être dégagés aux endroits des insertions musculaires.

Le bord externe devra donc être dégagé à sa partie antérieure pour le frein de la lèvre inférieure, et à ses parties latérales pour le buccinateur. A sa partie postérieure, on se trouve bien de bords légèrement relevés ; d'ailleurs, les bords externe et interne des appareils complets inférieurs *doivent toujours être très arrondis* et même assez épais pour ne pas ulcérer ou couper la muqueuse sur laquelle ils exercent une pression constante.

Le bord interne doit être dégagé à sa partie antérieure pour laisser toute liberté au frein de la langue qui, vu son importance et la puissance de son insertion, ne devra jamais arriver à la hauteur du bord interne de l'appareil

Épaisseur des plaques. — *Plaques métalliques.* — L'épaisseur des plaques métalliques varie, selon l'étendue et la forme de la plaque, entre le n° 7 et le n° 10 de la jauge française. Les plaques pour appareils partiels, étroites et contournant un nombre de dents assez considérable, doivent être plus épaisses que les plaques employées pour les appareils presque complets qui prennent une assise beaucoup plus large. Il en sera de même pour les plaques contournant les dents antérieures de la mâchoire inférieure qui devront le plus souvent être doublées.

Les points de rétention des appareils métalliques, constituant des points faibles, peuvent être solidifiés par la soudure répartie grassement à ces endroits et établissant, derrière ces crochets, une épaisseur très suffisante pour empêcher la déformation de la plaque. Si les circonstances exigent que les plaques soient très épaisses et très rigides, on peut employer une plaque de métal n° 5 sur laquelle on estampe une seconde plaque du n° 7 et on réunit les deux plaques à l'aide de soudure. L'or fin, très ductile et très malléable, peut être employé avec succès pour la première plaque, c'est-à-dire celle reposant sur la muqueuse, qui doit reproduire avec une grande exactitude ses reliefs et ses dépressions. Cependant, les plaques métalliques doublées ont le grand inconvénient de se dilater lors de leur soudure, au détriment de leur ajustement. De plus, elles sont beaucoup plus fragiles que celles fabriquées d'une seule pièce. On peut, d'une façon générale, augmenter la solidité des bases en y ajoutant soit une plaque de dimensions plus petites, estampée et soudée sur la première, soit en soudant sur leur face linguale un fil aplati et contourné sur la plaque estampée à laquelle on le soude ensuite.

Les appareils complets se font rarement en métal seul ; on combine le plus souvent celui-ci avec une substance plastique. L'épaisseur du métal, dans ce cas, doit être beaucoup diminuée, afin d'atténuer le principal défaut des appareils construits uniquement en métal : le poids considérable qui nuit à leur rétention.

Plaques construites en substances plastiques ou en métal coulé. — Leur épaisseur doit être basée :

1° Sur l'étendue et la forme de la plaque ;

2° Sur l'articulation.

Construite primitivement d'une épaisseur égale sur tous les points, cette épaisseur doit être légèrement augmentée, pour les appareils partiels, aux endroits faibles, c'est-à-dire derrière les dents restantes. Elle est diminuée ensuite pour tous les appareils partiels ou complets supérieurs vers le bord postérieur des plaques qui vient en contact avec la muqueuse palatine.

Les plaques partielles ne comportant qu'un petit nombre de dents peuvent, en général, être moins épaisses que les plaques ayant une étendue plus considérable.

La partie de la plaque recouvrant les crêtes alvéolaires des dents manquantes a son épaisseur fixée par la hauteur de l'articulation pour les appareils partiels. Les dents antagonistes doivent, en effet, venir en contact avec la plaque à cet endroit. L'épaisseur devra toujours être suffisante pour la rétention et la disparition dans la substance des crampons en platine des dents artificielles. Si la hauteur est insuffisante ou si la solidité doit laisser à désirer, il faut construire la plaque en métal.

§ 4. — *Choix et combinaison de la plaque-base.*

Considérations générales. — Le choix de la substance base doit être fondé sur les meilleurs résultats à obtenir par l'emploi de telle ou telle substance et dépend de trois facteurs principaux :

1° L'état de la muqueuse gingivale et palatine ;

2° L'état et le nombre des dents restantes ;

3° L'articulation des dents ou des mâchoires entre elles.

On a vu que l'on peut se servir pour la plaque-base de substances métalliques estampées ou coulées, et de substances plastiques, ou combiner ces deux sortes de substances. Nous étudierons séparément ces diverses combinaisons.

a. **Substances métalliques.** — On emploie l'or de préférence au platine, qui se soude mal et n'est pas assez rigide, à l'aluminium qui ne se soude pas du tout et à l'alliage dentaire qui s'oxyde.

L'or est donc la matière de choix par sa malléabilité suffisante et sa rigidité prévenant la déformation; il est peu oxydable et se soude parfaitement.

Les matières plastiques possèdent surtout une propriété précieuse : elles se moulent absolument sur le modèle dont elles épousent toutes les sinuosités. Il n'en est pas de même des substances métalliques dont l'estampage ne peut être assez parfait pour reproduire aussi exactement qu'une pièce moulée, les creux et les saillies de l'empreinte. Aussi les pièces métalliques doivent-elles, pour suppléer à la non-adhésion qui en résulte, emprunter aux dents voisines les points d'appui nécessaires pour soutenir et maintenir à leur place les dents artificielles. Elles ne sont donc pas applicables avec avantages dans les cas où toutes les dents manquent; elles conviennent mieux pour les pièces partielles où les points d'appui sont nombreux.

Toutefois, dans les dentiers presque complets, lorsqu'il ne reste que deux dents par exemple, mais deux dents solides, bien placées, comme une molaire ou une prémolaire de chaque côté, se prêtant bien, par leur forme à l'application de crochets, on peut, sans inconvénient, appliquer un appareil métallique.

Les pièces métalliques doivent encore être employées dans les bouches dont la muqueuse a déjà été irritée par le port d'un appareil en caoutchouc.

Les pièces plastiques, et en particulier la vulcanite, donnent à la muqueuse une sensation désagréable de chaleur, elles favorisent l'accumulation des débris alimentaires et sont difficiles à nettoyer parfaitement. Lorsque la muqueuse n'est pas très saine, il vaut mieux les remplacer par des appareils métalliques, plus hygiéniques, facilement nettoyables.

Autre indication formelle des appareils métalliques : les articulations basses. Dans certaines bouches les dents du bas viennent porter, ou peu s'en faut, sur la muqueuse palatine, en arrière des dents supérieures. Il est impossible d'appliquer une pièce plastique, à moins de réduire beaucoup son épaisseur au détriment de sa solidité ; on se sert alors d'une plaque métallique qui, malgré son peu d'épaisseur, possède la solidité nécessaire.

Les appareils métalliques n'empruntant que peu

de fixité à leur adhérence à la muqueuse peuvent être d'un plus petit volume que les appareils plastiques.

b. **Substances plastiques.** — Elles se recommandent, parce qu'elles se moulent très exactement sur les parties à recouvrir et ont, par suite, une adhérence parfaite. On n'emploie plus guère que le caoutchouc vulcanisé, qui est plus solide et de maniement facile.

Les substances plastiques ne sont indiquées que dans les grands appareils, dans les appareils complets ou presque complets, dans le cas enfin où, faute de moyens de rétention suffisants, un appareil en or n'a pu être appliqué. On les emploie surtout pour les dentiers du bas, car, à la mâchoire inférieure, la muqueuse qui recouvre le bord alvéolaire est très mince et très sensible. Prise entre deux plans durs, le plan osseux sous-jacent et un appareil à base dure, métallique, elle s'excorie et s'ulcère. L'appareil en vulcanite, beaucoup moins dur, fait disparaître ces causes de traumatisme.

L'appareil en vulcanite doit tenir par son adaptation parfaite à la muqueuse ; mais parfois ce moyen ne suffit pas ; on entoure alors d'anneaux en vulcanite les dents restantes; ces anneaux doivent engainer parfaitement les dents; au besoin on peut les resserrer en les chauffant légèrement.

Différents caoutchoucs entrent dans la composition des pièces en vulcanite : la base faite ordinairement en caoutchouc rouge foncé; on emploie parfois, pour cette partie, du caoutchouc noir, à la fois plus léger et plus solide ; les gencives sont composées de caoutchouc rose, qui se rapproche plus de la couleur de la muqueuse gingivale; les talons des dents, s'il y en a, et les espaces interdentaires reçoivent du caoutchouc blanc. Les crochets, s'ils sont antérieurs et visibles, sont faits en caoutchouc de cette même couleur; s'ils sont postérieurs et peu visibles, on les fabrique en caoutchouc rouge, plus solide.

Dans les dentiers inférieurs on met parfois en caoutchouc mou la face inférieure qui touche la muqueuse; ce caoutchouc est beaucoup plus doux et mieux supporté. Dans ce même but, on garnit quelquefois d'une plaque de gutta la face inférieure de ces dentiers, on ramollit et on applique dans la bouche.

c. **Substances combinées.** —On vient de voir que l'on peut obtenir d'excellents résultats, selon le cas, des appareils métalliques et des appareils plastiques employés seuls. Le praticien a souvent intérêt à combiner ces deux sortes de substances: il obtient alors, soit un appareil à base métallique, les substances plastiques servant d'accessoires; soit un appareil à base plastique où les substances métalliques ne jouent qu'un rôle secondaire.

1° *Appareils à base métallique.* — Ils sont employés couramment dans les appareils inférieurs dits *à galerie :* appareils composés au centre d'une plaque-base, en métal, estampée contre la paroi postérieure des dents inférieures et de chaque côté de deux petites masses en vulcanite supportant les dents artificielles. La partie antérieure est ainsi peu gênante, de petit volume et les parties latérales mettent en contact avec la crête alvéolaire inférieure une substance bien moins dure que l'or et beaucoup mieux supportée.

On peut aussi se servir de vulcanite pour fixer les dents et les blocs à gencive à la plaque-base en or ou en aluminium.

On emploie encore fréquemment des appareils à base métallique dans lesquels le caoutchouc vulcanisé est utilisé pour les gencives, pour former des talons aux dents plates, ou pour recouvrir les anneaux de métal de caoutchouc blanc qui les rend moins visibles. Parfois la plaque seule est en métal, les anneaux qui servent de moyens de rétention sont en vulcanite, afin de ne pas irriter par le frottement métallique les dents à collet dénudé.

Enfin, pour obtenir un résultat esthétique plus parfait, on recouvre très souvent la face linguale des appareils métalliques d'une mince couche de caoutchouc rose, qui paraît se confondre avec la muqueuse.

2° *Appareils à base plastique.* — Dans ces appareils les substances métalliques ne servent guère qu'à renforcer la base en vulcanite.

Elles sont employées, sous forme de barrettes ou de fils noyés dans le caoutchouc, surtout dans les dentiers inférieurs et dans les appareils partiels supérieurs; ou encore sous forme de plaques estampées ou appliquées au pouce sur une des faces (principalement la face palatine) de l'appareil.

On se sert aussi très souvent d'une plaque-base en vulcanite, et comme moyen de rétention des anneaux en or qui sont fixés dans le caoutchouc.

Si l'appareil ne tient pas suffisamment par son adaptation à la muqueuse, on serre les anneaux et on obtient la fixité cherchée.

Enfin, dans d'autres cas, fréquemment pour les petits appareils partiels inférieurs, le métal intervient sous forme de petits éperons triangulaires qui prennent un point d'appui sur la face triturante des molaires et empêchent la pièce de s'enfoncer dans la muqueuse sous l'influence de la mastication.

Dans certains cas d'articulation défectueuse, il existe sur plusieurs points un manque de hauteur. Ce manque de hauteur peut correspondre à une ou plusieurs dents ou à une série de dents. Lorsqu'il n'est nécessaire de consolider la plaque que pour un nombre de dents très restreint, on les contreplaque et l'on soude à la contre-plaque un prolongement de même métal préalablement perforé en plusieurs endroits et qui est noyé ensuite dans le caoutchouc. Si le nombre de dents est plus considérable, on estampe la plaque de métal et l'on y soude les dents, on termine ensuite par le modelage du caoutchouc vulcanisé sur la plaque. Dans ce cas c'est le métal qui forme la partie principale et ces appareils rentrent dans la catégorie précédente. Les plaques métalliques servent encore à renforcer les plaques plastiques dans les endroits faibles ayant pour cause les dents naturelles restantes. Il faut toujours renforcer ces points, mais comme on ne peut donner une épaisseur très grande au caoutchouc en cet endroit, à cause de la gène considérable qu'elle produirait, on a recours au métal que l'on peut employer soit en plaques externes modelées et fixées à la partie supérieure et externe de l'appareil, soit sans forme de *fils métalliques* noyés dans l'épaisseur du caoutchouc.

Pour les appareils inférieurs, comportant des molaires et dont la plaque passe derrière les dents de bouche restantes, il est toujours indiqué de renforcer la plaque à cet endroit, soit à l'aide de fil métallique, aplati et formant barrette, soit en estampant une plaque de métal passant derrière les dents et que l'on recouvre ou non de caoutchouc, selon son épaisseur.

On trouve chez les fournisseurs pour cet usage des plaques toutes préparées que l'on modifie dans leur forme à l'aide du pouce, mais elles sont incontestablement inférieures, comme résultat, aux plaques métalliques estampées sur le palais même, reproduisant les papilles et fixées ensuite à la partie linguale de la base.

En résumé, le choix de la substance base dépend de ces trois facteurs :

État de la muqueuse;

État et nombre des dents restantes ;

Articulation.

La *muqueuse* est-elle saine, le caoutchouc est applicable; dans le cas contraire, c'est l'or qui doit être employé.

Si les *dents restantes* sont nombreuses, solides, courtes, on emploiera une pièce métallique; si elles sont peu nombreuses, chancelantes ou déchaussées, les pièces plastiques sont préférables.

Si l'*articulation* est basse, pièce métallique ; si elle est haute, on peut sans inconvénient employer une pièce plastique.

En règle générale, il faut réserver le métal pour toutes les pièces partielles et employer de préférence les matières plastiques dans les appareils complets mais le praticien obtiendra encore de meilleurs résultats en combinant ces diverses substances, en empruntant à chacune ses qualités, pour en faire un tout qui sera un appareil irréprochable.

CHAPITRE IX

ESSAI DE L'APPAREIL DANS LA BOUCHE POSE. — RETOUCHES.

ARTICLE Ier. — ESSAI DE L'APPAREIL.

§ 1er. — *Considérations générales.*

DÉFINITION. — Opération qui a pour but de contrôler la justesse des empreintes prises et l'adaptation de l'appareil dans la bouche, avant sa terminaison définitive.

L'examen doit porter successivement sur les différentes parties constituant l'appareil :

Dents, base, moyens de rétention.

C'est une opération indispensable, qu'il ne faut jamais négliger, même pour les appareils les plus simples et les moins importants.

Elle économise beaucoup de temps et de travail et facilite la recherche de la perfection pour la confection de l'appareil.

Dents. — *Contrôle comparatif de la teinte des dents artificielles et des dents naturelles restantes.* — On contrôle d'abord l'exactitude de la teinte. Rappelons à ce sujet qu'il vaut mieux mettre des dents artificielles plutôt un peu plus foncées que plus claires : la teinte légèrement plus foncée ne sera jamais remarquée, tandis que les dents même faiblement plus claires ressortent avec intensité.

S'il a été nécessaire de modifier la forme de la dent, il peut en résulter un changement considérable de la teinte, qui devient en général plus sombre.

De même, si les dents artificielles doivent être contreplaquées, selon qu'elles seront doublées de platine ou d'or, on aura une différence plus ou moins accentuée de la teinte par transparence : elle sera plus grise ou plus foncée.

Il ne faut donc pas négliger ces petites considérations dans le contrôle de la teinte.

Si les dents artificielles laissent trop à désirer sous ce rapport, on ne doit pas hésiter à reprendre une autre teinte et à remplacer les dents défectueuses par d'autres choisies d'après la nouvelle teinte plus conforme à celle des dents naturelles restantes.

Contrôle comparatif de la forme des dents artificielles

et des dents naturelles restantes. — La forme des dents choisies doit être contrôlée dans la bouche.

Il est souvent nécessaire en effet de la modifier à l'essai. Il peut être utile d'y faire des collets gingivaux ou de les accentuer ; car, sur le modèle, ces collets ne sont pas toujours apparents ou ils le sont peu et il est difficile, dans ce cas, de leur donner la grandeur exacte.

De même, lorsqu'il y a déformation et usure de certaines dents homologues, c'est à l'essai que l'on peut juger de la nécessité d'imiter cette déformation ou cette usure sur les dents artificielles correspondantes et des proportions à lui donner.

La longueur des dents artificielles doit être examinée non seulement au point de vue des dents voisines, mais aussi au point de vue des dents homologues qui peuvent être plus grandes ou plus petites que le type normal. Il en est de même pour la largeur.

Contrôle comparatif de la direction des dents artificielles et des dents naturelles restantes. — Il est souvent indispensable de modifier la direction des dents artificielles. Dans la direction naturelle des dents, celles-ci doivent légèrement fuir la ligne médiane vers le collet, tandis que l'angle interne du bord libre s'en rapproche.

Dans certaines bouches il faut imiter les anomalies de direction qui peuvent exister aux dents homologues naturelles restantes, pour rétablir l'expression habituelle de la face et se rapprocher le plus possible de la nature ; telles sont, par exemple, les anomalies de direction par légère rotation sur l'axe ou par la rétroversion des incisives latérales supérieures.

C'est dans la bouche, lors de l'essai de l'appareil, que le praticien peut mieux se rendre compte de l'inclinaison plus ou moins accentuée qu'il convient de donner aux dents artificielles.

Le praticien qui cherche l'harmonie de la face doit observer habilement toutes les manifestations qui peuvent l'aider à la trouver.

Contrôle de l'articulation des dents artificielles avec les dents naturelles restantes ou les dents artificielles opposées. — L'articulation doit surtout être vérifiée très attentivement, car c'est de son exactitude absolue que dépendent la stabilité et la durée de l'appareil. Les dents artificielles doivent se juxtaposer contre les dents antagonistes de manière que pendant la mastication la force s'exerce suivant leur *grand axe*. Elles doivent entrer en contact toutes au même moment et aucune dent ne doit porter plus que les autres.

Si l'articulation prise auparavant n'est pas exacte, il faut rechercher l'erreur lors de l'essai et modifier l'articulation en la reprenant avec l'appareil monté, ce qui est plus facile. Pour les appareils complets on procédera ainsi qu'il a été dit au chapitre « Prise de l'articulation ».

Contrôle des rapports des dents artificielles avec les parties voisines. 1° Avec les dents naturelles voisines ou les racines sur lesquelles elles s'appuient; 2° Avec les parties molles (muqueuses).

1° Les dents artificielles doivent venir en contact avec les dents naturelles voisines, mais non s'appuyer sur elles. Un frottement même très doux peut faire rompre ou fendre la dent artificielle. On doit donc surveiller de très près la mise en place de l'appareil dans la bouche et modifier immédiatement les contacts anormaux, car, dans tous les cas, c'est la substance base ou la substance entrant dans la confection des moyens de rétention qui doit seule prendre point d'appui sur les dents naturelles voisines.

Les dents placées sur des racines doivent les recouvrir à leur partie antérieure afin de les masquer entièrement ; mais il faut surveiller leur point de contact, qui ne doit pas s'exagérer dans la jonction des mâchoires, sans risque de fracture de la dent artificielle ou de déplacement de l'appareil.

2° L'adaptation des dents artificielles aux gencives doit être parfaite.

L'ajustement en sera donc très minutieusement vérifié.

Les dents qui viendront s'appliquer sur des muqueuses recouvrant un alvéole résorbé, après l'extraction de la dent ou de la racine, devront s'ajuster fortement sur ces muqueuses, de manière à faire corps avec elles et paraître en sortir.

Dans ce dernier cas, on laisse les dents artificielles un peu plus longues que les dents restantes, car, quelque temps après la pose de l'appareil, l'affaissement des muqueuses permet aux dents de remonter et les met ainsi à la longueur des dents naturelles.

S'il existe des racines la dent devra venir s'appliquer intimement sur la *gencive externe* et porter directement sur l'épaisseur de cette gencive avant de prendre point d'appui sur la racine taillée en conséquence.

On ne saurait apporter trop de soin au contrôle des différents points que comporte l'essai de l'appareil et surtout à l'adaptation des dents artificielles sur la muqueuse, car cette opération bien exécutée fera le succès de l'appareil et donnera aux dents prothétiques l'apparence de véritables dents naturelles.

Base et gencives artificielles. — *Contrôle de l'adaptation de la gencive artificielle et de la plaque base sur la muqueuse.*

A. *Gencives artificielles.* — Les gencives artificielles destinées à remplacer les pertes de substance exigent un contact très rigoureux, et la vérification doit être des plus minutieuses pour les pièces modelées sur des modèles obtenus d'après des empreintes prises à l'aide de substances plastiques, à cause du retrait de ces dernières.

L'attention doit aussi porter sur la hauteur, l'épaisseur et l'étendue de la gencive artificielle : dimensions très variables selon le cas.

B. *Plaque-base.* — L'adaptation exacte et parfaite de la plaque doit être considérée dans ses rapports :

Avec les muqueuses ;

Avec les dents sur lesquelles elle prend son point d'appui.

Du côté de la muqueuse, il est essentiel qu'il n'existe de vide sur aucun point de la plaque base, ce qui doit être soigneusement vérifié ; on vérifie l'adaptation de la plaque à l'aide du miroir à bouche, surtout pour sa partie postérieure. S'il existait des vides, après vérification complète du modelage de la plaque, et la certitude de son application parfaite sur le modèle, on ne doit pas hésiter à reprendre l'empreinte, puisque cette dernière laissait à désirer, et à remonter l'appareil sur le modèle obtenu avec la nouvelle empreinte.

Du côté des dents restantes, la plaque doit venir entourer exactement les dents naturelles, surtout à leur partie interne ou linguale. La face triturante de ces dents doit être très nettement dégagée des bords de la plaque, ce que l'on vérifiera en faisant fermer la bouche du patient pour s'assurer que les dents antagonistes ne viennent pas frapper sur les bords de la plaque.

Moyens de rétention. — Les différents moyens de rétention des appareils doivent être vérifiés avec l'appareil lors de l'essai dans la bouche et chaque système mérite un examen particulier.

Pour les crochets, on surveillera leur adaptation sur les dents, leurs rapports avec les muqueuses voisines ou contiguës, ainsi que leur étendue, car on doit chercher à les rendre le moins visibles possible.

Pour les ressorts, on examinera leur longueur, leur emplacement et leurs rapports avec la muqueuse de la joue qu'ils ne doivent pas léser.

Enfin, pour les appareils à pression atmosphérique, on s'assurera que l'adhérence est complète et que les dimensions de l'appareil, nécessaires à sa rétention, sont suffisantes et peuvent être supportées par le patient.

Selon qu'il s'agit d'appareils plastiques ou d'appareils métalliques, le mode d'essai de l'appareil varie.

§ 2. — *Appareils plastiques.*

1° *Appareils partiels.* — On essaie d'habitude une seule fois les appareils partiels plastiques. Les dents et les crochets ajustés sont montés sur la plaque-base en cire modelée sur le modèle. L'appareil doit avoir la forme, l'épaisseur et les dimensions définitives. Il doit être prêt à être moulé pour sa terminaison.

On vérifie successivement l'adaptation des dents, de la plaque-base et des gencives, s'il en existe, ainsi que l'ajustement des anneaux ou étais qui assurent la rétention de l'appareil. Le contrôle de l'articulation entraine parfois quelques changements dans l'appareil : points à renforcer, dents à contreplaquer.

L'appareil est introduit dans la bouche très délicatement pour ne pas le déformer; il ne doit y demeurer que quelques instants, car la température buccale amollirait rapidement la cire et les diverses parties : dents, crochets, se déplaceraient ou se détacheraient, en même temps que la plaque se déformerait.

Lorsque l'essai doit être de quelque durée, il est préférable de sortir l'appareil quelques instants après sa mise en place, de le plonger dans l'eau froide et de le remettre dans la bouche, au lieu de l'y laisser séjourner pendant tout le temps que demande l'examen.

L'examen terminé, l'appareil sera retiré avec beaucoup de précaution et sera remis sur le modèle, après avoir fait subir à ce dernier les petites modifications reconnues nécessaires, ou sera mis directement dans le moufle, si on est certain qu'il n'y a eu aucun déplacement dans ses diverses parties. Ce dernier procédé occasionne parfois des échecs, par suite de la déformation de la cire lorsqu'on la sort de la bouche.

2° *Appareils complets.* — L'essai des dentiers complets est extrêmement important. Un appareil complet mal essayé ne remplira pas le but cherché. Il est parfois utile d'essayer ces appareils plusieurs fois. La vérification porte surtout sur deux points principaux : la hauteur et l'exactitude de l'articulation. L'adaptation de la cire, modelée sur un modèle tiré d'une empreinte au plâtre, est en effet presque toujours parfaite.

La hauteur est d'abord contrôlée. L'appareil mis en place, la bouche du patient fermée, il ne faut pas que les lèvres soient plissées par suite du manque de hauteur de l'appareil, défaut qui a aussi pour inconvénient la projection du menton en avant.

Il ne faut pas non plus tomber dans l'excès opposé et laisser les lèvres disjointes, entr'ouvertes, par un excès de hauteur.

Cependant, il convient de remarquer que la mastication est mieux assurée avec un dentier plutôt un peu bas et laissant, par cela même, plus de force et de jeu à la mâchoire, dans les mouvements masticatoires.

Les lèvres doivent donc se trouver dans leur aspect le plus naturel. Il faut également éviter qu'elles ne soient projetées en avant, ce qui se produit lorsque les dents sont dirigées un peu trop en avant ou lorsque l'épaisseur donnée à la fausse gencive est trop considérable.

L'articulation doit être l'objet de l'examen le plus minutieux. Le contact de toutes les dents antagonistes doit être franc et net et se produire en même temps. Une ou plusieurs dents portant avant celles du côté opposé feront basculer l'appareil et nuiront à sa rétention. Les mouvements de latéralité seront aussi contrôlés et assurés, car ils peuvent produire les mêmes effets nuisibles à la rétention de l'appareil.

Il est parfois très difficile d'obtenir une articulation exacte, et souvent ce n'est qu'après plusieurs essais de l'appareil que l'on arrive au résultat parfait et définitif. Ces points principaux étant examinés, l'attention se portera sur la disposition des dents antérieures, et sur la hauteur et l'épaisseur de la gencive artificielle, surtout pour le bas. Les attaches musculaires seront dégagées, s'il est nécessaire, et la plaque supérieure diminuée, si elle s'étend trop loin vers le voile du palais.

§ 3. — *Appareils métalliques.*

1° *Appareils partiels.* — L'essai comprend plusieurs phases. La plaque est d'abord examinée seule ; on vérifie son adaptation, son étendue, sa forme. Puis on essaie la plaque munie de crochets non soudés dont on vérifie l'adaptation sur les dents restantes, ainsi que la position. Ces anneaux, bien que collés à l'aide de cire spéciale (cire et résine), se décollent et se détachent facilement, en sortant la plaque de la bouche. On peut, pour éviter cet inconvénient, dans les cas difficiles, les réunir ou les fixer à la plaque base à l'aide d'une tige très mince d'un métal flexible soudée légèrement; cette tige offre assez de résistance pour permettre de modifier à la pince la position du crochet et s'opposer à son déplacement à la sortie de la bouche.

Enfin, on procède à une dernière mise en place, après avoir soudé les crochets à la plaque. Les dents ajustées y sont ensuite collées à l'aide de cire. Ce dernier essai a surtout pour but de contrôler l'ajustement et la position des dents avant qu'elles soient définitivement fixées à la plaque par la soudure.

2° *Appareils complets.* — Il est extrêmement rare de faire des appareils complets métalliques; seulement, le cas peut se présenter et doit être signalé et examiné.

Dans un premier essai on vérifie l'adaptation des plaques à la muqueuse. Cette adaptation doit être parfaite, si l'empreinte et l'estampage de la plaque ne laissent rien à désirer.

Puis on essaie une seconde fois la plaque sur laquelle on a collé les dents avec de la cire, et on vérifie leur position, leur hauteur et leur articulation, comme il a été indiqué pour les autres appareils.

L'appareil soigneusement essayé est ensuite terminé, en tenant grand compte des indications obtenues dans ces opérations préliminaires.

Il ne reste plus qu'à le poser.

Article II. — Pose de l'appareil.

Mise en place de l'appareil. — L'entrée de la pièce

n'offre aucune difficulté pour les dentiers complets, mais il n'en est pas toujours de même pour les appareils partiels. Il faut alors agir très prudemment, méthodiquement, si l'on ne veut pas déformer la pièce ou fracturer une ou plusieurs dents artificielles. Il y a pour certains appareils un mode particulier d'entrée ou de mise en place dont on a pu s'apercevoir sur le modèle ou lors de l'essai dans la bouche, et qu'il faut employer pour la mise en place de l'appareil terminé. On doit, lorsqu'on rencontre certaines difficultés pour entrer l'appareil, se servir du miroir à bouche et examiner avec soin les points qui empêchent l'appareil de prendre sa place.

Lorsque l'appareil est trop serré sur les dents restantes, on doit desserrer les crochets, s'il en existe, et diminuer progressivement et très prudemment les parties qui portent trop, afin de ne pas affaiblir ou supprimer les points de contact qui sont en même temps les points de rétention de l'appareil. Il faut enlever très peu à la lime sur les anneaux ou meuler faiblement les dents qui portent contre les voisines.

Pour les anneaux en or, on voit assez facilement les points qui exercent une pression sur une dent et s'opposent à l'entrée de la pièce : ils sont polis et rendus brillants par le frottement contre la dent qu'ils entourent.

Points de contact. — L'appareil entré et mis en place, on examine les points sur lesquels il porte avec excès.

Parfois il ne descend pas complètement et ne prend pas très bien sa place sur la muqueuse, parce qu'il porte sur une racine; la grande habitude suffit la plupart du temps au praticien pour reconnaître ce défaut, mais on peut employer un procédé qui consiste à interposer une feuille de papier bleu entre l'appareil et les racines. On appuie fortement sur l'appareil, et le papier bleu laisse une trace sur la racine et sur l'appareil. On modifie alors le contact en meulant la racine ou en entamant l'appareil au point où il porte.

On examine ensuite, comme au moment de l'essai, les différentes parties de l'appareil et on s'assure qu'aucune d'elles ne laisse à désirer.

Les *insertions musculaires* seront dégagées largement s'il est nécessaire, et les bords de la gencive artificielle arrondis et repolis.

Étendue de la plaque. — Sera diminuée s'il y a lieu. Le palais doit être aussi découvert qu'il est possible, tout en laissant la largeur nécessaire à la rétention de l'appareil. Surveiller spécialement, pour les appareils complets supérieurs, les insertions des muscles staphylins. Les dents naturelles que l'on jugera être trop entourées par les anneaux métalliques ou plastiques seront dégagées. Ces anneaux doivent être aussi diminués, si on les juge trop visibles.

Articulation. — Dès que l'on a assuré à l'appareil des contacts convenables avec la mâchoire qui le supporte, il faut s'occuper des rapports de cet appareil avec la mâchoire opposée ou avec les dents de l'appareil opposé ; on examine donc l'articulation. Lorsque l'articulation a été bien prise, et surtout lorsqu'elle a été examinée soigneusement, lors de l'essai de l'appareil, il ne doit pas y avoir de modifications importantes à lui faire subir. Cependant, si on a fait cuire l'appareil sur le modèle, si même il s'est produit quelques changements pendant les diverses manipulations nécessitées par la cuisson ou pendant la soudure des dents sur la plaque, il est alors utile de *descendre* l'articulation dans la bouche. On y procède en faisant mordre normalement le patient jusqu'à ce que toutes les dents artificielles ou naturelles soient en contact avec les dents antagonistes. Pour cela, on interpose entre les deux mâchoires un petit rectangle de *papier bleu* qui, lorsqu'il est pressé, laisse une trace bleue sur les points qui ont supporté la pression. Il n'y a qu'à enlever, au moyen de la meule, les points marqués de bleu pour arriver, au bout d'un certain nombre de fois, à un contact général.

On assure alors la liberté de l'articulation en faisant faire au malade des mouvements de latéralité et de circumduction, et en enlevant à la meule les points qui s'opposent à la libre exécution de ces mouvements.

L'articulation est très importante, surtout dans les dentiers complets où elle doit être très libre. Il faut toujours l'assurer totalement avant que le patient quitte le fauteuil, si l'on ne veut, à sa prochaine visite, le retrouver avec quelques dents cassées ou des écorchures à sa gencive au niveau des points défectueux.

Forme et grandeur des dents. — L'appareil placé, l'articulation terminée, il est quelquefois utile de modifier la forme et la grandeur des dents dans un but esthétique. Les dents trop longues sont raccourcies à la meule et mises au niveau des dents naturelles voisines.

Il sera nécessaire, dans certains cas, de modifier les saillies formées par les tubercules des molaires qui, lorsqu'ils sont trop vifs, peuvent amener par morsure des ulcérations à la muqueuse linguale ou jugale.

Teinte des dents. — Lorsqu'elles sont récemment placées, les dents artificielles ont un aspect de faïence brillant, éclatant, qui n'est pas naturel et choque les yeux, surtout si elles se trouvent à côté de dents naturelles noircies au collet par le tabac ou les dépôts tartriques.

Pour faire perdre aux dents artificielles cet aspect de *dents neuves*, on peut employer le petit procédé suivant pour modifier leur teinte et les rendre plus naturelles : on dépolit à la meule la dent à l'endroit que l'on veut noircir, on place sur cette partie devenue rugueuse une dissolution de bitume de Judée dans de l'essence de lavande et on chauffe légèrement au-dessus de la flamme d'un bec Bunsen (Godon). Les bavures sont enlevées au moyen d'un linge humecté d'un peu d'eau. On obtient ainsi une coloration jaune noirâtre très naturelle, qui dure assez longtemps et est progressivement remplacée par les dépôts d'origine salivaire.

Fixation définitive. — L'appareil est prêt à être porté, on augmente sa rétention en serrant les anneaux dans les pièces partielles, en écartant les deux branches du pivot dans les pièces qui mettent à contribution ce moyen de fixité.

Dans les dentiers complets, tenant par la pression atmosphérique, l'adhérence n'est pas toujours suffisante dès le premier moment ; on peut faciliter leur rétention en saupoudrant légèrement la face qui s'applique contre la muqueuse d'un peu de gomme adragante. *C'est un moyen factice*, mais, dans certains cas, il peut être utile en permettant le port de l'appareil, jusqu'à ce que le patient se soit habitué à le retenir par le seul jeu de ses muscles.

La fixité de l'appareil assurée, avant de laisser partir le patient, il reste à lui enseigner comment il doit ôter son appareil pour lui faire subir les soins hygiéniques nécessaires, ainsi que la manière de le remettre en place.

Article III. — Retouches.

Certains appareils sont irréprochables et sont portés ainsi qu'ils ont été mis dans la bouche.

D'autres, au contraire, exigent de nombreuses retouches avant de pouvoir être régulièrement portés et rendre les services que l'on en attend.

Dentiers complets. — Les dentiers complets et en particulier les dentiers inférieurs, font partie de cette dernière catégorie ; ils sont souvent douloureux, produisent des excoriations à la muqueuse très douloureuses à la pression de l'appareil, dont elles rendent le port impossible. Cette sensibilité spéciale de la muqueuse inférieure s'explique par suite du peu de fixité de l'appareil, qui repose souvent sur une surface presque plane et par conséquent se déplace sous l'influence des mouvements de mastication, et contusionne la muqueuse sous-jacente. Cette muqueuse elle-même est très fragile : toute la base sur laquelle repose l'appareil inférieur est formée de tissu cicatriciel recouvrant les alvéoles résorbés à la suite de l'extraction des dents qu'ils contenaient.

Pour faire disparaître ces petites ulcérations, il faut supprimer la cause, en diminuant les bords de la plaque qui appuient trop sur la muqueuse, et en arrondissant nettement les bords de la gencive artificielle qui la coupent ; on enlève ensuite au moyen d'une gouge les points de l'appareil qui portent trop sur la muqueuse et la blessent. L'ulcération elle-même est traitée au moyen d'une légère cautérisation avec de la teinture d'iode ; d'ailleurs elle guérit très rapidement dès que la cause a disparu.

Les appareils complets du haut, en général mieux fixés et reposant sur la muqueuse palatine normale, présentent moins de cas d'excoriations de la muqueuse; lorsque le cas se produit, le traitement ci-dessus est applicable.

L'articulation des dentiers complets a quelquefois besoin d'être retouchée, certains points portent plus que d'autres, par suite de l'affaissement de la muqueuse, comprimée par l'appareil, et occasionnent de la douleur à la pression.

Appareils partiels. — Lorsque la pièce a été portée quelques jours, qu'elle a pris sa place, elle s'enfonce dans la muqueuse et les dents peuvent alors porter trop fortement sur la gencive et occasionner de la douleur; on les meule un peu et on en arrondit les angles trop saillants. Afin d'éviter cet inconvénient, dans une pièce où l'on prévoit qu'il y aura de l'enfoncement, en particulier dans les pièces partielles inférieures, il est bon de les munir de petits éperons de métal qui appuient sur la face triturante des molaires et s'opposent à toute descente de l'appareil.

De même, les anneaux qui s'enfoncent trop sous la gencive sont diminués ou leur position modifiée. La plaque-base elle-même pénètre parfois un peu dans la muqueuse palatine par son extrémité postérieure.

Si elle est en métal, on relève à la pince le bord postérieur, de manière qu'il appuie moins et ne trace plus un sillon dans cette muqueuse. Si elle est construite avec une substance plastique, on enlève à la lime la partie de ce bord qui forme pression sur la voûte.

L'articulation a parfois besoin de modifications, quoique son rôle soit moins important que dans les dentiers complets ou presque complets, où elle assure souvent à elle seule la stabilité et la fixité de l'appareil.

Il faut s'armer de beaucoup de patience et retoucher progressivement, peu à peu, afin de ne pas retoucher à faux en enlevant des parties inutiles. Il faut aussi recommander une grande patience au sujet, le rassurer sur le résultat final qu'il croit compromis. Petit à petit, avec l'habitude du port de l'appareil viendront la facilité de prononciation et la possibilité de la mastication, quoique cette dernière fonction soit assez longue à se rétablir complètement.

Afin d'habituer plus rapidement le patient à son appareil, on peut lui conseiller de le porter les premiers temps la nuit et le jour; il ne doit l'enlever que pour lui faire subir les soins hygiéniques nécessaires. De cette manière les muscles s'habituent plus facilement à l'appareil, qui bientôt ne joue plus le rôle de corps étranger et ne tend plus à être chassé dans les mouvements musculaires; au contraire, il tire du jeu des muscles un nouvel appui qui est loin d'être négligeable.

Plus tard, lorsque l'habitude est prise, il vaut mieux enlever l'appareil le soir au moment de se coucher, afin de laisser les gencives se reposer de la fatigue résultant de la compression continuelle exercée par la pièce prothétique.

Article IV. — Complications.

Les complications sont rares et portent sur les dents restantes, sur la muqueuse gingivale palatine et jugale, et même sur la langue. Elles dépendent presque toutes des moyens de rétention de l'appareil.

Les plaques mal ajustées ou mal combinées ou même encore portant des reliefs trop vifs peuvent ulcérer la muqueuse, mais ce ne sont pas, à proprement parler, des complications, car la douleur qu'elles déterminent fait venir le patient chez le dentiste, qui modifie ou retouche les parties laissant à désirer.

Quand la cause a disparu, les effets cessent immédiatement. Il n'en est pas de même des complications à échéance plus ou moins longue, mais qui, au bout d'un temps assez considérable, peuvent se produire par la mauvaise application des moyens de rétention.

Anneaux et crochets. — Leur défaut d'élasticité, leur mauvais ajustement qui n'a pas lieu sur toute la surface de la dent qu'ils doivent embrasser, mais seulement sur les points les plus saillants de l'organe qui leur sert de point d'appui; leur application sur des dents qui ne devraient pas en supporter, enfin leur insertion sous la gencive sont les principales causes de complications du côté des dents restantes. Ils peuvent déterminer la déviation, le déchaussement, l'ébranlement et la chute de la dent, et dans certains cas où les crochets sont construits avec du demi-jonc et effilés à leurs extrémités libres, une usure et une perforation mécanique des tissus dentaires aboutissant rapidement à la carie. On cite plusieurs cas d'ulcérations de la langue ou de la joue produites par des crochets mal serrés, faisant saillie hors de l'arcade.

Les ressorts peuvent aussi amener des complications. Si ce sont leurs points d'attache qui sont mal situés, s'il y a un certain nombre de dents restantes et que les ressorts soient placés de façon à exercer une force constante contre ces dents, ils produiront la déviation de ces organes et leur chute précoce avec déformation et résorption plus ou moins grandes des parties osseuses sur lesquelles ils agiront plus directement.

Si ce sont les porte-ressorts qui sont mal posés : ou ils frotteront trop sur les dents artificielles, et alors ils fonctionneront difficilement, ce qui sera très facile à modifier; ou ils seront trop écartés et les ressorts seront projetés dans la joue, ils l'irriteront, l'ulcéreront et pourront amener, de ce côté, des complications qui peuvent aller jusqu'à l'oblitération du canal de Sténon.

La longueur des ressorts devra être aussi attentivement examinée, car, si elle est exagérée, ils peuvent occasionner à la muqueuse qui recouvre la branche montante du maxillaire inférieur une irritation et des désordres assez sérieux.

Enfin, les cavités du vide ou succions peuvent à la longue déterminer, outre une irritation, une inflammation et finalement une hypertrophie de la muqueuse sur laquelle ils exercent une action analogue à celle des ventouses; mais, par contiguïté, ce processus s'étendra souvent à toute la muqueuse palatine.

Avec la cavité du vide simple ces cas sont rares, mais avec les valves à succion ou les formes adhésives, dont les formes et l'action varient en grand nombre, l'intensité de ces phénomènes peut s'augmenter dans des conditions fort inquiétantes.

Le traitement consiste, comme à l'ordinaire, à faire disparaître la cause et à appliquer une thérapeutique appropriée à chaque cas.

CHAPITRE X

HYGIÈNE BUCCALE (1).

Les soins de propreté doivent être naturellement beaucoup plus sévères chez les personnes qui portent des appareils prothétiques que chez celles qui n'en ont point. Faute de ces soins, l'appareil se recouvre de débris alimentaires, de tartre, de colonies micro-

(1) Voir Dr M. Roy, *Thérapeutique de la bouche et des dents*. (*Manuel du chirurgien-dentiste*.)

biennes et dégage une odeur nauséabonde fort désagréable pour le patient et pour ses interlocuteurs. D'une manière générale, l'appareil doit, autant qu'il est possible, être enlevé et brossé vigoureusement après chaque repas avec du savon et ensuite avec un peu de poudre dentifrice chargée sur la brosse à dents. Cette opération devra être répétée le matin en se levant et le soir en se couchant. Les brosses qui servent au nettoyage de l'appareil doivent être *dures*. Il existe des brosses de forme spéciale, mais les brosses à dents de la forme ordinaire peuvent suffire, à la seule condition d'être suffisamment dures.

Si l'on veut pousser plus loin les précautions, on pourra chaque soir, après avoir brossé soigneusement l'appareil avec du savon, le rincer et le plonger dans un verre d'eau aromatisée avec une cuillerée à café d'élixir antiseptique, à base de salol, naphtol, etc., ou plus simplement antiseptisée par l'adjonction d'acide phénique, thymique ou d'hydrate de chloral, si le goût de ces médicaments n'est pas trop désagréable et peut être facilement supporté.

Si l'on suit ces prescriptions, on évitera l'accumulation de débris alimentaires sous la plaque palatine et dans les interstices dentaires, ainsi que le dépôt de tartre. On peut ajouter à ces soins journaliers la recommandation au patient de faire bouillir de temps en temps son appareil pendant quelques minutes, afin de détruire les colonies microbiennes qui pourraient résister aux précautions précédentes et aussi pour enlever complètement l'enduit gras qui les recouvre.

Rappelons, avant de terminer, que le nettoyage et le brossage de l'appareil doivent surtout porter sur les parties d'accès difficile, sur les parties en contact avec les dents restantes (l'intérieur des anneaux principalement) ou celles portant sur des racines.

Le patient s'habitue d'ailleurs facilement à ces soins de propreté, si le praticien a soin d'y insister lors de la pose de l'appareil; il en reconnait facilement la nécessité, car il arrive, en observant cette hygiène buccale, à conserver une bouche saine exempte de carie, et, ce qui lui est plus sensible souvent, à acquérir la conviction qu'aucune mauvaise odeur ne s'en dégage.

DEUXIÈME PARTIE

PROTHÈSE ORTHOPÉDIQUE

CHAPITRE PREMIER

CONSIDÉRATIONS GÉNÉRALES.

Définition. — L'orthopédie dentaire ou orthodontie est la branche de l'art dentaire qui s'occupe de la correction des anomalies des maxillaires et des irrégularités de position des dents humaines. Le redressement des irrégularités dentaires a pour but l'arrangement normal de la dent en ce qui concerne ses rapports : 1° avec ses voisines, et 2° avec les dents antagonistes.

Les anomalies dentaires, susceptibles d'être corrigées, soit par opération, soit par application d'appareils orthopédiques, comprennent donc :

1° Les anomalies de direction qui sont de quatre sortes :

Par antéversion : projection d'une ou de plusieurs dents en dehors de l'arcade dentaire.

Par rétroversion : projection d'une ou de plusieurs dents en arrière de l'arcade dentaire.

Par latéro-version : inclinaison d'une dent qui paraît régulièrement plantée, d'un côté ou de l'autre, généralement du côté de la ligne médiane.

Par rotation sur l'axe : pivotement de la dent sur son axe à des degrés divers.

Certaines anomalies de siège par déplacement hors de l'arcade ou par transposition de deux dents.

2° Les anomalies des maxillaires, qui comprennent : *a.* L'asymétrie ; *b.* La diastolie ; *c.* L'atrésie ; *d.* Le prognathisme.

I. Étiologie des anomalies dentaires. — Les causes déterminantes des irrégularités dentaires sont nombreuses, mais imparfaitement connues encore. Suivant Guilford on peut les diviser en : 1° *Causes héréditaires;* 2° *Causes acquises;* 3° *Causes mixtes.*

1° Causes héréditaires. — Dans cette classe rentrent les anomalies manifestement dues à la transmission d'imperfections analogues chez les ascendants directs ou indirects, la transmission de génération en génération d'une même anomalie dentaire étant extrêmement fréquente.

Chez les animaux, le menton de galoche du chien-terrier, le prognathisme de la mandibule des béliers mérinos sont un exemple de cette transmission héréditaire des anomalies.

Mais ordinairement, en vertu de la loi du retour au type normal, l'hérédité des irrégularités dentaires ne dépasse guère plus de deux ou trois générations.

2° Causes acquises. — Elles sont plus nombreuses.

a. *Chute tardive des dents temporaires.* — La racine de la dent temporaire n'a pas été complètement résorbée et celle-ci, encore solidement implantée, occupe la place de la dent permanente.

La dent de la seconde dentition, gênée par sa présence, fait son éruption anormalement à côté de cette dent temporaire.

b. *Extraction ou chute prématurée des dents temporaires.* — La dent temporaire ne doit disparaître que lorsque la dent permanente est prête à la remplacer, et du fait de l'inflammation éliminatrice causée par l'éruption de celle-ci ; elle conserve, par sa présence, une place dans l'arc maxillaire à la dent permanente. Si l'on enlève cette dent temporaire avant l'époque de son remplacement, les dents voisines, en faisant leur éruption, empiètent sur la place réservée à la dent permanente, et, lorsque celle-ci fait son apparition, la place est prise ; elle est alors forcée de se placer soit en dedans, soit en dehors de l'arcade.

c. *Extraction peu judicieuse des dents permanentes.* — Extraction d'une canine ou d'une incisive latérale irrégulièrement placées, extraction qui donne une apparence disgracieuse à la physionomie ; ou bien encore extraction unilatérale d'une des dents de la série permanente, cariée aussitôt son éruption, occasionnant un développement inégal des deux maxillaires et par suite une difformité non curable de la face.

d. *Retard dans l'éruption des dents permanentes.* — Pour une cause mal connue, une des dents permanentes ne fait son éruption que longtemps après les autres, sa place est prise par les voisines et elle est obligée de se dévier, soit en dehors, soit en dedans. C'est un cas qui se présente assez fréquemment pour les canines.

e. *Traumatismes et accidents inflammatoires.* —A la suite d'une chute ou d'un coup une des dents de l'une ou l'autre série se mortifie ; il en résulte un abcès et une inflammation qui peuvent troubler le travail physiologique d'éruption d'une dent voisine et être une cause d'irrégularité. La nécrose alvéolaire résulte assez souvent de la carie compliquée des dents temporaires et cette nécrose peut être une cause d'anomalie de direction des dents permanentes (1).

(1) Viau, *Odontologie*, 1892.

f. *Habitudes.* — Les mauvaises habitudes, comme l'action de sucer les lèvres, le pouce, actions souvent répétées au moment où la dent fait son éruption, et où elle est située dans un tissu encore malléable, peuvent lui faire prendre une position vicieuse dans laquelle elle se consolide.

3° Causes mixtes. — Certaines malformations des dents et des mâchoires tiennent à la fois comme étiologie des causes héréditaires et des causes acquises ; telles sont :

a. La *saillie en avant des dents supérieures*, anomalie où l'on peut souvent reconnaître la trace de l'hérédité, mais qui est favorisée par des causes mécaniques, comme la grandeur anormale des incisives supérieures, l'éruption vicieuse en avant de quelques dents postérieures, ou par des causes pathologiques comme un développement exagéré de l'arcade maxillaire supérieure ou un arrêt de développement de l'arcade maxillaire inférieure.

b. Le *prognathisme*, qui est bien souvent héréditaire, mais qui peut résulter d'une cause tendant à empêcher l'occlusion des mâchoires.

c. L'*arcade en forme de V*, où l'arcade affecte une forme angulaire à sommet antérieur, anomalie qui est probablement héréditaire, mais dont la production est favorisée par l'entassement des dents, le défaut de développement du maxillaire, le sommeil la bouche ouverte dans l'hypertrophie amygdalienne et les végétations adénoïdes, les muscles des joues exerçant une pression continue sur les dents (Ch. Tomes).

II. Étiologie des anomalies des maxillaires. — Les anomalies des maxillaires reconnaissent pour causes les malformations crâniennes et faciales, comme l'hydrocéphalie, la microcéphalie, l'ossification prématurée des sutures crâniennes qui engendrerait le palais en ogive (O. Coles), la déformation de la face.

A ces causes, d'origine congénitale, se joignent des causes acquises, comme les blessures de la tête et de la face et surtout les végétations adénoïdes du pharynx qui occasionnent fréquemment des malformations des maxillaires (1) ; enfin l'insuffisance de la respiration nasale (Mendel).

Des anomalies dont nous venons d'esquisser l'étiologie peuvent résulter une altération de la physionomie, une gène dans la prononciation, de la difficulté dans la mastication ; enfin, ces irrégularités créent une prédisposition à la carie, un milieu favorable aux microbes par le réceptacle qu'elles offrent aux détritus alimentaires. Aussi l'orthopédie dentaire a-t-elle été pratiquée depuis les temps les plus anciens, mais ce n'est qu'au commencement de ce siècle que divers auteurs ont décrit les appareils mis en usage pour arriver à ce résultat.

Historique. — Dès le Ier siècle, Celse s'occupe du redressement des dents : il fait l'extraction de la dent temporaire, lorsque la dent permanente correspondante apparaît, et conseille les pressions répétées avec les doigts pour ramener la dent déviée dans sa position normale. Pline cite quelques cas d'anomalies dentaires, de dents soudées entre elles. Vésale, au XVIe siècle, conseille les incisions de la gencive dans les cas d'éruptions difficiles. Vers la même époque, Eustache relate un grand nombre d'observations d'anomalies dentaires intéressantes. Ambroise Paré s'occupe aussi du redressement et conseille de pousser chaque jour, avec les doigts, la dent irrégulièrement placée vers la position qu'elle doit occuper. Nous arri-

(1) Voir L. Frey, *Pathologie des dents et de la bouche* (*Manuel du Chirurgien-dentiste*).

vons à Fauchard (1). Le premier, il constate la fréquence des anomalies sur les canines et les incisives, leur rareté sur les molaires; il repousse comme traitement des anomalies l'extraction prématurée des dents de lait et fait connaître les premiers appareils de redressement avec fils et ressorts. Bourdet, praticien éminent, quelque vingt ans plus tard, critique les plaques pour redressement de Fauchard et recommande à leur place des plaques de métal retenues par des fils de cordonnet. En 1771, Hunter pose comme règle (2) le redressement des dents pendant la jeunesse, mais il passe rapidement sur les moyens employés à cette époque. Plus près de nous, Lefoulon publie (3) une série d'articles sur l'orthopédie dentaire. Il affirme la possibilité de remédier à l'atrésie des maxillaires en pratiquant leur extension à l'aide d'appareils, et en modifiant la voûte palatine. Il décrit ces appareils avec observations à l'appui.

Deux ans plus tard, Schange décrit (4) le premier appareil sans plaque, fixé aux dents par un collier d'or qui se ferme et se serre à l'aide d'une vis et d'un écrou.

A notre époque, les appareils et les méthodes se sont multipliées ; nous les passerons en revue.

Physiologie pathologique. — On sait que la dent est encastrée et maintenue solidement dans un alvéole osseux qui a exactement sa forme ; mais les os ne sont point immuables dans leurs formes ; sous l'influence de diverses causes, une pression longtemps prolongée, un frottement souvent répété, ils deviennent malléables et se moulent sur les

(1) Fauchard, *Traité de chirurgie dentaire*, 1728.

(2) Hunter, *Traité sur l'anatomie, la pathologie et la physiologie dentaire.*

(3) Lefoulon, *Gazette des hôpitaux*. 1839.

(4) Schange, *Précis sur le redressement des dents.*

organes environnants; ainsi, quoique de densités moindres, un anévrysme, une tumeur intraosseuse raréfient et détruisent un os. Le bord alvéolaire ne fait point exception à la règle, d'autant plus qu'en définitive il n'est qu'une dépendance de la dent, qu'il n'a d'existence qu'autant que la dent subsiste.

En effet, si l'on examine une dent soumise à une pression lente exercée toujours dans le même sens, on remarque :

1° Une *mobilité primitive*, accompagnée d'allongement de la dent, mobilité et allongement dus à la congestion et à l'inflammation de la membrane péridentaire provoquées par la pression exercée sur la dent.

2° Une *mobilité secondaire*, s'établissant plus lentement, mais aussi plus lente à disparaître, reconnaissant pour cause un élargissement de l'alvéole ; sous l'influence d'une pression continue ou souvent répétée, la paroi alvéolaire comprimée fait de l'*ostéite raréfiante*, l'alvéole est agrandi, la dent mobile.

3° Le redressement opéré et la dent bien maintenue en sa nouvelle place par un appareil approprié, on obtient la consolidation de la dent. Par *ostéite condensante* de nouvelles productions osseuses se sont formées et ont comblé l'alvéole; la dent est désormais solide dans son alvéole de nouvelle formation.

C'est à produire ces phénomènes de raréfaction, puis de condensation alvéolaire le plus rapidement et le plus favorablement possible, que devront tendre tous les efforts du praticien par une judicieuse application des forces.

CHAPITRE II

EXAMEN DE LA BOUCHE. — OPPORTUNITÉ DU REDRESSEMENT.

§ 1er. — *Examen de la bouche.*

Lorsque des parents amènent un enfant pour lui corriger des irrégularités dentaires, le praticien examine d'abord soigneusement la bouche du sujet. Il doit :

1° S'informer de l'âge de l'enfant ;

2° Étudier la grandeur des arcades alvéolaires, leur forme, leurs rapports ;

3° Regarder si la dentition correspond bien à l'âge du sujet, si les dents permanentes ont fait leur éruption à une date normale. Nous rappelons à ce sujet le tableau de Seigneur pour les dates d'éruption de la deuxième dentition :

DENTS		ÉRUPTION
1re molaire........	Inférieure.........	6e, 7e année.
	Supérieure..	7e —
Incisive centrale...	Inférieure.........	7e —
	Supérieure........	7e —
Incisive latérale....	Inférieure.........	8e —
	Supérieure........	8e —
1re bicuspide	Inférieure.........	9e —
	Supérieure........	9e —
2e bicuspide.......	Inférieure.........	10e —
	Supérieure........	10e —
Canine............	Inférieure.........	11e —
	Supérieure........	11e —
2e molaire.........	Inférieure.........	12e —
	Supérieure........	12e —
3e molaire.........	Inférieure.........	19e —
	Supérieure........	25e —

4° Voir si les dents temporaires ou des débris de ces dents ne portent pas obstacle à l'éruption normale des dents permanentes ;

5° Noter le volume des dents, leur situation respective et leurs rapports normaux ou anormaux ;

6° Examiner l'articulation des dents inférieures avec les dents supérieures. Pour cela faire fermer plusieurs fois la bouche pour s'assurer que l'articulation donnée est bien l'articulation normale, car on a bien souvent beaucoup de difficultés à obtenir, surtout des enfants, la position ordinaire des dents dans l'occlusion des mâchoires : le sujet mordant, soit en avant sur la pointe des dents, soit à droite, soit à gauche ;

7° Examiner l'harmonie ou le défaut d'harmonie des traits et de l'expression faciale.

§ 2. — *Opportunité du redressement.*

Cet examen méthodique de la bouche et des dents renseigne sur l'opportunité du redressement; en effet, s'il est presque toujours possible de remédier aux irrégularités dentaires, le moment n'est pas toujours opportun pour le faire et dépend des conditions d'âge, de santé, de développement intellectuel, etc., du sujet.

1° Age. — L'âge du sujet doit être pris en grande considération. Dans le jeune âge les os sont plus malléables, le redressement s'opère beaucoup plus facilement et plus rapidement; mais le maintien de la dent redressée est plus difficile, car cette dent, plus faible, peut être déviée, rejetée hors de sa place normale par les dents voisines faisant leur éruption. Au contraire, dans un âge plus avancé, la première partie de l'opération, la réduction de la luxation (on peut, en effet, considérer les irrégularités dentaires comme des luxations congénitales) est plus lente et plus difficile, mais le maintien de cette réduction est plus facile parce que : 1° les tissus environnants sont plus denses et maintiennent mieux la dent; 2° la dent redressée est soustraite à l'influence des causes ordinaires d'irrégularités, les dents voisines ayant fait leur éruption; 3° les appareils destinés à corriger l'irrégularité demandent des points d'appui résistants qui, en général, ne peuvent se trouver que sur une ou plusieurs dents permanentes.

Cependant, il existe un cas où l'on peut poser comme un principe l'intervention précoce du dentiste pour opérer le redressement. Nous voulons parler d'un vice d'articulation. Supposons un enfant de 7 à 8 ans atteint de rétroversion des incisives supérieures. Il est bien évident que, quelles que soient les modifications apportées par le développement du maxillaire ou l'éruption des autres dents permanentes, l'irrégularité persistera, puisqu'il y a un obstacle invincible à leur avancement en avant formé par les dents antagonistes inférieures. Il est alors formellement indiqué d'intervenir dès le début, c'est-à-dire aussitôt que l'on aura constaté et l'anomalie et le vice d'articulation qui en résulte.

D'ailleurs, dans ce cas, le redressement est extrêmement simple : un appareil relevant l'articulation et supprimant ainsi l'obstacle, et quelques chevilles poussant la dent en avant; en quelques jours le redressement est obtenu. Pas d'appareil de maintien; la même cause qui empêchait la dent de prendre sa place normale s'oppose à ce que l'anomalie se reproduise.

Ainsi, lorsque l'opération est simple et que le résultat acquis ne risque point d'être compromis par l'éruption des dents voisines, opérer de bonne heure; différer, au contraire, le redressement lorsqu'on prévoit que l'opération sera laborieuse et que le résultat définitif sera difficile à maintenir.

2° Santé. — Chez un sujet vigoureux, bien portant, on peut entreprendre sans crainte un redressement de longue durée. Il n'en est plus de même lorsqu'on a à traiter un sujet débilité par la croissance ou le surmenage intellectuel, comme cela est fréquent à cette époque de la vie; alors la nutrition se fait mal, la faculté de réparation des tissus est diminuée. Si, malgré cet état général peu satisfaisant, on entreprend l'opération, on a : d'une part, diminution de la nutrition déjà faible par la difficulté de la mastication, gênée par un appareil auquel le sujet s'habitue parfois difficilement et s'opérant sur des dents douloureuses, mobiles; l'estomac qui fonctionne mal ne peut suppléer à ce surcroît de travail, la nutrition intime des tissus s'en ressent profondément; d'autre part, localement, insuffisance du processus réparateur, les tissus mal nourris réagissent faiblement, les dents mobilisées sont longues à se consolider, et un appareil de maintien, avec tous ses inconvénients, reste longtemps nécessaire. Il faut donc, dans l'intérêt de la santé en général et pour la bonne réussite de l'opération orthopédique en particulier, différer la correction des irrégularités dentaires chez les enfants affaiblis, si cette opération risque de les affaiblir plus profondément encore; il faut même y renoncer si l'état général ne se modifie pas.

3° Sexe. — La nécessité de corriger les irrégularités dentaires est plus impérieuse chez la femme que chez l'homme, car chez elle ces irrégularités ne sont point atténuées par la barbe, et, en altérant plus profondément sa physionomie, ces défauts portent atteinte à son charme naturel.

4° Développement intellectuel. — Il faut que l'enfant puisse comprendre la nécessité du redressement et en apprécier toute l'importance, sinon il porte irrégulièrement son appareil, quitte son appareil de maintien trop tôt, si bien que le traitement aboutit à un échec.

5° Hérédité de l'anomalie. — On doit aussi tenir compte de l'étiologie de l'anomalie à corriger; si cette anomalie est héréditaire, si surtout elle existe depuis plusieurs générations, le traitement est plus difficile. La première partie du redressement s'exécute bien dans un laps de temps normal, mais le maintien des résultats acquis offre plus de difficultés, la dent tend invinciblement à revenir à la position qu'elle occupait primitivement. Les appareils de maintien sont nécessaires pendant plus longtemps et il ne faut les quitter que lorsqu'on est absolument certain que l'irrégularité ne se reproduira pas.

Bien souvent le praticien a intérêt à ne pas intervenir trop vite dans le traitement des irrégularités dentaires; la nature se charge seule du redressement. Beaucoup d'irrégularités graves et paraissant difficilement curables au début, se corrigent sans intervention : les arcs maxillaires s'agrandissent et les dents plus au large, soumises à l'influence constante et agissant toujours dans le sens de la langue, des lèvres et des joues, prennent leur place normale. D'autres fois, il suffit d'une petite intervention opératoire pour obtenir ce résultat : l'extraction d'une dent ou d'une racine de dent temporaire ou même d'une dent permanente qui s'opposaient par leur présence à l'arrangement normal des dents. En règle générale, il faut surveiller de très près la bouche des enfants qui font leur deuxième dentition; une petite intervention au début peut éviter beaucoup d'ennuis et de difficultés plus tard, lorsque l'irrégularité est confirmée et que les dents se sont consolidées en leur place vicieuse.

Enfin, il existe certaines irrégularités si légères qu'il y a contre-indication d'intervention.

La latéro-version des incisives latérales supérieures, par exemple, que l'on rencontre si fréquemment que beaucoup de dentistes l'imitent dans les appareils dentaires artificiels, ne doit pas nécessiter de correction, à moins qu'elle ne soit très exagérée et par cela même gênante.

L'esthétique n'en est nullement choquée et les résultats obtenus ne seraient pas en rapport avec les difficultés de la régularisation.

Mentionnons encore les légères déviations des incisives centrales inférieures, qui sont, la plupart du temps, insignifiantes.

Il est peut-être bon aussi de rappeler que la responsabilité du dentiste qui entreprend le redressement des dents d'un enfant est grande. Il doit, s'il l'accepte, proscrire avant tout les sacrifices inutiles et combiner avec soin les moyens et les appareils qu'il compte employer et faire agir. Il sera obligé, pour mener à bien sa tâche, de surmonter les appréhensions des parents pour toutes les opérations qu'il faut faire subir à leurs enfants et de vaincre la frayeur et même la mauvaise volonté des enfants eux-mêmes, incapables de comprendre tout le bien qu'ils pourront en retirer dans l'avenir.

CHAPITRE III

PRÉPARATION DE LA BOUCHE. — EXTRACTIONS

§ 1er. — *Préparation de la bouche.*

Le redressement étant décidé, il faut d'abord mettre la bouche en état de supporter l'appareil qui va être appliqué.

Les dents temporaires mobiles qui doivent bientôt être remplacées sont enlevées; les caries sont soignées; les racines des dents temporaires, petits foyers d'infection, sont extraites aussi ; de même les dents temporaires cariées au quatrième degré, avec périostite chronique et abcès à répétition, doivent disparaître. Souvent, chez les sujets qui négligent les soins d'hygiène, un nettoyage est nécessaire : les dents sont recouvertes au collet d'un enduit sanieux, gris blanchâtre, très infectieux; la muqueuse gingivale, surtout au voisinage des dents, et les replis gingivaux interdentaires sont enflammés, boursouflés.

Placer un appareil dans de pareilles conditions sur cette muqueuse déjà irritée, serait augmenter cet état inflammatoire et risquer de compromettre le succès de l'intervention.

Ces soins préliminaires donnés, on peut combiner l'appareil ; on doit avoir présent à l'esprit le principe fondamental de toute correction d'irrégularité : « Avoir la possibilité de faire mouvoir dans le sens voulu les dents à redresser. » Ainsi parfois les dents sont entassées, trop serrées les unes contre les autres pour pouvoir être placées régulièrement; il est alors nécessaire, pour opérer le redressement, de faire l'extraction d'une ou de plusieurs dents. Nous allons examiner quelles dents devront être extraites de préférence et les règles à suivre en pareil cas.

§ 2. — *Extraction dans un but orthopédique.*

I. Extraction de dents temporaires. — Il est souvent utile, dans le traitement des irrégularités dentaires, d'enlever une dent temporaire qui s'oppose au placement régulier d'une dent permanente voisine.

Cette intervention, petite au début, peut en éviter une plus grande plus tard. Mais il faut être sobre de ces opérations et se souvenir : 1° que la dent temporaire garde sa place à la dent permanente qui doit la remplacer et que l'extraction prématurée de cette dent temporaire, causant peut-être un bénéfice passager, peut, à l'éruption de la dent permanente, entraîner des anomalies de direction plus graves que l'irrégularité primitive qu'on a voulu corriger; 2° que, par sa pression sur les autres dents, la dent temporaire tend à élargir l'arc maxillaire et que sa suppression peut enrayer ce mouvement d'agrandissement et causer l'atrésie du maxillaire; 3° que l'extraction d'une dent temporaire favorise et active l'éruption de la dent permanente correspondante, dent qui fait son éruption avec son volume définitif dans un maxillaire qui, lui, n'a pas encore sa grandeur définitive et ne peut la recevoir, d'où nouvelle cause d'irrégularité.

Toutefois, lorsque les dents permanentes font leur éruption en rotation sur l'axe, il peut être utile de faire l'extraction des dents temporaires contiguës (Andrieu). M. Godon a rapporté un cas très intéressant où l'extraction de dents temporaires fut nécessaire comme traitement préventif d'anomalies de direction (1). Parfois le redressement s'opère seul; de toutes les manières il est facilité par l'espace obtenu, grâce à cette opération. Plus tard, la dent étant consolidée dans sa position anormale, les ligaments solides, l'alvéole plus dense, le redressement serait beaucoup plus difficile, et, au risque d'avoir ultérieurement les canines en dehors de l'arcade, anomalie facilement corrigeable, il vaut mieux opérer la réduction de bonne heure.

(1) Godon, *Traitement de certaines anomalies de direction par l'extraction prématurée des dents temporaires. Congrès de Bordeaux*, 1895.

II. Extraction de dents permanentes. — L'extraction d'une dent permanente a toujours certains inconvénients : elle vicie l'articulation, amène une résorption alvéolaire préjudiciable, peut causer une déviation des dents voisines, et, si elle est unilatérale, occasionner un défaut d'harmonie parfois assez visible entre les deux côtés de la bouche. On est souvent forcé de passer outre et d'extraire quand même ; dans ce cas, il est certaines règles à observer (Guilford).

a. *Éviter l'extraction des dents antérieures du maxillaire supérieur.* — En effet, ces dents sont les plus visibles, leur absence se remarque facilement et change l'aspect de la physionomie ; enfin on peut obtenir leur placement régulier par l'extraction d'une dent située profondément, la première prémolaire par exemple. C'est surtout la canine qui fait son éruption irrégulièrement en dehors de l'arcade, parce qu'elle pousse la dernière des dents antérieures et qu'au moment de son évolution la place est déjà prise. Mais comme c'est elle la plus forte et la plus durable de toutes les dents, que, par sa proéminence et sa longue racine, elle imprime à la face une expression caractéristique, il ne faut pas la sacrifier.

L'extraction de la première ou même de la deuxième prémolaire est tout indiquée ; naturellement, ou au moyen d'un petit appareil, la canine rentrera et prendra sa place normale. L'opinion de Magitot (1), qui conseille l'extraction de la canine dans le cas où celle-ci ne peut trouver sa place, après avoir terminé son évolution, est définitivement abandonnée.

L'extraction d'une des dents antérieures à la mâchoire supérieure est donc absolument contre-indi-

(1) Magitot, article Dent du *Dictionnaire encyclopédique.*

quée; il y a peut-être rarement une exception lorsqu'une de ces dents est cariée profondément; alors on pourrait faire l'extraction de la dent malade et obtenir ainsi la place nécessaire au redressement des dents voisines.

b. *Au maxillaire inférieur, on peut parfois enlever une des incisives.* — Cette opération, permise lorsque les dents sont trop entassées, mais non dans la légère irrégularité qui est presque la règle des incisives inférieures, passe inaperçue, vu le peu de volume de ces dents et leur grande ressemblance avec les dents voisines. Enlever alors la dent la plus déviée.

c. *Dans les dents du fond de la bouche enlever la plus voisine de l'organe à régulariser.* — Enlever la première bicuspide pour faire de la place à la canine; pratiquer l'extraction de la deuxième molaire si elle est cariée au 4e degré pour faciliter l'évolution de la dent de sagesse.

On a proposé l'extraction méthodique de la dent de six ans pour faciliter l'arrangement des autres dents, cette molaire se cariant très fréquemment et ayant peu de chances de survie surtout dans les bouches défectueuses. Magitot, Tomes, Harris et Austen se sont prononcés pour l'extraction de cette dent. Andrieu en était non seulement partisan, mais il en faisait presque un principe. De leur côté, MM. P. Dubois, Shepard, Davenport, le Dr Maurice Roy, Francis Jean et Richard-Chauvin se sont élevés avec force contre sa suppression, ce qui se conçoit du reste aisément, vu l'importance de cette dent, sur laquelle repose l'articulation de toutes les autres dents permanentes et de laquelle dépend, dans bien des cas, la régularité même de leur arrangement.

Si l'on pratique l'extraction des dents de six ans, avant l'éruption totale des prémolaires, comme l'enfant n'a que ces dents pour mastiquer, il est gêné pour broyer ses aliments, la mastication est insuffisante; de plus l'articulation s'abaisse, s'effondre, tous les efforts portent sur les dents antérieures qui sont trop faibles, n'étant pas préparées à cette augmentation de travail, et se dévient en antéversion.

Si, au contraire, on la conserve, elle peut être utilisée pour remédier aux irrégularités déjà existantes; on peut favoriser son allongement par des appareils spéciaux la laissant libre, ce qui la fait s'allonger, et rehausse ainsi l'articulation pour remédier à l'antéversion des incisives supérieures.

En résumé, il faut conserver la première molaire, si elle est saine; on peut en pratiquer l'extraction dans les cas de carie pénétrante; mais alors, on choisira le moment : seulement après l'éruption complète des prémolaires qui doivent maintenir la hauteur de l'articulation, jusqu'à ce que les deuxièmes molaires aient fait leur évolution.

d. *L'extraction décidée, pour obtenir les meilleurs résultats, procéder sans retard à l'operation.* — Faire l'opération avant que l'irrégularité soit tout à fait confirmée, est bien plus profitable; la dent à redresser prend la place de la dent extraite sans intervention, ou du moins avec le minimum d'intervention. On évite des complications : une canine faisant son éruption en dehors presse sur l'incisive latérale et peut la dévier, ainsi que l'incisive centrale, irrégularités que l'on aurait facilement évitées par l'extraction précoce de la première prémolaire. De même, s'il faut faire l'extraction d'une ou deux premières molaires comme mesure préventive des irrégularités de la partie antérieure de l'arcade, pratiquer cette opération vers la onzième année et ne point attendre que la molaire de douze ans ait fait son éruption, afin que cette dent vienne naturellement combler une partie du vide ainsi produit. L'extraction tardive après l'éruption de cette molaire serait inutile.

e. *Se garder avec soin des extractions inutiles.* — Les redressements sont parfois simples par extractions, mais celles-ci sont souvent inutiles et condamnables. Il faut bien réfléchir, avant de faire l'opération, sur ses conséquences probables, car l'extraction peu judicieuse d'une dent peut donner lieu à une difformité très sérieuse et irréparable. Toutes les fois que cela est possible, il vaut mieux préférer l'expansion de l'arcade, pour remédier à l'entassement des dents, à l'extraction d'une dent dans ce même but. Il est souvent inutile de faire les extractions bilatérales pour avoir de l'espace, surtout quand l'anomalie est limitée à un seul côté de l'arcade; un petit dérangement de la ligne médiane n'a guère d'importance et est bien préférable au sacrifice d'un organe utile. De même, quand deux mâchoires sont d'inégales dimensions, si l'on enlève deux dents à la plus proéminente, ne pas enlever les deux dents correspondantes à la mâchoire la plus petite dans le but de régulariser l'articulation, chose que l'on fait malheureusement trop souvent en pratiquant l'extraction méthodique des quatre molaires de six ans, alors que l'extraction de deux de ces dents eût suffi.

D'une façon générale, il faut éviter l'extraction des dents permanentes; elle est souvent critiquable, et, dans beaucoup de cas où l'on pratique l'extraction, un appareil bien combiné et un peu de patience donneraient de meilleurs résultats. Dans les cas d'atrésie surtout, où les appareils d'expansion produisent parfois des résultats merveilleux, on est quelquefois tenté d'enlever une ou deux dents, afin de remédier à l'entassement ; ces extractions augmentent encore l'atrésie, car elles suppriment la force d'expansion qui résulte des dents serrées, pressées et cherchant à prendre leur place normale. Il vaut mieux appliquer un appareil extenseur; il est toujours temps d'arriver à l'extraction.

CHAPITRE IV

MOYENS DE REDRESSEMENT.

ARTICLE 1er. — REDRESSEMENTS IMMÉDIATS.

La période de dentition des dents permanentes, qui comprend la chute des dents temporaires et l'éruption des dents permanentes, doit être pour le dentiste l'objet d'une attention continuelle.

On peut dire que deux règles s'imposent pour dicter sa conduite :

1° Faire en sorte qu'à son apparition la dent permanente trouve l'espace nécessaire pour prendre sa place régulière dans l'arcade dentaire;

2° Surveiller attentivement la sortie des dents permanentes en voie d'évolution et leur éviter toute rencontre prématurée de la part des dents temporaires antagonistes.

Nous croyons qu'une surveillance exercée régulièrement et une intervention opportune peuvent éviter dans la suite l'application d'un appareil orthopédique dans les irrégularités légères.

Parmi les moyens tentés pour remédier aux irrégularités existantes pour lesquelles la pose d'un appareil n'est pas nécessaire, il faut citer les manœuvres conseillées par les anciens dentistes et qui consistaient en pressions, à l'aide des doigts, souvent répétées sur l'organe déplacé.

Rappelons le cas cité par Talbot pour redresser la rétroversion d'une incisive centrale supérieure. Talbot, en faisant mordre cette dent sur un levier en bois agissant comme le plan incliné (1), a réussi en une journée, le patient restant sous sa surveillance pendant ce temps.

Citons encore les ligatures ou anneaux élastiques pour rapprocher des dents trop écartées, mais ils ont l'inconvénient d'occasionner des désordres locaux quelquefois assez intenses.

Kingsley a conseillé, pour le développement de l'arcade dentaire, l'emploi des coins de caoutchouc. Ce moyen n'est pas pratique, car si l'on connaît la douleur que cause l'application d'un caoutchouc pour l'écartement temporaire d'une dent atteinte de carie interstitielle, il est facile de se figurer l'épouvantable souffrance à laquelle on condamnerait un sujet en généralisant cet écartement avec des coins pendant le temps nécessaire au travail physiologique.

D'ailleurs, il faut que le cas soit extrêmement favorable pour qu'on puisse obtenir le redressement des irrégularités dentaires par ces simples manœuvres. Ordinairement le redressement est plus compliqué, et il faut une intervention plus énergique, mais il est parfois possible d'éviter la pose d'un appareil et d'obtenir la réduction immédiatement. C'est la méthode connue sous le nom de *méthode du redressement immédiat.* On en distingue deux sortes : 1° la rotation brusque ; 2° le redressement immédiat par la luxation.

§ 1er. — *Rotation brusque.*

Méthode de redressement qui consiste en la ré-

(1) Voir p. 202.

duction immédiate au moyen du davier de l'anomalie de rotation sur l'axe. Cette méthode n'est applicable qu'aux incisives et aux canines de la mâchoire supérieure, la forme de la racine de ces dents se rapprochant assez d'un cône allongé.

Historique. — L'opération dite rotation brusque est de date fort ancienne. Fauchard, en 1728, la pratiquait déjà à l'aide du pélican.

Bourdet, en 1757; Hunter, en 1798; Gariot, en 1805, la pratiquaient aussi. Delabarre, en 1820; Maury, en 1833, et Désirabode, en 1846, se prononcent contre le redressement immédiat.

Cette opération a donc été délaissée depuis le commencement du siècle et n'a été reprise que par quelques auteurs qui ont tenté de la remettre en honneur.

Tomes (1) préconise ce système. Il exécute l'opération en deux temps, c'est-à-dire que dans la première partie il fait parcourir à la dent la moitié du mouvement de torsion à produire et, quinze jours ou trois semaines après, il ramène la dent au degré voulu. Il maintient la dent en place à l'aide d'une gouttière de gutta-percha.

Magitot (2) publie dix-sept observations de cas traités par ce procédé. Il conseille l'abandon des appareils dans les cas de rotation sur l'axe et les admet seulement pour les dents dont la rotation est accompagnée d'autres déviations.

David (3) a étudié également la rotation brusque. Comme Magitot, il s'en fait le partisan si résolu qu'il ne s'effraie même pas de l'accident le plus fréquent qui complique cette opération : l'extraction de la dent à redresser. Il cite un semblable résultat chez une

(1) Tomes, *Traité de chirurgie*.
(2) Magitot, article Dent, du *Dictionnaire encyclopédique*.
(3) David, *Odontologie*, 1885.

jeune fille de quinze ans. Cependant, dans les cas où le succès lui paraît douteux, il conseille la combinaison des deux méthodes. Il commence le redressement à l'aide d'un appareil orthopédique et il le termine par l'opération. L'avantage qu'il prétend obtenir est la suppression des appareils de maintien.

Donc, d'après les auteurs que nous venons de citer, la rotation brusque serait préférable à la réduction progressive au moyen d'un appareil agissant graduellement.

Mode d'opérer. — L'âge le plus favorable est de huit à dix ans; l'opération ne se fait naturellement que sur les dents uniradiculaires, de préférence les incisives supérieures. S'assurer, avant de commencer l'opération, qu'il y a bien la place pour la dent remise en sa position régulière; ne pas faire la rotation brusque s'il y a d'autres anomalies compliquant la rotation sur l'axe; ces anomalies nécessitent un appareil réducteur et il vaut mieux profiter de cet appareil pour opérer la réduction lente et progressive de la rotation axile. Essayer par la palpation de s'assurer de la direction des racines, se rappeler que les anomalies et en particulier les anomalies de direction s'accompagnent bien souvent d'anomalies radiculaires.

Faire l'antisepsie de la gencive et de la dent de manière que, si la luxation complète de la dent se produit, on n'ait pas à craindre d'accidents infectieux. Pour procéder à la luxation on se sert d'un davier droit dont les mors ont été préalablement garnis de soie, de papier de verre, de lames de plomb (Tomes) ou de gaines en caoutchouc. La dent est saisie solidement au niveau du collet et on lui imprime lentement mais fermement un mouvement de rotation dans le sens de la réduction. Il faut bien éviter de faire des mouvements de latéralité qui déchireraient les adhérences ligamenteuses et pourraient produire l'extraction de la dent ; il est parfois utile, lorsque la rotation est très accusée, de changer de place les mors du davier avant que la réduction soit complète, afin de pouvoir achever l'opération. Dépasser un peu le but, car les fibres ligamenteuses tiraillées ont tendance à faire revenir la dent en arrière, ce qui la remet ainsi à sa place normale.

Parfois, chez les sujets âgés où la luxation est difficile, on a intérêt à pratiquer l'opération en deux séances séparées par un intervalle d'une quinzaine de jours.

La douleur est assez intense et rappelle celle de l'extraction, mais on peut l'atténuer et même la faire disparaître complètement au moyen d'une piqûre de cocaïne.

La dent est mobile à la suite de cette opération ; il faut la fixer dans sa nouvelle place au moyen d'un appareil de maintien très simple ordinairement : coiffe de gutta-percha ou de digue, fil de platine, etc. Au bout de quelques jours les quelques phénomènes inflammatoires qui ont pu se produire ont disparu et tout rentre dans l'ordre.

Avantages et inconvénients. — « La luxation brusque a pour effet de rétablir immédiatement la régularité de l'arcade dentaire, et c'est de la sorte qu'au prix d'une douleur très supportable, d'une gêne légère de quelques jours, on obtient la guérison définitive de la difformité. Cette opération assez délicate, bien que facile, donne à peine lieu à un léger écoulement de sang ; jamais de récidives, jamais d'accidents consécutifs ; du moins nous n'en connaissons pas. D'une innocuité presque absolue, elle offre de tels avantages sur l'emploi des appareils orthopédiques, que nous n'hésitons pas à conseiller l'abandon de ces derniers (Magitot). »

Faire en une ou deux séances le même travail qu'un appareil bien compris en plusieurs mois et supprimer du même coup l'appareil de maintien que le patient devra porter encore longtemps pour maintenir la dent en place et assurer un résultat définitif, sont des avantages incontestables.

Si avec cela on rend impossibles les désordres que peut occasionner le port prolongé des appareils, on doit se prononcer nettement pour cette méthode.

Cependant elle a des inconvénients. D'après les conclusions de David (1), l'opération dite de rotation brusque est une extraction incomplète.

D'après M. Cruet (2), pour que la rotation brusque soit efficace il faut rompre les ligaments interalvéolaires, c'est-à-dire, suivant son expression, faire une greffe sans enlever la dent.

Ces deux affirmations doivent déjà faire réfléchir. Dans le mouvement de torsion les ligaments d'abord distendus arrivent à se rompre; il faut donc que la dent, dépourvue de ses attaches ligamenteuses et placée dans une autre position, prenne de nouveaux rapports; c'est donc une véritable greffe; or nous connaissons l'incertitude des résultats définitifs de la greffe (3).

Toutefois le faisceau vasculo-nerveux doit seulement être tordu, mais non rompu, car cette rupture amènerait la perte de la vitalité de l'organe central. A la possibilité d'une extraction involontaire, comme dans les observations de Bourdet et de David, nous devons donc ajouter la possibilité d'une mortification de la dent, et nous croyons ce dernier accident extrêmement fréquent.

(1) David, *Odontologie*, 1885.

(2) Cruet, *Revue de Stomatologie*.

(3) Ch. Godon, *Clinique et dentisterie opératoire* (*Manuel du chirurgien-dentiste*).

Mais il y a encore d'autres accidents à redouter. Quoique la rotation brusque ne soit praticable que sur les dents antérieures supérieures, à cause de la forme presque ronde de leur racine, il n'est pas toujours facile de s'assurer de la régularité de ces racines. On peut donc rencontrer, à cause d'une forme irrégulière, une résistance que l'on ne soupçonne pas et, dans ce cas, on s'expose à fracturer soit l'une des parties de la dent (couronne ou racine), soit le bord alvéolaire. De plus, si l'on réussit à luxer la dent et à la ramener dans la direction normale, la configuration interne de l'alvéole n'est plus en rapport avec la forme de la racine différemment placée.

Enfin les ligaments rompus sont comprimés dans certains endroits et, en réagissant, ils déterminent l'élongation de la dent. A ces inconvénients graves il convient d'ajouter quelques complications de moindre importance, telles que l'éraillure de la dent redressée ou de ses voisines, la déchirure des tissus mous au niveau du collet de la dent, la réaction inflammatoire à tous ses degrés.

On voit que le succès de cette opération peut souvent être compromis par la possibilité des accidents et complications que nous venons d'énumérer. Indépendamment de la répugnance qu'éprouvent les parents du sujet et le sujet lui-même à se prêter à cette opération, même avec les moyens d'anesthésie locale que nous possédons actuellement, nous doutons fort que beaucoup de praticiens consentent à assumer la responsabilité que fait encourir cette méthode en cas d'insuccès. Nous croyons fermement à la supériorité d'appareils bien combinés et attentivement dirigés pour le traitement de cette anomalie; celui-ci est assurément difficultueux et long dans beaucoup de cas, mais il est sans danger pour l'existence d'une dent saine et solide après tout.

Il est bien entendu que la rotation brusque est contre-indiquée lorsque les dents voisines sont serrées et que la place de la dent n'est pas assurée avant l'opération ; il sera nécessaire dans ce cas de recourir à un appareil orthopédique pour gagner l'espace indispensable à la régularisation de la dent.

Nous n'admettons donc le choix de cette méthode que dans quelques cas particuliers pour lesquels nous serions sans aucune action avec les moyens ordinaires. On pourrait encore employer la rotation brusque pour la correction de la rotation sur l'axe lorsque les parents demandent à terminer le redressement le plus vite possible, le temps faisant défaut, ou lorsque l'enfant ne peut venir voir le praticien aussi souvent que cela serait nécessaire ; dans ce cas on ne pratiquera l'opération qu'après avoir bien éclairé les parents sur ses riques et ses dangers et en leur en laissant toute la responsabilité.

§ 2. — *Redressement immédiat par la luxation.*

M. Cunningham, de Cambridge (1), a présenté au Congrès de Chicago, en même temps que M. Bryan, une communication sur ce sujet et il a publié plusieurs observations et l'exposé de ses procédés de redressement immédiat, qu'il avait déjà démontrés il y a deux ans à une séance de la Société d'odontologie de Paris.

Les quelques succès obtenus par la rotation brusque et la facilité de réparation des fractures des maxillaires lui ont suggéré l'idée de recourir à la luxation pour corriger diverses irrégularités dentaires.

(1) Cunningham, *Dental Record*.

Mode d'opérer. — M. Cunningham élargit le champ opératoire en orthopédie dentaire. A l'aide de scies circulaires aussi minces qu'une feuille de papier, il coupe l'alvéole dans sa hauteur des deux côtés de la dent à déplacer ; puis, à l'aide du davier, d'élévateurs et d'autres instruments, il pousse en dedans ou attire en dehors la dent à régulariser. Le pivotement de la dent se fait de la même manière. Les mors du davier sont garnis au préalable, soit de gaines de caoutchouc mou ou d'or, soit de gaines de cuivre moulées et soudées de façon à s'ajuster parfaitement sur les mors ; on peut également se servir d'instruments spéciaux. Les daviers de MM. Bryan et Physick rendront, dans certains cas, de grands services.

Comme pour tous les redressements, il importe, avant tout, de s'assurer la place nécessaire à la régularisation, et l'extraction d'une dent cariée voisine facilite l'opération.

L'avulsion de la dent sacrifiée peut être faite quelques instants avant l'opération ou, ce qui est préférable, dans les quelques jours qui la précèdent, car l'inflammation consécutive à cette opération détermine des modifications alvéolaires avantageuses.

Le but à atteindre dans l'opération de la luxation est de déplacer chaque dent dans son alvéole entier, fracturé au-dessus de la pointe de la racine. L'auteur dit qu'on a pu faire mouvoir ainsi jusqu'à 6 dents.

Dans la plupart des cas, il est bon de prendre un moulage de la bouche avant l'opération, afin de l'étudier et de pouvoir faire sur un second moulage le redressement qui doit être effectué. Ce second moulage rectifié servira aussi à confectionner un appareil de rétention, s'il est nécessaire.

La luxation terminée, les dents redressées doivent

être ligaturées avec des fils d'acier argentés ou des fils de soie, ou bien encore maintenues à l'aide d'un appareil de prothèse contentif.

L'articulation est rétablie à l'aide de meules de corindon.

Les ligatures ou l'appareil de maintien peuvent être enlevés, selon les cas, quinze jours ou trois semaines environ après l'opération ; pendant les jours qui suivent l'opération, surveiller attentivement l'état de la dent et des gencives.

L'antisepsie la plus grande est une condition indispensable du traitement. Quelques jours auparavant les dents sont nettoyées, brossées ; de fréquents lavages à l'aide d'une solution antiseptique sont pratiqués plusieurs fois par jour. Il en est de même le jour de l'opération et les jours qui suivent.

Instruments. — On peut se servir de la pince de Bryan modifiée par M. Aguilar, de Cadix, et d'un séparateur alvéolaire, combinaison de la pince de Physick et de la pince chirurgicale ordinaire à os.

Des mandrins à épaulement carré pour scies circulaires, larges, minces sont nécessaires.

Aussitôt après la luxation, des irrigations antiseptiques détergent les tissus des cavités mis à nu et leur surface est enduite de collodion tannique.

La douleur disparaît généralement quelques instants après l'opération.

Avantages et inconvénients. — Les avantages sont : la suppression des appareils orthopédiques et de leurs inconvénients, la régularisation presque immédiate.

Les inconvénients sont nombreux et les observations publiées par l'auteur le prouvent. Il y a des accidents immédiats et des accidents éloignés.

1° *Accidents immédiats.* — La fracture de la dent et diverses fractures des parties voisines ;

L'extraction involontaire de la dent à redresser;
La déchirure de la gencive.

2° *Accidents éloignés.* — La réaction inflammatoire vive avec complications, périodontite aiguë ou chronique, abcès, nécrose, mortification pulpaire, chute de la dent avec ou sans résorption radiculaire.

L'auteur rapporte lui-même que, dans les différents cas qu'il a traités, plusieurs ont causé des accidents de ce genre. Nous relevons comme accidents immédiats : plusieurs extractions involontaires et une perforation de la paroi alvéolaire et de la gencive due à un mouvement brusque du malade.

Parmi les accidents éloignés : un épanchement des vaisseaux sanguins de la pulpe sur la dentine qui a occasionné la décoloration rapide de la dent; des mortifications pulpaires, et enfin un insuccès dû à une dent réimplantée avec la pulpe à la suite d'une extraction involontaire.

Cette méthode est trop récente, les cas traités sont trop peu nombreux, pour qu'on puisse se prononcer nettement dès à présent sur sa valeur.

Cependant, à cause des désordres étendus qu'elle peut déterminer, nous pensons que les essais mêmes ne peuvent être tentés qu'avec les plus grandes réserves et sur des dents sacrifiées à l'avance, car les conséquences d'un insuccès avec ce procédé peuvent être des plus fâcheuses.

Article II. — Redressements médiats.

Cette méthode de redressement exige plus de temps, plus de soins de la part du praticien, mais elle agit plus prudemment; il est facile de modérer son action et les insuccès, s'il y en a, sont beaucoup moins graves qu'avec les méthodes de redressement immédiats.

Elle consiste essentiellement en forces agissantes qui, d'un côté, prennent leur appui sur l'appareil-base et de l'autre exercent leur action sur les dents à régulariser.

Avant de combiner définitivement l'appareil, l'empreinte doit être prise ; elle sert à étudier plus attentivement et plus facilement le cas et à décider le genre d'appareil qui doit être employé.

On prend ces empreintes à la cire, au stent ou au godiva, mais le plâtre est la substance de choix, car le modèle doit être aussi exact qu'il est possible ; en effet, des parties dures sont en contact avec l'appareil, et, si l'empreinte n'est pas exacte, l'appareil ballotte sur les pointes des tubercules et ne s'applique pas parfaitement.

On prend l'articulation et les modèles sont montés sur l'articulateur. Les appareils et les forces agissantes sont alors combinés en considérant :

1° Les mouvements à imprimer aux dents ;

2° L'articulation, c'est-à-dire les rapports des dents des deux mâchoires entre elles ;

3° La nature des dents à faire mouvoir ;

4° Les points d'appui sur lesquels les forces seront appliquées pour faire mouvoir les dents irrégulières.

Il sera indispensable de se rappeler ce principe : « La résistance du point d'appui doit toujours être supérieure à la résistance des organes à déplacer. »

Ce principe décide le plus souvent entre l'emploi des appareils sans plaque, qui exigent un nombre considérable de dents comme points d'appui, et les appareils avec plaque, celle-ci venant apporter un concours très important aux dents pouvant servir de points d'appui.

Les appareils peuvent être combinés de façon à agir en différents temps dans la régularisation des dents ou des maxillaires, ou bien peuvent redresser à la fois dans le même temps les irrégularités des dents et des maxillaires.

Le nombre et l'étendue des anomalies fixent le praticien à ce sujet.

§ 1er. — *Forces agissantes.*

Elles sont intermittentes ou continues.

Certains auteurs se servent exclusivement des appareils construits avec des forces agissant par intermittence et basées sur ce principe de physiologie, qu'il est nécessaire qu'une période de repos succède à une période de travail. D'autres, au contraire, préconisent les forces agissantes continues, comme le caoutchouc, en affirmant qu'elles provoquent une ostéite plastique simple avec ostéogenèse durable.

FORCES INTERMITTENTES. — **I. Coins ou chevilles.** — Leur première application remonte aux appareils les plus anciens. Ils peuvent être en bois comprimé, en caoutchouc vulcanisé ou enfin en laminaire, substance qui offre sur les deux précédentes une supériorité d'expansion incontestable.

Agissant par expansion, ces substances produisent une pression sur les dents à redresser. Les chevilles ont été beaucoup employées, mais leur usage s'est considérablement restreint, à cause de la lenteur de leur action et de leur facilité à s'imprégner des détritus buccaux, qui peuvent être nuisibles aux dents contre lesquelles elles sont appliquées. Elles ont donné cependant d'assez bons résultats dans les cas simples d'incisives atteintes de rétroversion.

II. Vis. — Ce fut William Dwinelle qui se servit le premier des vis; elles ont été beaucoup modifiées depuis. Elles peuvent être construites en or, en platine, en acier (vis de Godart). Jack a perfectionné cet excellent moyen de réduction, que l'on peut employer dans presque tous les cas lorsque la résistance est considérable et particulièrement pour la rotation sur l'axe. Il a construit une série de vis de différentes formes, qu'on peut fixer, soit sur les dents naturelles, soit sur une plaque-base (fig. 5).

On les a employées non seulement comme force agissant sur la dent à déplacer, mais encore comme

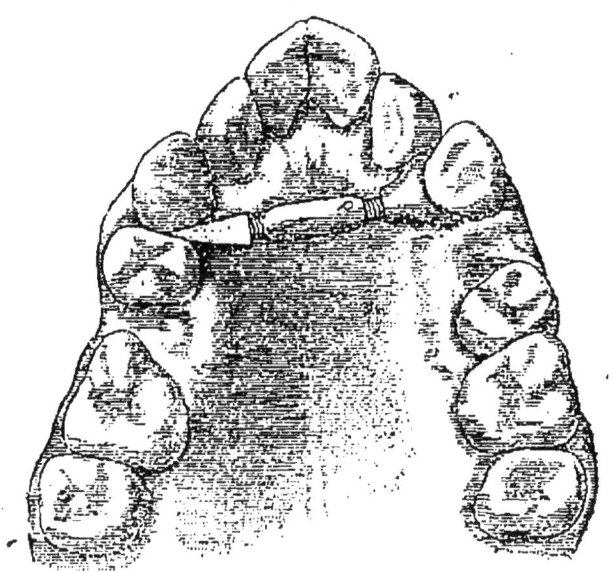

Fig. 5. — Vis de Jack employée seule (Dubois).

moyen de rétention de l'appareil. Les vis à écrou peuvent aussi servir de rappel en arrière pour les dents.

Farrar se sert exclusivement de la vis dans ses diverses formes, pour tous les cas.

Les vis ont été également utilisées dans plusieurs appareils dits *extenseurs*, destinés à remédier à l'atrésie des maxillaires.

Forces continues. — **I. Leviers.** — Les leviers ou ressorts peuvent être fabriqués en or recroui et platine, ou en or platiné par la combinaison de ces deux métaux. Leur forme, leur force et leur longueur doivent être calculées d'après les mouvements à produire et la force de résistance qu'on peut s'attendre à éprouver.

Coffin a introduit en prothèse orthopédique l'acier bien trempé, notamment celui qui sert à confectionner les fils de piano. Ce moyen donne les meilleurs résultats au point de vue de la force et de l'élasticité. Le fil doit toujours être employé sans être recuit, autrement on le détremperait et il ne garderait pas son élasticité qui constitue sa qualité la plus précieuse; par conséquent il ne doit jamais être soudé à un appareil en métal.

II. Ressorts. — L'action des ressorts s'applique à la plupart des mouvements à obtenir, mais surtout pour la rotation sur l'axe.

Ils agissent en vertu de l'élasticité métallique qu'ils produisent. On peut les aider en les combinant avec des ligatures, des bandes ou des anneaux élastiques.

Les ressorts sont également employés dans plusieurs appareils extenseurs.

III. Ligatures et anneaux élastiques. — *La ligature* a été la première force agissante employée. On y a recours sous la forme de fils de soie, de lin ou de coton, mais surtout de soie. L'action de la salive sur le fil produit la contraction de la ligature. Elle est souvent combinée avec les anneaux élastiques et est utilisée plus particulièrement dans les cas simples et pour les dents dont le déplacement est léger.

Les anneaux élastiques s'emploient :

1° Sous forme d'anneaux plats découpés dans des tubes de caoutchouc d'épaisseur variable;

2° Sous forme de fils de caoutchouc à section carrée.

Ces diverses sortes de caoutchouc ne doivent être

employées dans la bouche qu'avec le concours d'un appareil sur lequel ils prennent leur point d'appui, car, pour ce système, *un point d'attache fixe à une base fixe elle-même* est une condition essentielle. Sans cette précaution, les cercles élastiques, à cause de la forme de la dent, de sa surface polie, glissante, et en vertu de leur élasticité, remonteraient au-dessus du collet, vers le sommet de la racine, déterminant une inflammation très vive qui pourrait amener des complications redoutables pour la dent.

Les anneaux élastiques agissent comme moyen de traction. On obtient d'excellents résultats de leur emploi en les combinant avec la bande Magill, qui les empêche de toucher un point quelconque de la muqueuse, et qui permet leur renouvellement facile sans qu'on soit forcé de retirer l'appareil.

Quelle que soit la méthode employée, c'est toujours une ou plusieurs de ces forces qu'on doit faire agir dans les appareils.

§ 2. — *Étude des appareils.*

On peut diviser les appareils orthopédiques en deux grandes classes :

a. Les appareils à plaque;

b. Les appareils fixés aux dents naturelles, dans lesquels la plaque est supprimée.

Chacun de ces procédés a ses avantages et ses inconvénients.

P. Dubois (1) indique ainsi les conditions à remplir par les appareils de redressement.

Ces appareils doivent :

« 1° S'adapter exactement à la gencive et aux dents

(1) P. Dubois, *Affections dentaires et affections de la cavité buccale et des maxillaires.*

sans les léser, ne pas provoquer d'usure, de fracture de l'émail, de périostite et de gingivite;

« 2° Être fixés solidement de manière à assurer un point d'appui suffisant aux forces orthopédiques;

« 3° Agir sur les points voulus d'une façon lentement progressive et sans saccades;

« 4° Etre de nettoyage facile dans toutes leurs parties.

« La force doit être aussi directe qu'il est possible, être perpendiculaire au grand axe de la dent et ne s'exercer que quand une place suffisante a été faite. »

Avant de passer en revue les appareils à plaque et les appareils sans plaque, il est utile de dire quelques mots d'un appareil qui ne rentre dans aucune de ces deux catégories et qui est encore employé par quelques praticiens : le plan incliné.

Plan incliné. — Cet appareil s'applique sur le maxillaire opposé aux dents à redresser et s'emploie surtout dans les cas d'anomalies de direction par rétroversion des incisives et canines supérieures, quelquefois pour la torsion de ces dents. Son origine remonte à 1826; il a été imaginé par Catalan; son emploi dans les cas simples a été considérable. Il a survécu à cette longue période et il a rencontré un grand nombre de partisans convaincus de sa valeur. Magitot, entre autres, signalait sa *merveilleuse action*. Mais cette opinion est peut-être exagérée, car on lui trouve de nombreux inconvénients : d'abord la nécessité de l'enlever pour pouvoir mastiquer, et la négligence que les enfants apportent à le remettre, ce qui fait durer le traitement un temps infini, car les dents reprennent immédiatement leur place anormale; ensuite sa rétention difficile et son volume considérable lequel, au point de vue de la dissimulation, est d'un effet déplorable.

La rétention, au moyen de ciment ou de gutta, de l'appareil en métal dont les dimensions ont été très réduites, l'obligation par ce scellement du port continuel de l'appareil pendant une durée considérablement diminuée sont autant de progrès notables (fig. 6).

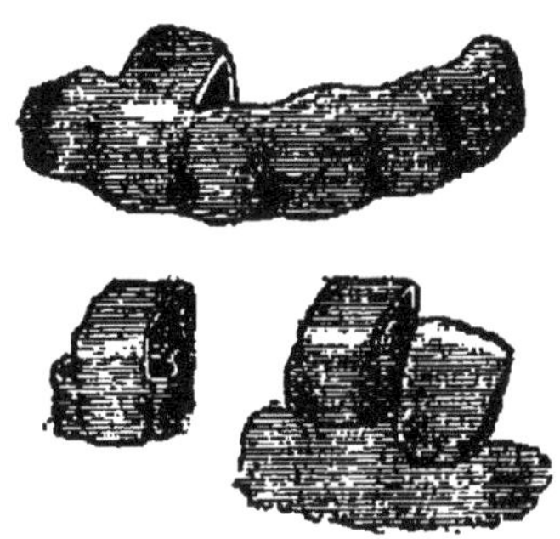

Fig. 6. — Différentes formes de plan incliné (Dubois).

Malgré cela, cet appareil a encore de nombreux adversaires qui lui reprochent de nuire à la mastication et surtout d'ébranler par chocs successifs les dents à redresser, chocs parfois assez violents pour amener des complications, des phénomènes pathologiques du côté du périoste et même des accidents éloignés du côté de la pulpe.

Nous croyons que son emploi doit être restreint à quelques cas très simples, chez des sujets n'ayant pas dépassé la douzième année. Il peut être utilement combiné pendant quelques jours avec un appareil plus perfectionné ; en tous cas, le port de cet appareil pendant plus de dix jours peut avoir de sérieux inconvénients.

I. Appareils à plaque. — On entend par appareils à plaque ceux dans la confection desquels une plaque ou base sert de point d'appui ou d'attache à la force agissante.

Les appareils à plaque remontent à une date assez ancienne, Fauchard en 1728, puis Bourdet en 1757, construisirent les premiers.

Les métaux, or, platine, argent, ont été longtemps uniquement employés; puis l'hippopotame, le caoutchouc vulcanisé, l'aluminium coulé et la celluloïde ont été mis à contribution pour leur confection.

Avantages. — L'usage des appareils à plaque a été presque généralisé pendant fort longtemps et s'explique aisément pour beaucoup de motifs :

Ils permettent en effet d'utiliser et d'appliquer toutes les forces employées jusqu'à ce jour.

Leur qualité dominante est leur force de résistance, parce qu'ils s'appuient sur un nombre considérable de dents et sur le palais, ce qui permet d'agir sans crainte sur les dents à redresser, quelle qu'en soit la résistance ;

Ensuite, ils sont faciles à construire et à remplacer. On fait dans peu de temps un second appareil si le besoin s'en fait sentir.

Inconvénients. — On reproche aux appareils à plaque la difficulté du nettoyage, surtout dans le cas où ils sont appliqués concurremment avec les anneaux élastiques, et si le patient ne doit pas retirer lui-même son appareil.

On comprend fort bien que l'accumulation sous la plaque des détritus buccaux que contient la salive pendant un certain temps puisse amener des désordres assez étendus du côté des muqueuses et des dents.

On reproche encore à ces appareils les fréquentes visites chez le dentiste que nécessitent les modifications exigées par le travail de redressement.

Matériaux. — Des opinions différentes ont été émises pour le choix de la matière.

Les métaux auxquels on a le plus souvent recours sont l'or et le platine. Les plaques en métal sont de nettoyage plus facile, plus minutieux et ne se laissent pas pénétrer par les détritus buccaux, parce qu'elles ne sont pas poreuses comme le caoutchouc. Elles irritent moins la muqueuse sur laquelle elles s'appuient; elles occasionnent moins de gène au patient, étant moins volumineuses, et se dissimulent plus facilement; mais elles ont l'inconvénient de nécessiter des attaches pour leur rétention : fils métalliques ou crochets, qui peuvent être nuisibles aux dents.

D'autre part, le caoutchouc vulcanisé est une admirable matière pour les appareils de redressement, en raison de sa facilité d'adaptation sur les parties molles et dures de la bouche, de son ajustement, qui peut être parfait et lui permet de tenir sans le secours d'autres moyens de rétention, enfin de la grande simplicité de sa manipulation, qui rend loisibles d'importantes modifications aux appareils construits avec cette matière.

Le caoutchouc a, en outre, l'avantage de servir d'excellent moyen de rétention aux ressorts en fil de piano qui ne peuvent pas être soudés et qui sont devenus d'usage courant, parce qu'ils donnent en général d'excellents résultats.

Enfin, point important duquel dépend le succès rapide et certain d'une grande quantité de redressements, la plaque de vulcanite assure la possibilité de rehausser l'articulation, sans pour cela nuire à la mastication.

Rehaussement de l'articulation. — Il est utile d'insister sur cette question, qui est capitale dans bien des cas.

Mouton, en 1746, ayant observé l'usure des dents chez certains individus, confectionna et appliqua sur les molaires des couronnes d'or incrustées sur la face extérieure de la dent et destinées à *relever l'articulation* et à empêcher la continuation de cette usure. Nous devons donc faire remonter à cette époque la première application de ce procédé, bien qu'il n'ait pas été imaginé pour remédier aux irrégularités dentaires. Plusieurs de nos confrères ayant une grande pratique du redressement ont défendu cette thèse, que le fait même de relever l'articulation pour certaines irrégularités suffisait à lui seul pour assurer un résultat complet.

Sans aller aussi loin, on peut constater que c'est une condition indispensable de succès pour un grand nombre de cas. Aussi le procédé est-il mis à profit et est-il devenu pour beaucoup de praticiens le premier temps de l'opération.

C'est, du reste, lui qui permet l'application de bien des méthodes et l'extension des arcades dentaires n'est souvent possible qu'avec son concours. Il en est de même pour la correction du prognathisme de l'un ou de l'autre des maxillaires, surtout s'il est accompagné, pour le maxillaire supérieur, du manque de hauteur des grosses molaires. Mais, dans ce dernier cas, les capuchons doivent être appliqués sur les prémolaires.

Il existe enfin un appareil basé sur le désengrènement de l'articulation et qui a pour but le déplacement progressif des dents du maxillaire inférieur, soit en avant, soit en arrière, de façon à leur faire gagner l'espace d'une dent. La force employée doit porter sur toutes les faces triturantes à la fois.

Il consiste en une plaque de caoutchouc vulcanisé recouvrant la surface triturante des molaires du maxillaire supérieur et articulée avec les dents antagonistes, de telle sorte que, lors de la rencontre des arcades dentaires, les dents du bas viennent frapper sur une série de petits plans inclinés, les poussant peu à peu dans la direction voulue. L'appareil peut ainsi les déplacer jusqu'à environ un demi-espace dentaire. Un appareil semblable, combiné sur le même principe, achève de leur faire parcourir la distance nécessaire.

En définitive les plaques, et surtout les plaques en caoutchouc, permettent un nombre tellement considérable de combinaisons que nous ne pouvons les citer toutes, le cadre de ce manuel ne le permettant pas; nous citerons seulement les appareils les plus employés.

Appareil à chevilles pour dents en rétroversion. — C'est sans contredit le plus simple; il est composé d'une plaque de vulcanite s'adaptant exactement à la face linguale des dents et qui, à l'aide de chevilles, sert à pousser en avant les dents en rétroversion. Si la rétroversion est assez accentuée pour qu'il y ait vice d'articulation, il faut recouvrir les molaires avec des capuchons de même substance, afin de permettre aux dents irrégulières de passer sans être gênées par les dents antagonistes.

Appareils pour dents en antéversion. — L'antéversion du groupe des dents antérieures a suggéré la construction d'un appareil des plus simples ; pour ramener ces dents en arrière, on s'est servi de la pression exercée par le bandeau externe lui-même. Un ressort en or, contournant l'arcade dentaire, est fixé solidement à une des parties latérales vis-à-vis des molaires, tandis qu'un tube à écrou, placé de l'autre côté, reçoit l'extrémité du ressort et permet de réduire graduellement l'arc formé par l'arcade, agissant ainsi par pression progressive sur les dents antérieures projetées en avent. Le tube à écrou peut être remplacé par un simple crochet sur lequel on adapte un anneau élastique fixé également au ressort dont l'extrémité forme crochet. La pression dans ce cas est continue, au lieu d'être intermittente.

Un appareil également fort en usage pour les cas d'antéversion des dents antérieures comprend une simple plaque de vulcanite avec bandeau externe sur les grosses molaires. Deux ressorts, fixés à la partie profonde de ces bandeaux, viennent agir par pression sur les dents antérieures et les poussent en dedans.

Appareil à double bandeau pour toutes les anomalies de direction. — Il est constitué par une plaque de vulcanite recouvrant une partie importante de la voûte palatine et s'étendant jusqu'aux dernières molaires, qu'elle entoure ou qu'elle recouvre, selon que l'articulation a besoin ou non d'être rehaussée. Ce sont les molaires qui constituent le point de résistance de l'appareil. La partie antéro-interne de la plaque, qui s'adapte aux dents rendues libres, forme le bandeau interne, situé derrière l'arcade dentaire. Le bandeau externe contourne entièrement la face labiale et jugale des dents. Ce dernier bandeau peut être en caoutchouc, comme la plaque, ou en métal : platine, or, argent. La force exercée sur les dents peut être la pression (coin ou vis) ou la traction (caoutchouc, élastiques, ligatures).

L'appareil à double bandeau peut servir à redresser toutes les anomalies de direction. Toutefois, si l'on veut réduire la rotation sur l'axe, les vis devront être employées de préférence.

M. Barbe (1) a apporté une modification à la façon de fixer les bandes de caoutchouc sur les appareils à bandeau métallique externe. Le bandeau étant placé comme d'habitude à la hauteur du feston gingival ou, dans certains cas, légèrement plus haut,

(1) Barbe, Société d'Odontologie, 1888.

il y pratique, à l'aide d'une scie mince, des fentes sur la moitié de la hauteur environ. Ces fentes doivent être faites en regard des faces latérales des dents à redresser. Après avoir placé sur le bandeau interne les chevilles de bois destinées à exercer une pression sur les dents que l'on veut pousser dehors, on introduit des bandes de caoutchouc (analogues à

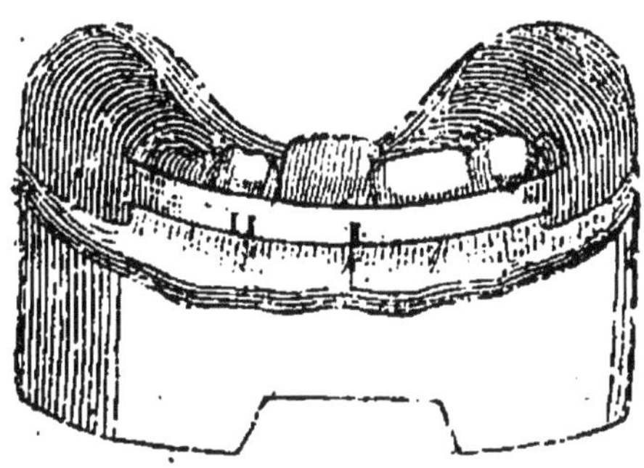

Fig. 7. — Appareil à double bandeau avec modification Barbe (Dubois).

celles qui servent à écarter temporairement les dents atteintes de carie interstitielle) derrière les dents à redresser, on tire ensuite les deux bouts libres de cette bande, et on les fixe dans les fentes pratiquées à la scie sur le bandeau métallique. Le caoutchouc pressé dans cette fente fait bourrelet au dehors et y reste fixé solidement ; on coupe ensuite le caoutchouc qui dépasse. Le moyen est excellent pour tendre le caoutchouc et obtenir ainsi une traction continue et énergique. Il a, de plus, l'avantage d'être extrêmement simple à tous les points de vue (fig. 7).

On peut faire cependant à cet appareil la même critique qu'à tous ceux avec plaque supportant des caoutchoucs ou ligatures, à savoir de ne pouvoir être retiré que par le dentiste.

Appareils pour anomalies des maxillaires liées

aux anomalies dentaires. — I. Appareils extenseurs. — Les appareils que nous venons d'étudier brièvement et qui ont été les plus usités ne peuvent s'appliquer qu'à la régularisation d'une ou de plusieurs séries de dents. Mais il en est d'autres qui s'adressent non seulement à un groupe important de dents, mais encore à l'arcade dentaire elle-même.

Le procédé dit d'*extension* de l'arcade dentaire a été longtemps attaqué au point de vue des résultats; certains praticiens déclarent encore se montrer très sceptiques à l'égard des appareils extenseurs.

Cependant ces appareils donnent d'excellents résultats, et nier leur action équivaut à nier l'évidence même; tous ceux, aussi bien en France qu'en Amérique et en Angleterre, qui se sont occupés de redressements sont unanimes à reconnaître les bienfaits de cette méthode.

C'est à un dentiste français, Lefoulon (1), que l'on doit le premier appareil extenseur. L'appareil qu'il imagina et qu'il appliqua était de la plus grande simplicité. Il utilisait l'élasticité métallique de ressorts en or, façonnés en fer à cheval et s'adaptant exactement sur les côtés internes des molaires, tandis qu'il laissait un certain espace derrière les dents de devant. L'écartement progressif du ressort agissait sur la couronne des petites et grosses molaires et favorisait l'extension de l'arcade dentaire.

Depuis Lefoulon de nombreux appareils extenseurs ont été imaginés.

Appareil à chevilles. — L'appareil le plus simple est en vulcanite et se compose d'une plaque palatine dans laquelle, au niveau des dents à déplacer, on fixe des chevilles que l'on renouvelle en les laissant un peu plus longues à chaque séance, ce qui déter-

(1) Lefoulon, *Gazette des hôpitaux*, 1839.

mine la projection de ces dents en dehors, mais produit des conditions physiques défavorables à la mastication, car il ne faut pas oublier qu'il est indispensable que le grand axe des dents se trouve en rapport avec la direction des efforts articulaires. Cet appareil détermine donc un défaut de résistance verticale des organes dentaires, et des complications du côté de la pulpe sont à redouter.

Appareil Coffin. — En 1881, un dentiste anglais, H. Coffin (1), fit connaître sa méthode, dite d'expansion, et les appareils qu'il avait imaginés. Cette méthode était basée sur de très nombreuses observations, car il l'avait appliquée depuis vingt-cinq ans en collaboration avec son père. Elle réunissait l'avantage de pouvoir combiner l'expansion des arcades dentaires et la possibilité de remédier aux anomalies dentaires pouvant accompagner l'atrésie des arcades.

C'est Coffin qui, le premier, a utilisé le fil d'acier, dit de piano, pour servir de ressort. On peut se procurer ce fil de différentes grosseurs, selon la pression que l'on veut exercer. Mais celui auquel on a le plus souvent recours a un diamètre de 5 à 6/10 de millimètre et correspond au n° 16 de notre jauge. On doit l'employer sans le recuire, autrement il perdrait ses qualités d'élasticité et de résistance. Il peut agir sur une dent ou sur un groupe de dents; s'il agit sur une dent, on devra entourer la partie en contact avec celle-ci d'une épaisseur de caoutchouc vulcanisé pour ne pas nuire aux tissus dentaires.

L'appareil de Coffin a, comme qualités dominantes, son efficacité incontestable, sa simplicité et son peu de volume (fig. 8).

Pour la mâchoire supérieure, c'est une simple pla-

(1) Coffin, Communication faite au Congrès médical international de Londres.

que de caoutchouc recouvrant ou non les molaires, selon le cas. Au milieu de cette plaque se trouve un ressort en fil de piano tourné en forme d'un M à branches égales et dont les extrémités sont noyées dans le caoutchouc. Une section de la plaque dans toute sa longueur est faite dans le sens antéro-postérieur, au moyen de la scie, la divisant ainsi en deux

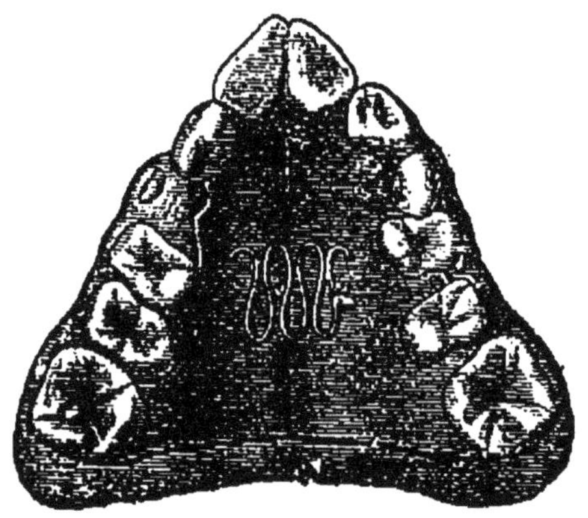

Fig. 8. — Appareil de Coffin (Dubois).

et permettant au ressort d'agir par opposition contre les deux arcades. Dans certains cas, la section pourra être faite sur l'un des côtés de la ligne médiane, si l'on veut faire agir plus spécialement la force contre un groupe de dents.

Pour la mâchoire inférieure, les fils sont au nombre de deux et contournent simplement la plaque. La section est verticale et antéro-postérieure. Dans la majorité des cas l'écartement se produit surtout jusqu'aux prémolaires, c'est-à-dire dans l'axe de la force employée.

Il faut dire que, sous une apparente simplicité, l'application de l'appareil Coffin et surtout l'écartement dans l'axe du ressort pour éloigner les deux ailes de caoutchouc offrent une certaine difficulté, car, pour cette manœuvre, on ne doit se servir que des doigts et il suffit d'exagérer un peu cet écartement ou de fausser légèrement le ressort pour que l'appareil ne tienne plus en place.

Talbot a modifié le ressort Coffin; il le contourne sur un mandrin afin de lui donner plus de force et

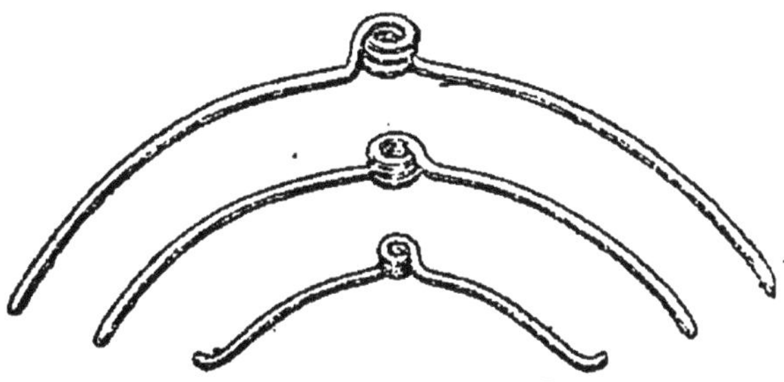

Fig. 9. — Modification du ressort de Coffin, par Talbot (Dubois).

d'élasticité. La plaque de caoutchouc est percée de trous sur les côtés pour l'insertion des branches du ressort. Le fil de piano est disposé de façon à presser la partie interne des dents. Les dents sur lesquelles le ressort vient s'appuyer sont entourées d'une bande de platine dans laquelle est pratiquée une petite dépression. Le ressort est libre et peut être retiré pour modifier sa pression ; toutefois il est attaché par des fils pour empêcher qu'il ne se détache et éviter sa chute dans la gorge (fig. 9).

Il peut être utilisé sans plaque de vulcanite; dans ce cas il est combiné avec les bandes de métal fixées solidement aux dents à redresser.

Pour l'expansion de l'arcade inférieure, la plaque peut être fendue sur les côtés, de façon que l'effort porte principalement sur les bicuspides.

Nous pensons que la méthode de Talbot n'est pas supérieure à celle de Coffin, que l'appareil est plus compliqué et plus encombrant dans la bouche. Le seul avantage qu'on puisse en retirer est la mobilité du ressort, qui donne ainsi plus de facilité pour augmenter sa pression.

C.-L. Goddard a modifié également la plaque de Coffin, en faisant la fente transversalement en arrière des incisives. Cet appareil est destiné à agir par expansion de la partie antérieure de l'arcade seulement. Les ressorts sont aussi en fil de piano, mais sont contournés dans le sens opposé, c'est-à-dire dans l'axe de la force agissante. Quand l'expansion doit porter sur la partie antérieure de l'arcade, il donne de très bons résultats.

L'appareil de Kingsley, en caoutchouc, combiné avec la vis de Jack, est également recommandable. Il est composé, comme celui de Coffin, de deux ailes de caoutchouc, dont le centre se trouve muni d'un écrou ; une double vis permet d'en graduer l'écartement avec autant de précision qu'il est nécessaire.

Cependant il a aussi ses inconvénients : en le nettoyant, l'appareil peut se déranger et il peut en résulter l'impossibilité absolue de faire mouvoir la vis, car cette dernière, qui est en acier nickelé, par son séjour prolongé dans la cavité buccale, subit l'action des salives acides qui nuisent à son bon fonctionnement.

Appareil Francis Jean. — Cet appareil a été imaginé pour remplacer les appareils précédents et faciliter considérablement le réglage de l'appareil.

Il se compose d'une plaque en vulcanite séparée en deux après la cuisson. L'écartement se fait à l'aide de deux tiges métalliques parallèles, introduites chacune dans un fourreau également métallique et accolées sur leur longueur. A l'extrémité de chacune d'elles est soudé un crampon solide, dans le but d'avoir une fixité parfaite dans la plaque de caoutchouc (fig. 10).

Les deux parties peuvent être complètement séparées et le nettoyage peut être fait minutieusement et parfaitement. Le point de fixation de la force est combiné suivant la direction du déplacement à opérer.

Si l'on ne veut agir que sur un groupe de dents, la plaque de caoutchouc peut être plus petite.

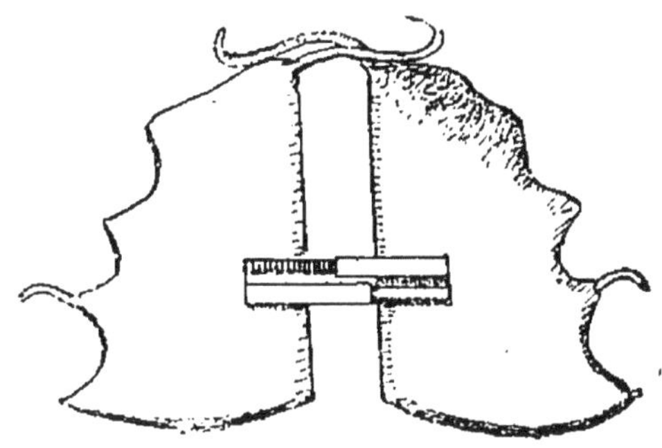

Fig. 10. — Appareil Francis Jean.

L'appareil est mis en action par des fils métalliques enroulés autour des tiges.

Le grand avantage de cet appareil réside dans la possibilité de graduer d'une façon précise et sans danger de déplacement l'écartement des deux ailes de caoutchouc par l'adjonction, tous les trois ou six jours, d'un ou de plusieurs fils, selon la résistance rencontrée.

De plus, sa simplicité est réelle.

Pourtant, on peut lui objecter d'être encombrant pour la langue et la mastication par les barrettes qui traversent la voûte palatine. En outre, sa force, au lieu d'être continue, est intermittente, ce qui est un désavantage, surtout au point de vue de sa rétention.

Malgré ces quelques défauts, son auteur a présenté des cas traités par son application avec de très beaux résultats, et l'on peut dire que c'est un moyen précieux pour remédier à l'atrésie du maxillaire supérieur.

II. Appareils pour prognathisme du maxillaire inférieur. — Si le prognathisme est léger, on peut intervenir utilement à l'aide d'un appareil à plaque exclusivement intra-buccal.

Le premier temps du redressement en ce cas comme dans *tous les cas de prognathisme de l'un ou de l'autre des maxillaires, est de rehausser l'articulation* par l'allongement des molaires d'abord et des prémolaires ensuite. Des coiffes construites en métal ou même en caoutchouc vulcanisé seront scellées sur les prémolaires inférieures ou supérieures (les premières de préférence, pour satisfaire aux lois de l'engrènement) de chaque côté de la mâchoire.

Ces coiffes seront gardées jusqu'à ce que les grosses molaires arrivent en contact, malgré les coiffes. On les retire alors et on commence à agir sur les dents antérieures.

Dans les cas ordinaires on se sert utilement d'un appareil à double bandeau appliqué sur le maxillaire inférieur. Les différentes forces agissantes peuvent être utilisées, mais on obtiendra le plus souvent les meilleurs résultats à l'aide des anneaux élastiques appliqués avec soin et surveillés très attentivement.

Lorsque le prognathisme est très développé et que les molaires permanentes n'offrent pas une résistance suffisante comme point d'appui aux forces agissantes, il est quelquefois nécessaire d'avoir recours aux appareils prenant point d'appui sur la nuque. Ils sont décrits d'autre part.

III. Prognathisme du maxillaire supérieur. — Appareil de l'auteur à double force continue. — On peut se servir des mêmes appareils que pour l'antéversion des dents. Cependant l'anomalie portant surtout sur le bord alvéolaire, la force à faire agir doit être plus puissante et exige par conséquent des points d'appui très solides.

L'auteur a employé, pour un prognathisme très développé du maxillaire supérieur, un appareil fort simple qui lui a donné d'excellents résultats.

Les dents étaient très serrées et il était indispensable d'obtenir la place nécessaire au retrait considérable qu'il voulait faire subir à la partie antérieure du maxillaire supérieur. Il dut, en premier lieu, procéder à l'extraction des deux premières prémolaires supérieures. Puis il plaça des coiffes sur les prémolaires inférieures pour surélever l'articulation, les dents antéro-inférieures venant frapper contre la muqueuse palatine. Ces coiffes, scellées au ciment, ont été gardées plusieurs mois.

L'appareil réducteur qui fut ensuite appliqué se compose :

1° D'une *coiffe métallique* engainant les deux incisives centrales supérieures. Sur la ligne médiane deux anses métalliques verticales, l'une antérieure, l'autre postérieure, sont soudées sur cette coiffe. La coiffe est scellée au ciment sur les incisives centrales et est donc inamovible.

2° D'une *plaque palatine* en vulcanite ou en métal qui réunit par un pont les deux groupes de molaires supérieures, en laissant entièrement dégagée la partie antérieure du maxillaire. Cette plaque palatine est réunie par des fils métalliques à deux moignons externes, gingivaux, qui s'appliquent sur la face externe des deuxièmes prémolaires, premières et deuxièmes molaires et sur la gencive et augmentent ainsi la rétention de l'appareil. La plaque palatine est munie de quatre attaches en forme de boutons ou crochets, deux sur la pièce palatine proprement dite et deux sur les bandeaux gingivaux. Elle est mobile et peut être enlevée pour le nettoyage.

3° De *deux élastiques* de moyenne grosseur, qui servent habituellement à écarter les dents et qui réunissent les deux parties de l'appareil.

L'élastique externe prend son premier point d'attache au crochet du bandeau gingival gauche, par exemple, contourne la face externe des dents, passe

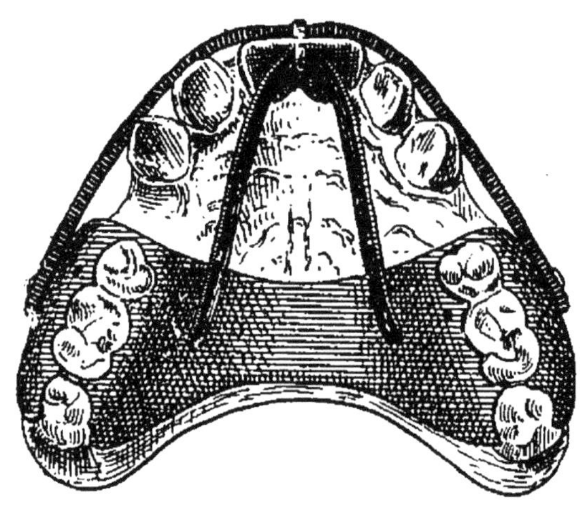

Fig. 11. — Appareil Martinier.

dans l'anse antérieure de la coiffe métallique et va rejoindre son second point d'attache sur le bandeau gingival droit. Il exerce un mouvement de pression continue sur tout le groupe de dents à mouvoir.

L'élastique interne prend ses points d'attache postérieurs de chaque côté de la plaque palatine, et son point d'attache antérieur à l'anse postérieure de la coiffe métallique. Il exerce un mouvement de traction sur les incisives centrales et par suite sur toutes les dents antérieures poussées par l'élastique externe et sur la partie antérieure du maxillaire.

Les élastiques sont remplacés tous les quinze

jours, et leur force est modifiée en changeant soit leur grosseur, soit leur longueur (fig. 11).

L'auteur a obtenu des résultats très rapides et absolument satisfaisants avec cet appareil, qui possède en outre l'avantage d'être peu volumineux — il ne recouvre qu'une faible partie de la voûte palatine — et de construction facile.

II. Appareils sans plaque. — Définition. — On entend par *appareils sans plaque* les appareils fixés à certaines dents qui servent de point d'appui à la force agissante.

Considérations générales. — Dès 1841, Schange employait déjà pour le redressement de certaines anomalies, des appareils sans plaque, fixés aux dents par un collier d'or qui se fermait et se serrait à l'aide d'une vis ou d'un écrou. Jusqu'à cette époque les ligatures de soie et les ligatures métalliques fixées directement aux dents et agissant par elles-mêmes étaient seules employées, mais elles avaient le grave inconvénient, d'irriter les gencives et le périoste des dents sur lesquelles elles étaient placées; elles n'agissaient du reste, que dans un nombre de cas très restreint et ne donnaient pas toujours les résultats cherchés.

La méthode des appareils sans plaque semble être la méthode de l'avenir, tellement elle possède d'avantages considérables.

Les appareils étant peu volumineux peuvent se dissimuler plus facilement.

Ils laissent la voûte palatine à découvert et occasionnent moins de gêne à la mastication et à la prononciation.

De par leur immobilité le praticien est certain que l'appareil a été constamment porté et il peut modifier avec une précision mathématique les forces agissantes au fur et à mesure que la régularisation s'accentue, ce qui lui procure, ainsi qu'au patient, une grande économie de temps, tout en assurant un succès certain.

On a adressé quelques critiques à ce système; mais elles ne paraissent pas fondées.

Le manque de propreté résultant de leur nettoyage difficile, qui pouvait se soutenir pour plusieurs appareils fixés à l'aide de bandes ou de colliers serrant sur les dents, ne peut pas exister pour ceux qui font corps avec les dents sur lesquelles ils sont placés, car, pour ces derniers, le nettoyage dans la bouche à l'aide de la brosse peut se faire de façon très satisfaisante. On peut même ajouter qu'ils permettent l'antisepsie buccale la plus large. Leurs effets nuisibles sur les dents sont également éloignés par le fait de l'isolement de ces dents au moyen d'une substance inoffensive pour les tissus dentaires. Le séjour des détritus buccaux entre la bande et la dent est donc supprimé. Reste la critique la plus sérieuse, la plus vraie : la résistance des forces appliquées qui porte sur un nombre moins considérable de dents.

Mais cette méthode ne doit être suivie que dans quelques cas spéciaux, c'est-à-dire lorsqu'on peut faire supporter cette résistance par plusieurs dents dont la puissance d'implantation, et par conséquent de résistance, est de beaucoup supérieure à l'effort qu'on leur demande de soutenir; c'est là une règle absolue dont on ne doit jamais se départir sous peine d'obtenir non seulement de mauvais résultats, mais encore des déformations plus grandes que celles qu'on veut corriger.

Les divers moyens d'application des forces sont les mêmes que pour les plaques : fils de soie, bandes ou anneaux élastiques, vis, ressorts, coins.

Les forces continues ou intermittentes sont donc

également applicables avec ces appareils; mais comme ils sont inamovibles, les métaux seuls, or, platine, acier, doivent entrer dans leur construction.

Un grand progrès a été réalisé pour l'emploi de ces appareils par la rétention, à l'aide de substances plastiques, gutta ou ciment, des bandes, anneaux ou coiffes.

Bande Magill. — Ce procédé, dû à W. E. Magill, se compose d'une bande de platine d'une épaisseur

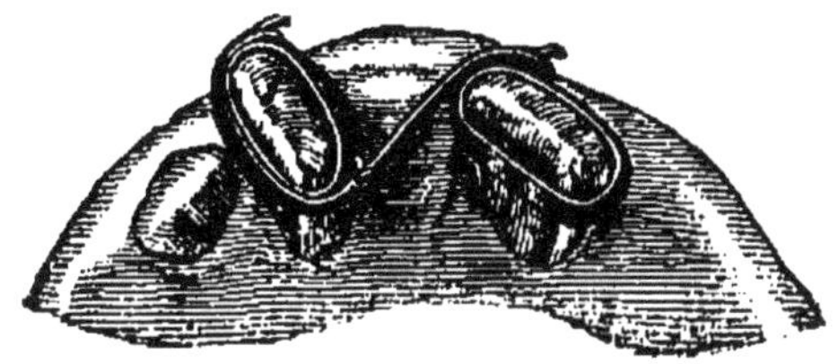

Fig. 12. — Bande Magill et anneau de caoutchouc pour corriger une rotation sur l'axe (Guilford).

répondant au numéro 5 ou 6 de la jauge française et de 2 millimètres de largeur. Cette bande est contournée selon la forme de la couronne de la dent sur laquelle elle doit être adaptée, puis soudée au point où les deux extrémités se rencontrent, ce qui en fait un anneau ou collier. On y fixe alors des crochets ou broches, suivant le cas, sur lesquels viendront s'attacher les anneaux élastiques, si l'on veut employer ces moyens; si l'on utilise des vis ou des ressorts, on façonne les bandes de manière qu'elles supportent ou reçoivent les extrémités de ces agents. On peut ensuite sceller définitivement la bande à la partie intermédiaire entre le collet et le bord tranchant de la dent à l'aide de ciment à l'oxyphosphate de zinc (fig. 12).

Le ciment protège donc la partie de la dent sur

laquelle repose la bande, en même temps qu'il s'oppose au passage des sécrétions entre la bande et la dent.

Avant la bande Magill, les appareils sans plaque se fixaient d'ordinaire aux dents à mouvoir à l'aide d'une ligature appliquée le mieux possible et que l'on serrait par un nœud; mais à cause de la forme du collet de la dent, il arrivait le plus souvent que la ligature glissait sous la gencive, produisant des désordres locaux intenses. Ce procédé était évidemment défectueux. Les colliers avec écrou de Schange, utilisés également par Farrar, par Patrick et nombre d'autres, laissaient à désirer sous le rapport de la propreté et de la conservation des tissus dentaires placés sous les anneaux.

A l'aide de la bande Magill on obtient une fixation absolument sûre, on évite l'irritation des tissus mous et la désorganisation des tissus durs. C'est donc à ce nouveau moyen que l'on doit donner la préférence, car il est supérieur à tous les autres.

Lorsque la régularisation est achevée et que l'on désire retirer la bande, on se sert d'une pince, en protégeant l'émail de la dent à l'aide d'une peau de chamois.

La bande Magill rend de grands services dans de nombreux cas et elle est susceptible de multiples applications.

Elle peut aussi être combinée utilement avec les appareils à plaque et devient alors un auxiliaire très précieux.

Dans certains cas d'appareils sans plaque, on peut se contenter d'entourer avec la bande une seule dent servant de point de résistance; mais alors, on doit y souder une barrette prenant son point d'appui sur plusieurs dents voisines qui participent ainsi à la résistance.

Coiffes. — Les coiffes métalliques ou même de vulcanite se fixent, ainsi que la bande Magill, à l'aide de ciment.

Elles peuvent être utilisées dans certains cas où l'on aura besoin de rehausser l'articulation et surtout pour favoriser l'allongement des molaires de six ou douze ans, lorsqu'on se trouve en présence d'antéversion du groupe des dents antérieures et

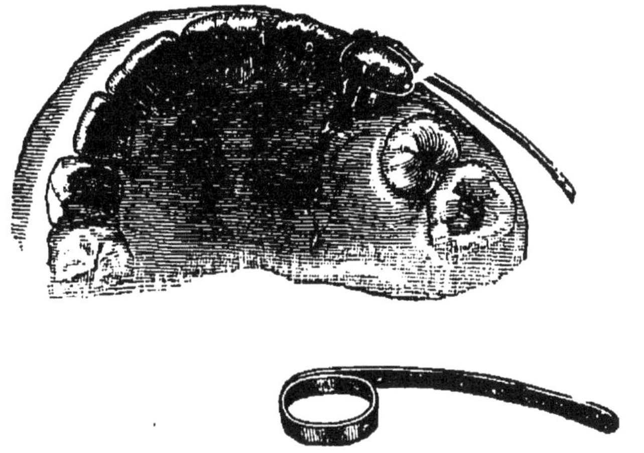

Fig. 13. — Appareil pour corriger la rotation sur l'axe (Guilford.)

supérieures assez prononcée pour que les dents antérieures du bas viennent frapper contre la base linguale des couronnes de ces dents ou s'appliquer dans la gencive même. Le port de couronnes ou coiffes pendant un certain temps — un mois ou deux selon les cas — est le premier temps du redressement. Il devient ensuite facile, avec ou sans extraction, selon l'arrangement des dents et leur volume, de faire disparaître cette anomalie on ne peut plus disgracieuse.

Appareil de Gaillard. — C'est l'appareil qui a été le plus souvent utilisé en France, parmi les appareils sans plaque, depuis 1881, époque où M. Gaillard fit connaître sa méthode.

D'une assez grande simplicité de construction, très peu encombrant, il peut être fixé solidement et appliqué dans la majorité des cas pour les anomalies dentaires, quoique M. Gaillard l'emploie dans tous les cas.

Il est constitué par deux coiffes métalliques estampées sur les couronnes des bicuspides et des molaires, qui se continuent sur les bords gingivaux externes et internes, et forment un rebord d'environ 5 millimètres.

Ces coiffes sont reliées par un fil métallique d'une largeur de 2 millimètres, passant sur la partie externe de l'arcade à peu près au niveau du feston gingival.

Une série de petits anneaux en fil d'argent de 3/10 de millimètre de diamètre sont soudés sur le fil qui relie les coiffes. Ces anneaux sont destinés à servir de rétention aux anneaux élastiques.

L'appareil est fixé à l'aide de ligatures en fil d'argent passées dans des trous triangulaires correspondant aux espaces interstitiels existant entre les molaires.

Les coiffes peuvent être pleines ou découpées à jour, suivant qu'on a besoin ou non de rehausser l'articulation. Dans ce dernier cas des moignons en hippopotame peuvent y être ajoutés.

L'appareil agit surtout par la traction produite par des fils de caoutchouc carrés de diverses grosseurs. Ils sont fixés aux anneaux à l'aide de nœuds ; mais on peut se servir aussi de coins de caoutchouc élastique, si l'on veut combiner la pression avec la traction.

On a reproché à l'appareil Gaillard de blesser les dents et les gencives et d'être difficile à nettoyer.

Nous n'avons pu constater d'altération des tissus

dentaires causée par ces appareils; seules les gencives peuvent être lésées par les élastiques.

Une adaptation très soignée, la surveillance des élastiques qui ne doivent pas remonter sous le collet des dents empêcheront ces lésions.

Quant au danger des coiffes de servir de réceptacle aux détritus buccaux, on peut le faire disparaître en unissant intimement l'appareil aux dents avec une substance plastique facilement enlevable, quoique suffisamment résistante, la gutta-percha ou le ciment par exemple.

Appareils Farrar. — L'auteur a fait connaître en 1876 (1) sa méthode de redressement et a décrit les appareils qu'il a imaginés pour y remédier.

Nous rangons ces appareils dans cette division, bien que dans certains cas il utilise la plaque de vulcanite.

M. Farrar est un partisan convaincu de la force dite intermittente.

Sa théorie sur la physiologie du redressement se résume dans le principe suivant :

« Dans la régularisation des dents, la ligne de séparation entre la production de modifications physiologiques et d'altérations pathologiques dans les tissus de la mâchoire est déterminée par une étendue de mouvements variables suivant les cas, mais qui ne doit pas dépasser 1/240 ou 1/160 de pouce, toutes les douze heures. »

L'instrument auquel il donne la préférence pour appliquer son principe est la vis sous toutes ses formes.

Il l'emploie pour tous les cas; cependant quelquefois il la combine avec les autres moyens de réduction ; il se sert alors de la plaque de vulcanite comme soutien de ses moyens de traction.

(1) Farrar, *Dental Cosmos*, 1876.

Ses appareils sont très ingénieux et d'application pratique dans beaucoup de cas. Cependant, comme tous les systèmes exclusifs, ils sont parfois très compliqués et peuvent être avantageusement remplacés par des appareils beaucoup plus simples remplissant le même but.

Appareils Patrick. — Cette méthode date de 1882. Elle a ceci de particulier qu'elle ne nécessite pas la

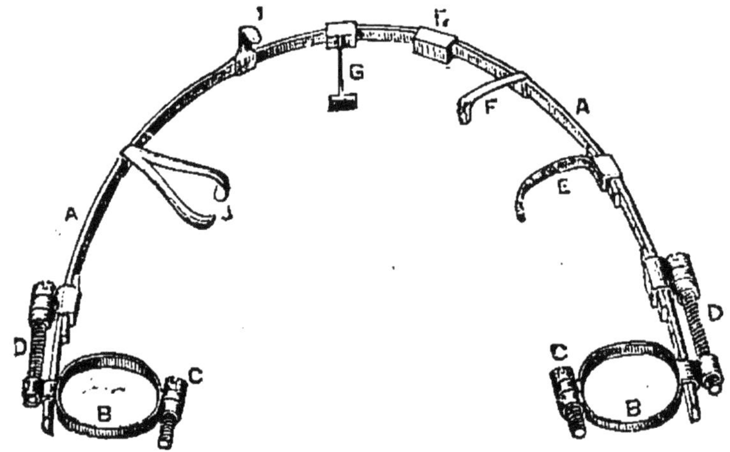

Fig. 14. - Appareils Patrick (Guilford).

prise de l'empreinte et, par conséquent, pas de modèles en plâtre.

L'appareil se compose :

1° D'un ressort en or platiné, recourbé en fer à cheval et représentant approximativement la parabole formée par l'arcade dentaire ;

2° D'accessoires : bandes, anneaux avec écrous, ressorts, crochets, barres en T, etc.

Les bandes sont serrées par des écrous à la partie linguale des dents sur lesquelles elles sont appliquées, tandis que du côté labial elles sont soudées à des anneaux dans lesquels glisse le ressort principal. Deux vis situées en dehors de ce ressort, vis-à-vis des

13.

grosses molaires, le tendent après la mise en place de l'appareil. A chaque accessoire est soudé un anneau qui permet de l'amener par glissement à l'endroit indiqué par le cas; il y est alors fixé (fig. 14).

Cette méthode, très ingénieuse, comme celle de Farrar, a l'inconvénient de fixer l'appareil aux dents par des bandes avec un écrou qui laisse pénétrer entre celles-ci et les dents, la salive entrainant les

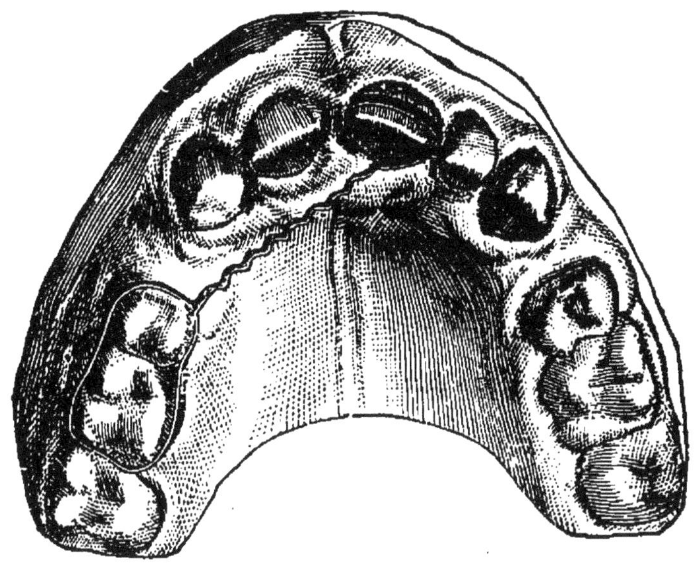

Fig. 15. — Appareil Byrnes (Dubois).

détritus buccaux; elle peut donc être nuisible aux dents sur lesquelles elle s'appuie. Aussi les bandes Magill peuvent-elles être substituées avec avantage aux bandes ouvertes.

Appareil Byrnes. — Cette méthode est basée sur l'élasticité du métal, contourné de façon à augmenter encore son élasticité naturelle.

Ce sont des rubans découpés dans une plaque d'or de 20 à 22 carats et laminés très minces; mais leur épaisseur peut être augmentée selon la force que l'on désire faire agir. Ils sont terminés à leurs extrémités par des bandes fixées à des dents naturelles, placées à une certaine distance des organes à faire mouvoir.

A l'aide d'un instrument mousse, on enfonce le ruban métallique entre les interstices des dents qui se trouvent placées entre les deux points d'attache. Ces dépressions du ruban agissent comme une série de petits ressorts et mettent l'appareil en action (fig. 15).

Dans certains cas, des morceaux de caoutchouc élastiques formant coins sont insérés entre le ruban métallique et la dent à régulariser et viennent aider l'effort des ressorts. Au fur et à mesure que la réduction s'opère, on raccourcit les bandes et on les contourne à nouveau.

Cet appareil s'emploie principalement pour les cas d'antéversion des incisives et canines; il peut agir par pression et par traction.

Appareils Jackson. — Jackson, de New-York, se sert uniquement de ressorts en fil de piano, fixés directement sur les dents ou combinés avec des bandes ou des colliers et il utilise ce moyen pour remédier à toutes les irrégularités.

Ces appareils, dont la force agissante est basée sur les courbures très ingénieuses des ressorts, possèdent de grands avantages, qui consistent dans leur petit volume et la force très douce, mais continue, qu'ils déploient.

Ils sont surtout utilisables pour le maxillaire inférieur. Nous avons constaté que des appareils construits d'après cette méthode et dont les ressorts nous paraissaient vraiment très faibles apportaient des modifications rapides à des dents irrégulières, cependant résistantes.

Ajoutons que, surtout avec ce système, l'ingéniosité des dentistes est mise à contribution, car la combinaison des appareils est très complexe.

Méthode Angle. — Angle a fait connaître pour la première fois sa méthode (1), en 1887. Depuis, il l'a beaucoup perfectionnée et il est arrivé, en utilisant toutes les forces employées jusqu'à présent et en les simplifiant, à combiner des appareils aussi peu

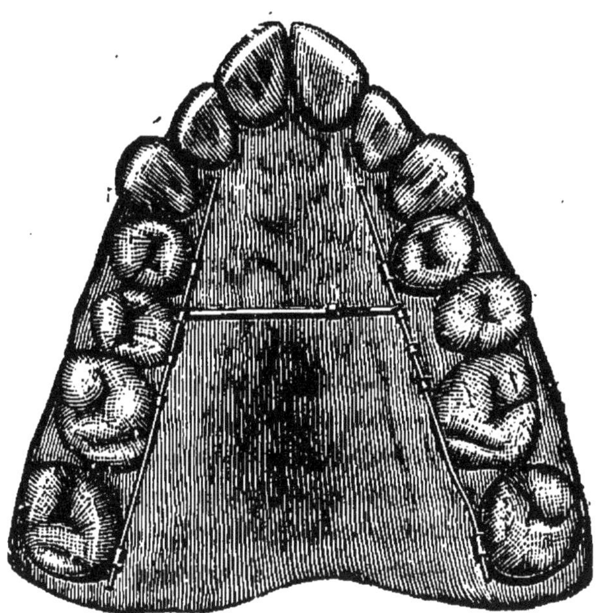

Fig. 16. — Appareil Angle (Guilford).

encombrants qu'il est possible et capables de produire une force considérable pour réduire toutes les anomalies de direction. Les appareils sont construits entièrement en métal. Toutes les forces sont employées, mais c'est surtout à la vis et au ressort en fil de piano qu'il a recours (fig. 16).

Les moyens d'attache sont d'ordinaire les bandes Magill et le plus souvent des colliers avec écrou.

(1) Angle, Congrès de Washington.

III. Appareils pour l'enfoncement et l'élongation des dents. — Jusqu'à présent nous avons vu les procédés et méthodes orthopédiques destinés à remédier aux différentes anomalies qui se présentent le plus fréquemment. Il convient d'ajouter à ces différentes méthodes les procédés employés pour remédier à des cas spéciaux, mais qui font partie du domaine de l'orthopédie dentaire.

M. Martin (de Lyon) a publié, en 1894, plusieurs observations portant sur l'enfoncement et l'élongation des dents.

Appareils pour l'enfoncement des dents. — Le procédé est employé depuis assez longtemps en Amérique et Guilford (1) le signale dans son traité.

L'appareil le plus simple se compose d'une plaque de vulcanite munie d'un ressort en or, venant exercer une pression sur le bord libre de la dent. Si l'on veut supprimer la plaque qui peut être inutile, la pression peut être exercée par un bout de digue, procédé employé depuis longtemps pour maintenir les dents réimplantées.

L'indication de l'emploi de cette méthode pour le traitement de l'arthrite alvéolo-dentaire appartient à M. Martin (de Lyon).

Dans un cas de ce genre, pour remédier à la déviation et à l'élongation d'une incisive centrale supérieure, il construisit une plaque en or supportant deux dents artificielles, deux lames y étaient soudées qui passaient entre les prémolaires de chaque côté ; un prolongement partant de la plaque passait entre les incisives centrales et venait se recourber à un centimètre environ au-dessus du liséré gingival externe de la dent à redresser ; à l'extrémité de ce prolongement et à la partie située exactement à la

(1) Guilford, *Orthodontia*.

moitié de la largeur de la dent était fixé un bouton, destiné à retenir un anneau élastique passant par-dessus la dent et attaché à un petit crochet soudé parallèlement au bouton externe sur la plaque en or. L'anneau de caoutchouc, ainsi tendu, exerçait une pression constante sur la dent et tendait à l'enfoncer dans son alvéole.

L'appareil de maintien consistait tout simplement à remplacer l'anneau élastique par une petite bande d'or soudée aux deux points qui avaient servi d'attache. Le traitement a demandé quatre mois, dont la moitié pour le traitement de la gingivite avant toute application d'appareil.

Appareils pour l'élongation des dents. — L'allongement des grosses molaires permanentes s'obtient très facilement par le rehaussement de l'articulation, soit à l'aide d'un appareil à capuchon, soit à l'aide de coiffes appliquées sur les prémolaires, lorsque celles-ci ont atteint leur longueur normale. M. Godon, au Congrès de Paris, 1889, donnait à sa communication sur le redressement des dents la conclusion suivante : « Dans les cas de prognathisme de la mâchoire supérieure, il est presque toujours nécessaire, au début du traitement, de provoquer l'allongement de la dernière molaire afin de rehausser l'articulation. »

Mais l'allongement méthodique par traction exercée sur la dent est un procédé nouveau.

M. Norman, de Philadelphie (1), a exposé le procédé et les appareils qu'il a imaginés pour le redressement par élongation d'une incisive centrale supérieure qui était cassée complètement au tiers de la longueur de la couronne.

L'appareil dont il s'est servi pour la régularisation

(1) Norman, *Traitement de la fracture d'une incisive par allongement.* (*Dental Cosmos*, août 1893.)

de cette dent se compose de deux capsules métalliques placées sur les dents voisines de celle à tirer et descendant jusqu'au bord libre de la gencive. Elles sont réunies par un fil de métal formant pont au-dessus de la dent fracturée et qui est percé à son centre d'un trou destiné au passage d'une vis.

Celle-ci est fixée solidement par une bride ou un anneau à la face labiale d'une bande scellée autour du collet de la dent à redresser.

Après son passage dans le fil réunissant les deux capsules voisines, un écrou est adapté à la vis. En le serrant, on opère une traction sur la dent que l'on veut faire descendre.

Cette traction, que l'on peut régler d'une façon très précise, doit être très faible d'abord, puis augmentée chaque jour.

Le résultat obtenu, l'appareil est laissé quelque temps comme appareil de maintien. La dent fracturée est ensuite meulée et polie à l'endroit de la fracture.

Le traitement a duré trois semaines, ce qui est un laps de temps relativement court.

Une précaution qu'il ne faut pas négliger pour arriver à un bon résultat, c'est de séparer avec une lime fine les dents voisines de la dent à régulariser, afin qu'elles ne puissent gèner la descente de cette dent et qu'elles permettent l'application des coiffes.

M. Martin a modifié l'appareil de M. Norman, en substituant à la force agissante intermittente, représentée par la vis, la traction continue, exercée par un anneau élastique.

Des deux observations qu'il a publiées, la première porte sur une fracture de l'incisive centrale droite occasionnée par une chute du sujet, âgé de seize ans.

La couronne a été séparée en deux et la cavité pulpaire mise à nu.

Lorsque le sujet fut amené à M. Martin, la mortification pulpaire était survenue, et il existait de la suppuration. Après l'application d'un traitement rationnel et l'obturation du canal, une tige fut fixée dans la substance obturatrice pour servir de point d'attache à la force employée.

Cette tige était terminée en forme d'un T, dont les branches latérales étaient recourbées sur les faces labiales et linguales de la partie restante de la couronne.

Un petit bouton, placé à l'extrémité de chacune de ces branches, fixait l'anneau élastique. La force d'opposition était constituée par deux coiffes d'or placées sur les deux dents voisines et réunies par un fil formant pont au-dessus de la dent cassée.

En réunissant le pont aux deux boutons situés à l'extrémité des branches recourbées sur les faces externes de la couronne, par un anneau élastique, on obtient une traction douce et continue.

La dent amenée à la longueur voulue, un fil d'or remplace l'anneau élastique et sert d'appareil de maintien.

Comme dans l'observation de M. Norman, la seule trace qui permette de constater l'élongation de la dent est une irrégularité du feston gingival qui descend plus bas à cet endroit.

La seconde observation porte sur une fracture oblique de droite à gauche d'environ 0,004 millimètre de hauteur du bord tranchant d'une incisive médiane supérieure gauche chez une jeune fille de dix-sept ans.

M. Martin, ayant reconnu pendant le traitement, la nécessité de faire porter la résistance sur un plus grand nombre de dents, a modifié son appareil en ce sens.

Il a donc construit un appareil composé de deux

plaques métalliques allant de la première prémolaire droite à la première prémolaire gauche, l'une palatine, l'autre s'adaptant au bord gingival externe. Ces plaques sont reliées entre elles par des fils métalliques passant dans les interstices dentaires.

Un fil métallique d'une plus grande force forme pont comme dans le premier appareil, mais son étendue est plus considérable, car il est soudé aux plaques à un point correspondant à l'espace interdentaire de la canine et de l'incisive latérale de chaque côté.

Un trou percé dans la partie de la dent qui doit être réséquée après l'élongation sert à faire passer un fil d'or recourbé en haut à sa sortie de la dent; à chacune des extrémités du fil est adapté un anneau élastique attaché au pont métallique qui attire la dent en bas.

Si la dent est entière et que par conséquent on ne puisse y percer de trous, une couronne métallique portant deux boutons la recouvre et y est scellée à l'aide de ciment.

Le traitement, dans cette dernière observation, n'a duré que dix jours.

En 1895, M. Martin a publié un article sur « l'élongation des dents, appliquée au traitement de quelques cas d'érosion dentaire » (1).

L'auteur expose le nouveau traitement qu'il a employé pour remédier dans les cas favorables à l'érosion des dents qui ont subi une formation de dentine secondaire, ce qui rend l'ivoire d'une densité si grande qu'il peut résister aux acides buccaux sans s'altérer.

Il emploie le même appareil que celui décrit pré-

(1) Martin, *Lyon médical*, 7 juillet 1895.

cédemment et utilisé pour l'allongement des dents cassées. Il se sert de la partie érodée de la dent qui doit être réséquée pour y fixer son élastique de traction.

C'est une nouvelle application du procédé, qui peut rendre des services dans un petit nombre de cas, en permettant de faire disparaître complètement une tare si disgracieuse, et à laquelle il est si difficile de remédier.

IV. Appareils prenant la nuque pour point d'appui. — Ces appareils peuvent être utilisés dans certains cas particuliers de prognathisme exagéré de la partie antérieure de l'un ou l'autre des maxillaires.

Ils ne doivent être appliqués que lorsqu'on a reconnu l'impossibilité de trouver dans la bouche un point d'appui suffisamment résistant pour agir efficacement sur le groupe de dents à faire rentrer.

Plusieurs appareils ont été construits dans ce but. Ils sont combinés de façon à exercer une pression sur la partie labiale des dents antérieures, au moyen d'une plaque en caoutchouc vulcanisé modelée sur celles-ci et traversée par un fil métallique recourbé et formant crochet à ses extrémités. La traction est exercée en arrière par des bandes en caoutchouc assujetties, d'un côté, aux crochets de fil métallique, de l'autre au couvre-chef, qui porte des griffes à cet effet. La force agissante pourra être modifiée dans le cours du traitement, par la longueur des élastiques; la direction de la traction pourra également être changée en déplaçant les agrafes du couvre-chef.

Lorsque ce prognathisme se complique d'un défaut d'occlusion antérieure des maxillaires, indépendamment des moyens buccaux auxquels on pourra avoir recours, on se servira, en dernier lieu, de la fronde de Bouisson, modifiée de façon que la traction puisse se produire dans la direction voulue.

Angle a imaginé de nouveaux appareils pour remédier au prognathisme des mâchoires.

Comme tous les appareils de ce genre, ils sont composés, pour le maxillaire supérieur, d'un filet

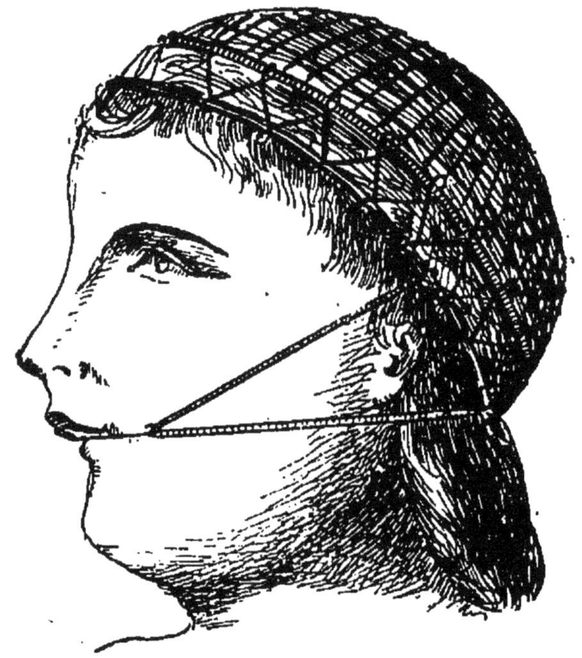

Fig. 17. — Appareil d'Angle prenant la nuque pour point d'appui.

formant couvre-chef, d'élastiques destinés à produire la traction en arrière et reliant le couvre-chef à une tige métallique recourbée à ses extrémités pour servir d'attache.

Cette tige est munie, à la partie correspondant à la ligne médiane du maxillaire, d'un tube dans lequel s'adapte une pièce en forme de boule fixée à un appareil buccal, qui est constitué, comme tous les appareils d'Angle, par un ressort contournant l'arcade dentaire externe et fixé aux dents à l'aide de colliers à écrou (fig. 17).

L'appareil destiné au maxillaire inférieur est également composé d'un filet couvre-chef, d'élastiques et d'une mentonnière sur laquelle s'exerce la traction en arrière.

Article III. — Traitement des diverses anomalies.

Nous ne pouvons décrire le traitement de toutes les irrégularités dentaires, vu la grande variété des anomalies et le nombre des méthodes de traitement. Nous nous contentons d'indiquer rapidement la marche à suivre dans le traitement de quelques cas types, en signalant les particularités intéressantes lorsqu'il y a lieu. Nous renvoyons à l'article II de ce chapitre pour la description des appareils.

Rétroversion. — Le cas de redressement le plus simple. Établir le traitement de très bonne heure avant que l'anomalie soit définitivement constituée.

Relever l'articulation pour que les dents antéro-supérieures ne soient pas arrêtées dans leur mouvement en avant par les dents inférieures.

Pousser les dents d'arrière en avant au moyen de l'appareil à chevilles ou à vis, du plan incliné, ou les tirer avec des caoutchoucs ou des bandes flexibles en employant l'appareil à double bandeau, l'appareil Gaillard. (Voir *Étude des appareils.*)

Pas d'appareil de maintien.

Le traitement peut être terminé en quelques jours.

Antéversion. — Attendre avant de commencer le traitement que l'on ait de bons points d'appui postérieurs. L'extraction de deux prémolaires est souvent nécessaire.

Relever l'articulation si les dents antéro-inférieures viennent butter contre les talons des supérieures.

Repousser les dents d'avant en arrière au moyen de l'appareil à double bandeau avec chevilles ou de l'appareil à bandeau antérieur constitué par un fil d'or mince exerçant pression sur la partie externe de l'arcade, ou encore tirer les dents en arrière avec des élastiques fixés sur une plaque palatine.

Appareil de maintien pendant longtemps (plusieurs mois, un an).

Éruption des canines en dehors de l'arcade. — L'extraction de la première prémolaire en temps opportun suffit souvent pour opérer le redressement.

Sinon, l'extraction faite pour obtenir de la place, achever le traitement en appliquant des appareils à pression antérieure, vis, ressorts, fils de piano, ou à traction postérieure avec élastique.

Appareil de maintien pendant très peu de temps, souvent inutile.

Éruption des canines en dedans de l'arcade. — Relever l'articulation s'il y a lieu.

Comme pour les dents en rétroversion, tirer ou pousser les dents vers leur place normale. Seulement, comme il ne s'agit que d'une seule dent à mouvoir, on peut employer de petits moyens comme la vis de Jack, la vis de traction antérieure, de petits ressorts, etc.

Pas d'appareil de maintien.

Rotation sur l'axe. — S'assurer de la place nécessaire. On peut employer la rotation brusque. (Voir *Rotation brusque*, p. 186).

Si l'on se décide pour la méthode lente, on peut mettre à contribution de nombreux appareils : appareils à double bandeau avec cheville antérieure et cheville postérieure, ressorts en or ou en fil de piano appuyant sur un des bords ou sur les deux bords de la dent, bande Magill avec ressorts ou élastiques, etc.

Pour la rotation brusque, appareil de maintien pendant quelques jours seulement.

Pour la rotation lente, redressement facile en général, mais contention très difficile ; l'appareil doit être porté pendant longtemps ; on peut employer le petit appareil de Guilford (Voir p. 243).

Allongement et renfoncement des dents. — Pour l'allongement et le renfoncement des dents nous renvoyons page 229 de ce chapitre où ces questions sont traitées en même temps que l'étude des appareils applicables.

Atrésie des maxillaires. — Relever l'articulation si cela est nécessaire.

Produire l'écartement en employant les appareils de Coffin, de Talbot, de Francis Jean, d'Angle, ou des vis de Jack, etc. (Voir p. 209 et suivantes).

Appareil de contention pendant longtemps.

Prognathisme du maxillaire supérieur. — Relever l'articulation.

Agir au moyen de forces actives : appareils intrabuccaux attirant le bloc incisif en arrière, appareil à double force continue de l'auteur, appareil d'Angle, prenant la nuque comme point d'appui (Voir p. 215 et 234).

Maintien très long, plusieurs mois, plusieurs années même.

Prognathisme du maxillaire inférieur. — Employer les mêmes appareils que pour la projection en avant du maxillaire supérieur. Relever l'articulation est ici une indication absolue.

Les appareils de contention sont nécessaires pendant peu de temps seulement, les dents supérieures s'opposant à toute récidive de l'anomalie.

D'une manière générale, si nous avions un choix à faire parmi ces appareils et ces méthodes de traitement, nos préférences seraient :

1° Pour les appareils extenseurs, qui permettent dans la majorité des cas d'éviter le sacrifice d'une ou de plusieurs dents saines ;

2° Pour les appareils sans plaque, les plus simples, les moins encombrants, fixés aux dents à l'aide de la bande Magill.

Quant aux procédés chirurgicaux, la rotation brusque ne devra être tentée qu'avec la plus grande circonspection et seulement dans un très petit nombre de cas.

La méthode de luxation immédiate de Cunningham n'est encore qu'un essai ; cependant les résultats obtenus ne permettent pas de fonder de grandes espérances sur la valeur de ce procédé.

CHAPITRE V

APPAREILS DE CONTENTION.

Les dents irrégulières redressées et mises à leur place normale dans une arcade alvéolaire normale, le traitement n'est pas encore terminé : il faut maintenir les dents à leur nouvelle place pour leur faire contracter de solides adhérences avec les tissus environnants et favoriser le travail d'ostéite condensante qui doit immobiliser les dents en leur nouvelle position.

Pour cela des *appareils de contention* ou *appareils de maintien* sont nécessaires.

Ces appareils n'exercent plus aucune action sur les dents ou les maxillaires et ne possèdent aucune force réductrice ; ils sont là comme tuteurs et opposent simplement une résistance passive à la force qui tend à faire revenir la dent à sa place primitive ou à reproduire l'anomalie du maxillaire.

L'appareil de contention ne doit pas non plus exercer d'action sur l'articulation qu'il doit laisser entièrement libre sans la rehausser ni la changer : la bouche doit être comme à l'état normal, les forces masticatoires doivent pouvoir s'exercer librement ; l'appareil de contention s'oppose aux déviations qu'elles pourraient produire.

Les appareils de maintien doivent être portés très longtemps, dans les cas simples *plusieurs mois*, et dans les cas difficiles où l'anomalie a une tendance invincible à se reproduire, ils peuvent être portés pendant *plusieurs années*. Bien souvent le port de l'appareil de contention est plus long que le redressement proprement dit de l'irrégularité.

Ainsi, dans la rotation sur l'axe, la réduction au moyen d'appareils prothétiques en employant des forces assez actives est relativement facile. Seulement on éprouve une grande difficulté à contenir la dent : dès qu'on enlève l'appareil de maintien, l'anomalie se reproduit, lentement peut-être, mais sûrement.

Il en est souvent ainsi dans l'antéversion des incisives supérieures, où il est utile de porter longtemps un appareil de contention.

Aussi, étant donné cette nécessité et en tenant compte également comme causes d'insuccès de la mauvaise volonté des enfants et de la négligence des parents à les surveiller pour les obliger à porter leur appareil, les *appareils inamovibles* semblent-ils préférables pour ces cas.

Ils doivent être construits en métal, comme tous les appareils de ce genre, et combinés comme les appareils de redressement sans plaque.

Des bandes Magill fixées à la gutta ou au ciment sur une série de dents d'implantation très solide serviront de point d'appui à des fils métalliques ou à tout autre moyen de contention.

Les avantages de ces appareils sont : leur volume peu considérable et le peu de gène qu'ils occasionnent ;

Enfin, la certitude du port de l'appareil pendant un temps aussi long que le cas l'exige.

Dans d'autres cas, au contraire, l'appareil de contention est inutile : dès que la dent irrégulière est mise à sa place normale, le traitement est terminé et on peut enlever les appareils. C'est ce qui se passe dans la rétroversion sans rotation d'une ou de plusieurs dents supérieures. L'articulation est relevée au moyen de l'appareil de redressement, les dents sont poussées ou tirées en dehors, selon l'appareil que l'on emploie ; dès qu'elles ont franchi la ligne formée par le bord libre des incisives inférieures, il n'est plus besoin d'appareil : le redressement est achevé. En effet, les incisives inférieures, frappant continuellement à la partie postérieure des incisives supérieures, empêchent ces dents de rentrer en dedans et opposent une barrière infranchissable au retour de l'anomalie : ces dents forment un véritable appareil de maintien.

Lorsque les canines n'ont pu trouver de place dans l'arcade, les dents étant trop serrées, et ont fait leur éruption en dehors, si on leur trouve cette place nécessaire en pratiquant l'extraction des premières prémolaires et si on les remet à leur place normale, l'appareil de maintien sera encore inutile ; l'anomalie ne tend pas à se reproduire, les canines sont maintenues à leur place par les dents voisines qui s'opposent à tout déplacement.

Dans quelques cas, les appareils de contention

peuvent être extrêmement simples; par exemple, dans la réduction par rotation brusque de l'anomalie de rotation sur l'axe, on peut maintenir la dent au moyen d'un petit bout de digue en caoutchouc; cette digue est ligaturée aux dents voisines et, formant pont sur la dent luxée, elle la maintient dans la position qui vient de lui être donnée (fig. 18). On peut encore maintenir cette dent au moyen de gutta-percha ramollie et appliquée sur la dent redressée et les dents voisines engainant ces dents dans une sorte de gouttière qui les immobilise

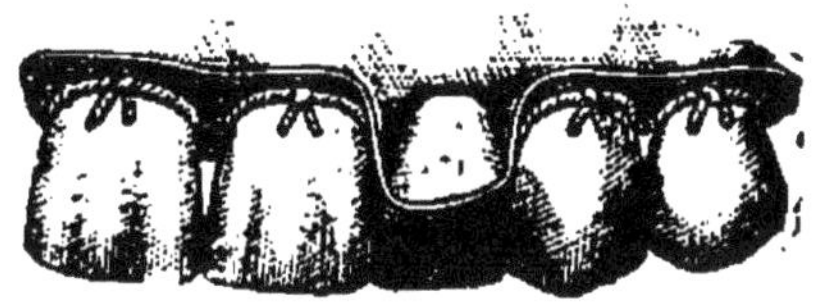

Fig. 18. — Digue servant d'appareil de contention.

Enfin, lorsqu'il s'agit d'une ou de deux dents à maintenir, on emploie de petits appareils en métal qui prennent leur point d'appui sur les dents immédiatement avoisinantes et qui joignent à une grande commodité d'exécution l'avantage de la légèreté et d'un très petit volume (fig. 19).

Dans les cas où le traitement a été long et a comporté le redressement d'un assez grand nombre de dents, ces petits moyens de contention ne suffisent plus; il faut des appareils ayant une large base, de manière à pouvoir opposer une résistance suffisante aux forces qui tendent à reproduire l'irrégularité.

Décrire tous ces appareils de maintien serait impossible; ils varient comme les appareils réducteurs avec les cas et surtout avec l'ingéniosité des praticiens. Nous pourrons seulement donner les quelques indications générales qu'ils doivent remplir.

Ils doivent toujours occuper l'arcade redressée.

Ils peuvent être en métal ou en vulcanite, mais de préférence en métal.

Ils ne doivent pas gêner la prononciation et la mastication ; ils doivent être aussi légers et aussi petits qu'il est possible ; en un mot, se rapprocher plus que les appareils réducteurs des appareils ordinaires de prothèse.

Nous avons déjà dit qu'ils doivent laisser entiè-

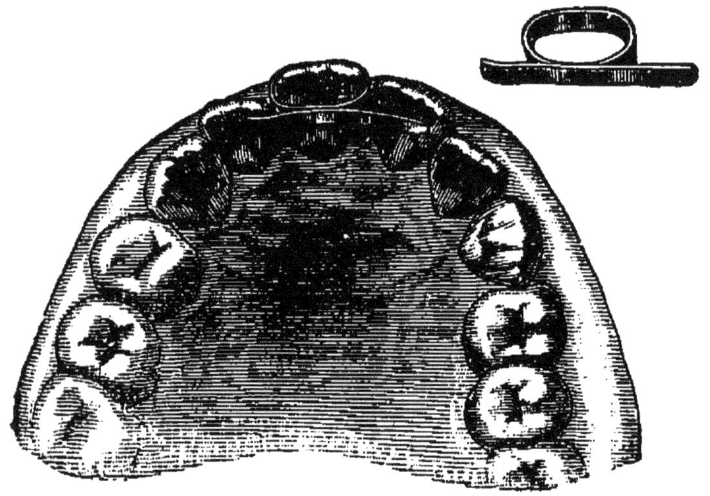

Fig. 19. — Appareil de maintien de Guilford maintenant une grande incisive.

rement libre l'articulation des dents entre elles.

Bien souvent l'appareil qui a réduit la luxation peut servir d'appareil de maintien lorsque son rôle d'appareil réducteur est terminé. Il suffit pour cela de supprimer les forces agissantes et de les remplacer par de simples forces contentives.

Les visites sont espacées, mais le sujet est toujours surveillé ; au lieu de venir une ou deux fois la semaine, il vient une fois par mois, par exemple.

Il faut laisser l'appareil de contention aussi longtemps qu'il est nécessaire, le laisser plutôt plus longtemps que l'enlever prématurément ; se rappeler que certaines anomalies exigent, encore longtemps après la régularisation, un appareil de maintien. L'appareil sera d'abord porté constamment ; puis, au bout de quelque temps, la nuit et seulement quelques heures dans la journée ; enfin on ne le mettra plus que la nuit. S'assurer avant de l'enlever définitivement que les dents sont bien consolidées à leur nouvelle place et qu'aucune cause d'irrégularité ne subsiste.

Redoubler de surveillance dès que l'on aura supprimé tout appareil ; faire revenir fréquemment le sujet et examiner avec soin l'état de sa dentition ; noter tout petit changement qui semblerait un retour vers l'anomalie primitive et appliquer aussitôt l'appareil contentif qui avait été supprimé.

Cette récidive de l'anomalie ne se produit pas tout d'un coup aussitôt l'appareil enlevé ; elle procède lentement, insidieusement. En examinant la bouche tous les jours, on ne perçoit pas cette minime évolution ; mais, si l'on ne voit pas le sujet pendant quelques mois, on est frappé alors du changement qui peut être survenu. Si on laisse aller les choses, au bout de quelques années, parfois moins, l'anomalie s'est reproduite aussi accusée qu'avant tout traitement. Il n'en est heureusement pas de même pour tous les redressements, et cette tendance invincible, ce retour au type anormal ne s'observent guère que dans les redressements extrêmement difficiles, où les dents, les arcades et les maxillaires ont été remaniés par les appareils réducteurs. Ordinairement le résultat acquis reste définitif et le port prolongé d'un appareil de maintien n'est pas nécessaire.

CHAPITRE VI

COMPLICATIONS.

En règle générale, il ne faut pas trop brusquer le traitement des anomalies dentaires ; il faut procéder lentement, afin de pouvoir éviter les complications et ne pas produire une anomalie plus grave que celle qu'on veut traiter.

Les visites doivent être fréquentes pour que l'on puisse surveiller attentivement les progrès du traitement et intervenir dès le début s'il se produisait quelques complications.

Ces complications peuvent intéresser : 1° la muqueuse buccale ; 2° le périoste alvéolo-dentaire ; 3° la dent ; 4° le maxillaire et l'articulation des dents entre elles.

I. Accidents du côté de la muqueuse buccale. — On peut constater une stomatite ordinairement localisée à la gencive et aux points touchés par l'appareil, rarement généralisée à toute la muqueuse buccale. Cette stomatite s'observe surtout avec les appareils en caoutchouc vulcanisé, occupant une large surface, chez les sujets qui ne prennent pas soin de leur bouche et négligent les soins d'hygiène que nécessite le port d'un appareil.

On observe surtout cette inflammation gingivale dans les appareils inamovibles, ces appareils étant de nettoyage difficile.

Elle peut être produite, et alors elle est tout à fait localisée, par une cheville ou une cale qui descendent trop sous le collet de la dent, par un ressort qui appuie sur la gencive, par une coiffe ou une bande s'enfonçant trop profondément sous la gencive.

Les petits anneaux en caoutchouc qui servent à tirer les dents, ou les fils de soie qui les y attachent, occasionnent souvent ces petits accidents : par suite de la forme de la dent, ils remontent sous le collet et glissent sur la racine en causant une périostite et une gingivite intenses. On cite même un cas dans lequel un petit anneau de caoutchouc oublié avait produit, en continuant son ascension lente vers l'apex, une périostite phlegmoneuse avec résorption alvéolaire, ébranlement et chute de la dent.

La gingivite causée par les appareils de redressement est ordinairement peu grave et cède facilement au traitement. On fera disparaître la cause, si cela est possible : chevilles, cales, anneaux, ressorts blessant la gencive; on recommandera des soins de propreté très minutieux, des lotions fréquentes avec une solution de chlorate de potasse et des lavages avec de l'eau boriquée. Si, malgré ce traitement, la gingivite s'aggrave et menace de dégénérer en stomatite généralisée, supprimer pour quelque temps l'appareil.

II. Accidents du côté de la membrane alvéolo-dentaire. — Lorsque le traitement est mené trop vivement, on peut observer une inflammation du périoste, une périodontite assez intense. Cette périodontite existe toujours, elle forme la première phase du travail physiologique qui mobilise la dent, puis la consolide à sa place normale ; mais elle peut être très peu accusée et passer inaperçue. Parfois, au contraire, lorsqu'on accroît l'intensité de la force agissante, la dent devient très mobile, douloureuse à la pression, à la mastication; la périodontite revêt une assez grande intensité.

Dans d'autres cas, elle peut être produite par des coiffes, des bandes, des fils qui descendent sous le colet de la dent; nous avons vu qu'elle peut être provoquée par un anneau en caoutchouc et occasionner la résorption alvéolaire et la chute de la dent.

La périodontite cède facilement au traitement. Il faut modérer l'intensité d'action des appareils, ou enlever les coiffes et les fils qui en sont la cause déterminante. De légers révulsifs sur la gencive, des applications de teinture d'iode, donnent de bons résultats. On ne doit enlever l'appareil que si l'affection menace de devenir grave.

III. Accidents du côté de la dent. — La pulpite et la mortification consécutive s'observent rarement dans les méthodes de redressement avec action lente ; il faut, pour les produire, que l'on ait exagéré beaucoup l'intensité des forces agissantes et produit, en même temps que la pulpite, une périodontite suraiguë.

Mais ces accidents s'observent fréquemment dans le redressement immédiat par rotation brusque et dans la luxation alvéolaire de Cunningham. C'est même une des grandes contre-indications de ces méthodes. Nous en avons déjà parlé lorsque nous avons étudié ces procédés de redressement.

On peut observer encore du côté des dents, surtout avec les appareils inamovibles mal combinés, de nombreuses caries qui sont dues à la stagnation de la salive et des détritus buccaux entre l'appareil et la dent.

Les ressorts et les vis peuvent produire des érosions et des cassures de l'émail.

On traitera comme il convient la pulpite ou le quatrième degré résultant du redressement ; mais il est difficile d'éviter la décoloration consécutive.

Il est possible d'éviter les caries dans les appareils inamovibles en scellant ces appareils au moyen du ciment ou de préférence de la gutta, qui est moins irritante pour la dent et la gencive. Les dents sont ainsi préservées du contact des liquides buccaux et l'on n'a point, en enlevant l'appareil, cette surprise désagréable de trouver, sous ses points d'attache, plusieurs dents cariées.

Pour ne point érailler les dents par le contact répété de parties métalliques, on garnit les pointes des ressorts et des vis de caoutchouc vulcanisé.

IV. Accidents intéressant les maxillaires et l'articulation des dents entre elles. — Les appareils de réduction qui rehaussent l'articulation produisent une perturbation des rapports réciproques des deux arcades dentaires. Ce trouble varie et augmente d'importance, suivant la hauteur du corps étranger interposé entre les deux maxillaires et surtout suivant le temps qu'il y demeure. Si l'appareil n'est porté que quelques jours, le trouble est passager; lorsqu'on l'enlève, les dents reprennent leur position normale et leurs rapports réciproques.

Il n'en est plus de même lorsque cet appareil est porté longtemps, plusieurs années. Les dents déviées se sont consolidées dans leur position vicieuse, le bord alvéolaire a suivi les dents; lorsqu'on enlève définitivement l'appareil, on se trouve en présence d'une anomalie plus grave et plus difficilement curable que l'irrégularité que l'on voulait corriger. Parfois le maxillaire lui-même est déformé.

Pour éviter ces complications graves, il faut, autant qu'il est possible, ne pas laisser longtemps dans la bouche les appareils qui surélèvent l'articulation. S'ils sont absolument indispensables pour la réussite du traitement, veiller à ce que toutes les dents antagonistes mordent bien également sur l'appareil, de manière à ce qu'aucune d'elles ne puisse s'allonger.

Surveiller surtout bien attentivement l'articulation des dents des deux mâchoires pendant toute la durée du redressement. Si l'on voit se former une anomalie, faire cesser immédiatement la cause et appliquer aussitôt un appareil destiné à corriger cette difformité naissante.

CHAPITRE VII

HYGIÈNE BUCCALE.

Pendant toute la durée du redressement les soins de propreté doivent être très minutieux, beaucoup plus minutieux que les soins hygiéniques recommandés pour les appareils de prothèse ordinaire.

En effet, le traitement est subi par un enfant, et à cet âge les dents se carient beaucoup plus fréquemment et plus rapidement qu'à toute autre époque de la vie.

Ensuite on augmente les causes d'infectiosité, en appliquant un appareil, parfois difficilement nettoyable, qui accumule contre les dents les détritus buccaux et les colonies microbiennes.

Enfin, la dent elle-même est en état de moindre résistance; elle est troublée dans sa nutrition, parfois son collet est dénudé par les fils ou les cales qui y sont appliqués.

Les règles de l'hygiène buccale doivent donc être rigoureusement appliquées (1) :

Avant le début du traitement, on pratique le nettoyage de la bouche s'il est nécessaire; les dents cariées sont soignées. L'appareil ne doit être appliqué que sur une bouche entièrement saine.

(1) Voir, pour plus ample développement, *Manuel du chirurgie n-dentiste*, par le Dr Maurice Roy : *Thérapeutique de la bouche et des dents*, *Hygiène buccale*.

Dès que l'appareil est posé, il faut faire prendre à l'enfant des habitudes de propreté méticuleuse.

Le matin, les dents et l'appareil sont brossés avec soin. La brosse est chargée de savon ou de poudre dentifrice antiseptique. L'appareil est lavé à grande eau, brossé, puis plongé quelques minutes dans la solution antiseptique suivante :

Hydrate de chloral.................	} ãa	3 gr.
Acide phénique neigeux.............		
Eau stérilisée..............................		300
Alcool...............................		q. s.

Aromatiser avec quelques gouttes d'élixir dentifrice.

Cette petite opération doit être répétée *après chaque repas et le soir avant de se coucher*. Les parents veilleront à ce que l'enfant suive exactement toutes ces prescriptions, qui leur paraîtront peut-être un peu exagérées, mais sur l'accomplissement desquelles le praticien doit fortement insister.

Une pratique recommandable est celle qui consiste à passer, après chaque repas, un fil de soie dans chaque interstice dentaire; les débris d'aliments sont ainsi refoulés dans la bouche, puis rejetés au dehors pendant le lavage.

Lorsque l'enfant vient voir le dentiste, celui-ci ne doit pas se contenter de suivre les progrès du redressement, il doit jeter un coup d'œil sur l'état général de la bouche, soigner les caries commençantes et traiter les petites complications qui pourraient se produire.

C'est en se conformant à toutes ces prescriptions minutieuses que le praticien pourra mener à bien et terminer sans complication cette délicate opération que l'on nomme un *redressement dentaire*.

TROISIÈME PARTIE

PROTHÈSE CHIRURGICALE DES MAXILLAIRES ET DE LA FACE

CHAPITRE PREMIER

TRAITEMENT DES FRACTURES DES MAXILLAIRES.

Article Ier. — Fractures du maxillaire inférieur.

§ 1er. — *Généralités.*

On peut diviser les fractures du maxillaire inférieur en :

a. *Fractures des parties accessoires :* condyles, apophyses coronoïdes, branches montantes, bord inférieur de l'os et bord alvéolaire,

b. *Fractures du corps de l'os.*

Nous nous occuperons seulement du traitement des fractures complètes du corps de l'os; les fractures des condyles, des apophyses coronoïdes et des branches montantes ne comportant comme traitement que l'immobilisation de la mâchoire, et les fractures incomplètes ou fissures de la table interne ou de la table externe n'exigeant pas d'intervention.

Siège. — Les fractures du corps du maxillaire inférieur peuvent être :

1° *Directes.* — Choc sur le menton. Ce choc tend à élargir la courbure de l'os et le trait de fracture siège au niveau du point où a porté le traumatisme, sur la partie antérieure du fer à cheval; il débute aux dépens de la table interne.

2° *Indirectes.* — Le choc porte sur une des parties latérales du corps de l'os, il tend à en rétrécir la courbure et la fracture siège encore sur la partie antérieure du corps de l'os et commence généralement par la table externe. Cependant il convient d'ajouter que certaines blessures produites par une arme à feu, coup de pistolet tiré dans la bouche, par exemple, tendent à redresser ou à élargir la courbure de l'os et se font aux dépens de la table interne.

On voit donc que le siège habituel des fractures du corps du maxillaire inférieur est la partie antérieure de cet os, dans l'intervalle compris entre les deux premières prémolaires inclusivement.

Principaux symptômes. — a. *Symptômes physiques.* — Mobilité des fragments, crépitation, ecchymose gingivale, déplacement des fragments, le fragment antérieur est attiré en bas par les muscles sus-hyoïdiens, le fragment postérieur est attiré en haut par les muscles masticateurs proprement dits, auxquels les muscles sus-hyoïdiens ne forment plus contrepoids.

b. *Symptômes fonctionnels.* — Douleur, exagérée par la pression sur le trait de fracture, salivation abondante, difficulté pour ouvrir la bouche, pour mastiquer, pour parler.

c. *Symptômes généraux.* — N'existent que lorsque la fracture est compliquée et qu'il y a infection de la plaie; c'est alors le frisson, la fièvre, l'élévation de la température, le délire même et l'infection purulente par absorption du pus ; ou bien ils existent encore sous forme de *commotion cérébrale*, lorsque la fracture est causée par un grand traumatisme qui a atteint la boite crânienne ; mais alors la fracture du maxillaire n'est plus qu'un épiphénomène, toute l'attention se reporte sur la lésion crânienne.

Complications. — 1° *Complications immédiates*. — On a observé les désordres suivants qui peuvent accompagner les fractures du maxillaire inférieur et qui ont pour cause la violence du traumatisme : des plaies de la face, communiquant ou non avec le foyer de la fracture; des hémorrhagies, cependant rares, sans doute en vertu de l'élasticité de l'artère dentaire inférieure; la luxation et la fracture des dents; la paralysie du nerf dentaire inférieur par déchirure ou par lésion au moment de la fracture; la commotion cérébrale, cependant très rare ; enfoncement du conduit auditif dans les fractures doubles; chute de la langue dans l'arrière-gorge par suite de la mobilité du fragment médian entraîné en arrière; enfin, des abcès, des plaies du canal de Sténon, de la stomatite, de l'ostéo-périostite, des fistules salivaires, de la nécrose du bord alvéolaire, la septicémie, l'infection purulente peuvent résulter d'une fracture de la mâchoire inférieure ou de la plaie qui l'accompagne.

Complications tardives. — La plus commune est la pseudarthrose ; dans les fractures du condyle on a observé de l'ankylose de l'articulation ; des névralgies produites par des esquilles ou par la formation du cal agissant comme causes irritantes; de l'oblitération du canal dentaire par le cal peut résulter une atrophie de l'arcade alvéolaire.

Traitement. — Il doit avoir pour but :

1° D'obtenir et de maintenir pendant toute la durée du traitement, l'antisepsie buccale;

2° De réduire la fracture, de manière à rendre au maxillaire fracturé sa forme primitive et *à conserver à l'arcade dentaire les rapports avec l'arcade opposée* qui existaient avant la fracture;

3° De contenir cette réduction à l'aide d'un appareil jusqu'à consolidation complète des parties fracturées.

La réduction des fractures du corps du maxillaire inférieur est en général facile, mais la contention est difficile et ces fractures aboutissent quelquefois à une pseudarthrose.

§ 2. — *Moyens de contention n'exigeant pas la prise de modèles.*

Ces moyens sont nombreux, mais donnent en général des résultats imparfaits.

Bandages et frondes. — Moyens insuffisants; doivent tout au plus servir à maintenir les fragments en attendant la confection de l'appareil buccal.

Ils immobilisent assez bien l'os fracturé, mais en immobilisant aussi l'articulation temporo-maxillaire, d'où impossibilité de la mastication et de la phonation; la déglutition est gênée ; les lavages fréquents de la cavité buccale, si nécessaires dans les cas de fractures compliquées, sont très difficiles. Toutefois on peut se servir de ces moyens de contention pour protéger le siège de la fracture contre les chocs extérieurs, en les combinant avec un appareil buccal.

Le *bandage* est placé aussitôt après le traumatisme; il immobilise provisoirement l'os fracturé et diminue ainsi beaucoup la douleur consécutive aux mouvements des fragments.

Il se compose d'une bande de toile d'une longueur d'environ 1 mètre sur 0m,10 de large, fendue dans sa partie centrale pour laisser pénétrer le menton sur une étendue de 0m,10. Les extrémités sont divisées jusqu'à 0m,05 de la fente pratiquée au centre, de manière à former deux lanières : celles qui correspondent à la partie inférieure des bandages se fixent sur le sommet de la tête, tandis que les deux autres vont se rejoindre au-dessous de l'occipital. Elles sont ensuite réunies ensemble.

Fronde d'Hamilton.— Elle est composée : 1° d'une calotte formée par une lanière circulaire faisant le tour de la tête et passant sur le front et derrière l'occiput. De là partent d'autres lanières fixées d'autre part à une courroie antéro-postérieure et qui sont destinées à renforcer la lanière circulaire ; 2° d'une mentonnière en cuir à laquelle est adaptée une courroie de traction allant se fixer en avant du bregma et exerçant son action de bas en haut.

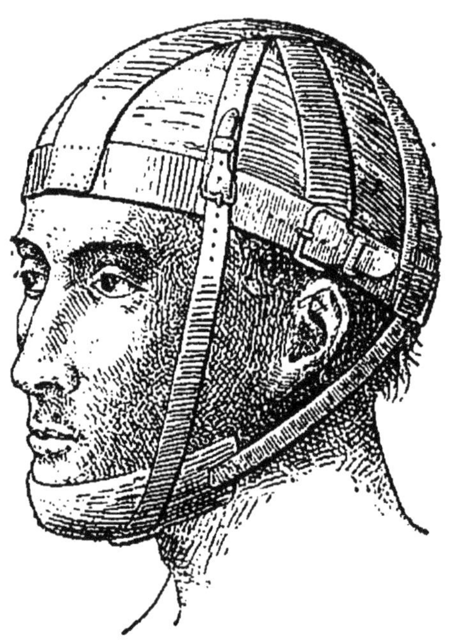

Fig. 20. — Fronde de Bouisson, modifiée par M. Roy (Dubois).

Fronde de Bouisson. — Elle est supérieure en ce qu'elle possède deux courroies de traction : l'une exerce son action de bas en haut, part de la mentonnière et va se fixer à la lanière circulaire immédiatement avant l'oreille; l'autre part du même point et se fixe derrière l'occiput.

C'est un moyen de contention énergique que le docteur Roy a employé avec succès dans un cas de fracture double (1), après avoir légèrement modifié son action en combinant la traction opérée par la fronde d'Hamilton avec celle de Bouisson (fig. 20).

Ligature des dents restantes. — Ce moyen, le plus ancien, consiste à rapprocher les fragments et à empêcher leur déplacement en ligaturant, à l'aide de fil métallique, les dents voisines du siège de la fracture. Moyen peu recommandable, car les dents avoisinant la fracture sont chancelantes, offrent un point d'appui fort peu résistant et les muscles détruisent facilement la coaptation des fragments. D'autre part, les fils de soie ou les fils métalliques employés pour la ligature irritent les gencives avec lesquelles ils sont en contact et augmentent ainsi l'état inflammatoire des tissus environnants.

Suture osseuse. — Ce procédé fut employé la première fois en 1827 par un Américain, Kean Rodgers. En 1839, Flaubert, de Rouen, l'appliqua en Europe. Les fragments sont placés dans leur contact normal et fixés ensemble à l'aide d'un fil métallique traversant chaque fragment, préalablement perforé, dans toute son épaisseur, d'avant en arrière. Les extrémités du fil sont ensuite attachées ensemble ou plus simplement tordues en spirale et coupées. Avant de perforer les fragments on devra s'assurer de l'emplacement des racines des dents existantes, afin d'éviter de les sectionner.

Ce procédé a parfois donné de bons résultats, surtout dans les cas de fracture oblique. Mais, dans

(1) Roy, *Revue internationale d'odontologie*, 1892.

la bouche, l'asepsie absolue est impossible et les fils métalliques ou les chevilles enfoncées dans l'épaisseur du maxillaire sont mal tolérés ; ils occasionnent une réaction inflammatoire intense et transforment en fracture compliquée une fracture parfois simple.

D'un autre côté, ces fils ou ces chevilles, tiraillés par les muscles de la mâchoire, cèdent ou arrachent leurs points d'insertion ; en cas d'insuccès, la situation est plus difficile qu'avant tout traitement. La suture osseuse est toutefois indiquée dans les cas de fracture à déplacement très considérable et lorsque les autres moyens doivent être abandonnés.

Ligature osseuse — Introduite en chirurgie par Baudens et préconisée par Bérenger-Féraud, elle peut être faite à l'aide de fil de soie ou de métal. On met les fragments en contact et on passe autour des fragments une anse de fil, qui est ensuite attachée sur les dents, à l'intérieur de la bouche.

Suture osseuse et ligature des dents combinées. — La suture est pratiquée comme à l'ordinaire, mais un seul des fragments est traversé par le fil qui entoure les dents restantes sur l'autre fragment et prend point d'appui sur elles.

Ligature des dents restantes et des dents antagonistes supérieures. — Angle fit connaître en 1890 cette méthode (1). Il se sert de l'arcade dentaire supérieure comme d'une attelle destinée à maintenir les fragments de la mâchoire inférieure.

La fracture réduite, des anneaux métalliques ou bandes Magill sont fixés à plusieurs dents voisines du trait de fracture ainsi qu'aux dents antagonistes du maxillaire supérieur. Ces anneaux peuvent être

(1) Angle, *Brit. S. Dent. Sc.*, Londres, 1890. — *Med. Rec.*, New-York, 1890.

scellés sur les dents au moyen de ciment ou bien fixés à l'aide d'un écrou ou d'une vis. Chaque anneau porte à sa partie externe un bouton servant à attacher des fils métalliques tournés en forme de huit et reliant entre eux les anneaux placés sur les dents supérieures et inférieures.

Plus récemment, M. Leblanc (1), s'inspirant d'un procédé imaginé par Guillaume de Salicet, publié à Paris en 1505 et tombé depuis longtemps dans l'oubli, a préconisé un moyen très simple d'arriver au même but. Il consiste, comme dans la méthode précédente, à réduire la fracture et à ligaturer ensuite les dents placées dans le voisinage du trait de fracture ou des traits de la fracture, si elle est double avec les dents antagonistes supérieures.

L'auteur se sert de fils d'argent qui enserrent solidement le collet des dents et les entortille ensuite deux par deux avec les fils placés sur les dents antagonistes.

Cette méthode possède les inconvénients de toutes celles nécessitant l'occlusion de la bouche pendant toute la durée du traitement.

Elle a comme avantage, surtout en ce qui concerne le procédé de M. Leblanc, sa très grande simplicité et sa facilité d'application, qui la met à la portée de tous les praticiens et principalement des médecins exerçant loin des villes, lesquels, réduits à leurs propres moyens, peuvent ainsi traiter avec de bons résultats les fractures les plus compliquées.

Appareil de Houzelot. — Cet appareil consiste en : 1° une gouttière engainant l'arcade dentaire aux environs du point fracturé, 2° une plaque mentonnière formant contre-partie, 3° une tige métallique pou-

(1) Leblanc, *Contribution au traitement des fractures du maxillaire inférieur*, 1897.

vant être allongée ou raccourcie, réunissant ces deux parties. Il n'a pas une solidité suffisante, car il manque de précision du côté de l'arcade dentaire et de la plaque mentonnière ; serré fortement, il est douloureux. Pour éviter ce dernier inconvénient, M. Péan a modifié l'appareil Houzelot en substituant à la plaque sous-mentonnière un moule de cuir l'emboîtant exactement, ainsi que les parties voisines, et remontant jusqu'à l'orifice buccal. Des courroies le maintiennent en place et le relient à un couvre-chef en cuir également.

L'avantage de l'appareil de Houzelot, c'est qu'il peut être confectionné rapidement dans les cas d'urgence au moyen d'un porte-scie quelque peu modifié.

Appareil de Morel-Lavallée. — Il consiste en une gouttière de gutta-percha mise molle dans la bouche et appliquée contre les dents qu'elle emboite exactement ; on peut renforcer cette gutta en la plaçant dans une gouttière métallique. Dans les cas de déplacement en hauteur considérable, on peut y ajouter un ressort constitué par une lame d'acier assez mince; l'extrémité supérieure, formant plateau, vient s'adapter au moule en gutta, où elle s'implante à l'aide de petites pointes, tandis que l'autre extrémité est fixée à une pelote rembourrée de forme concave, qui vient s'appuyer sous le menton, où se trouve un solide point d'appui. Mais cette gutta se ramollit sous l'influence de la chaleur buccale, perd sa rigidité et ne peut plus s'opposer au déplacement des fragments. Puis, l'appareil est encombrant, les lavages sont difficiles ; il vaut donc bien mieux confectionner un appareil plus exact et plus solide en prenant l'empreinte de la bouche.

Morel-Lavallée avait imaginé, pour certains cas où son appareil serait insuffisant, un autre appareil constitué par des capuchons métalliques (qui ne sont autres que nos coiffes actuelles), placées sur les couronnes des dents voisines de la fracture et auxquelles on attachait un fil métallique recuit. Lorsqu'on avait pratiqué la réduction de la fracture, on tordait ensemble les fils métalliques qui serraient alors les fragments l'un contre l'autre et les maintenaient.

§ 3. — *Moyens de contention exigeant la prise de l'empreinte et la confection de l'appareil sur les modèles.*

Prise de l'empreinte. — Elle est basée sur les mêmes règles que la prise d'empreinte ordinaire. Les difficultés sont cependant plus grandes et résultent de la douleur causée au malade par les manœuvres de l'opération et par la difficulté plus ou moins grande qu'éprouve le patient à ouvrir largement la bouche.

La cire, le godiva, le plâtre peuvent être employés ; si l'on choisit ce dernier, on devra l'introduire exactement au moment voulu, quelques secondes avant la prise, pour éviter son mélange avec la salive, toujours très abondante dans ce cas et qui pourrait lui faire perdre ses qualités de finesse. Le godiva lui est peut-être préférable en cette circonstance à cause de la douleur que produit le plâtre lorsqu'il a durci et que l'on sépare la substance des parties à mouler. L'empreinte, sauf dans quelques cas rares, très difficiles, où l'on devra procéder par moulages partiels, sera prise en une seule fois ; elle devra surtout être complète.

On ne tiendra aucun compte du déplacement des fragments, quel qu'il soit, car ce déplacement n'a aucune importance, étant donné la réduction sur le modèle.

Pendant l'opération de la prise de l'empreinte, un aide soutient le menton, afin d'atténuer la douleur causée par le déplacement des fragments sur lesquels on exerce la pression nécessaire.

L'empreinte des deux mâchoires est indispensable pour pratiquer les deux opérations suivantes :

Réduction de la fracture sur le modèle et reconstitution du modèle. — Les empreintes coulées, les modèles dépouillés, on doit d'abord procéder à la réduction de la fracture sur le modèle qui représente à ce moment la mâchoire avec les fragments déplacés.

On sectionne, à l'aide de la scie, le modèle au niveau de la fracture. La section sera considérablement élargie à sa base, c'est-à-dire à la partie correspondant au plancher de la bouche, afin de n'être pas gênée ensuite pour la coaptation des fragments, puis on présente le fragment le plus important au maxillaire supérieur, en cherchant l'articulation exacte de ce fragment. L'usure des dents produite par les points de contact, celle produite par le tuyau de la pipe chez les fumeurs, sont des indices qui aident à trouver l'articulation ; dans les cas difficiles, on examine très soigneusement les dents en plâtre pour y trouver des traces d'usure qui, si faibles soient-elles, sont de précieuses indications.

Lorsque l'articulation du premier fragment est trouvée, on fixe, à l'aide de cire fondue, les modèles entre eux, dans leurs rapports respectifs, puis on recommence la même opération pour l'autre fragment ; celui-ci, mis en place et collé, il ne reste plus qu'à couler du plâtre dans la solution de continuité qui sépare les fragments du maxillaire inférieur ; ce plâtre sert également à la reconstitution et à la consolidation du modèle en réunissant intimement ses fragments. Le modèle est ensuite réparé, l'excès de plâtre qui a pu déborder sur le maxillaire, dans le voisinage de la fracture, enlevé, et la surface nivelée.

On possède alors un modèle réduit, c'est-à-dire, le moulage exact de la bouche avant la fracture. C'est sur ce modèle que l'on procède à la combinaison et à la confection de l'appareil contentif.

Dans le cas où il ne reste plus de dents à la mâchoire supérieure ou si le nombre de ces dents est insuffisant pour reconstituer l'articulation, l'opération est simplifiée en ce sens qu'il suffit de réduire la fracture de manière à donner au maxillaire à peu près exactement la forme qu'il avait auparavant, sans s'occuper de ses rapports, puisque ceux-ci n'existent plus.

Nous allons passer en revue les différents appareils employés pour la réduction et la contention des fractures, confectionnés d'après un modèle.

Cage métallique de Malgaigne et appareil de Hammond. — Est constituée par un fil métallique fort, contourné exactement sur les faces externe et interne des dents du modèle reconstitué au niveau de leur collet. Les extrémités de ce fil sont ensuite soudées ensemble.

On la fixe ensuite dans la bouche au moyen de fils métalliques passés entre les dents.

Cet appareil est peu employé, car il est aussi long à construire que les appareils à gouttière et il est loin d'en posséder les avantages; il n'empêche pas le déplacement en hauteur des fragments.

Appareil de Cunning. — Il se compose de deux gouttières en caoutchouc vulcanisé, l'une engainant l'arcade dentaire supérieure, l'autre l'arcade dentaire inférieure, et réunies par quatre supports de même matière. Les supports ou piliers sont placés au niveau des canines et des dernières molaires. Ils laissent trois ouvertures, d'un centimètre de hauteur environ, entre les gouttières.

L'ouverture antérieure est utile pour permettre l'introduction des aliments, l'exercice de la parole ; les ouvertures latérales assurent le passage, dans la bouche, de la salive parotidienne, puisqu'elles sont placées en face de l'ouverture du canal de Sténon. Il assure une fixité complète, mais entraîne l'immobilité absolue de l'articulation temporo-maxillaire. Il est encombrant et rend les lavages difficiles ; il oblige à l'alimentation liquide. Toutefois c'est l'appareil de choix dans les cas de fracture de

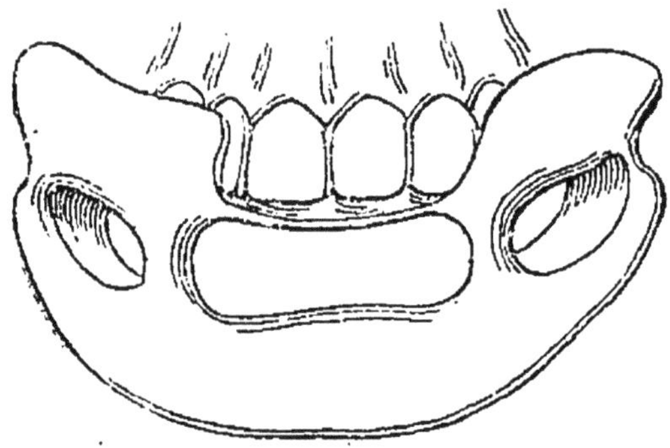

Fig. 21. — Appareil de Cunning (Dubois).

la branche montante, du col du condyle ou de l'apophyse coronoïde, où l'immobilité de l'articulation est indispensable. Cet appareil est encore indiqué chez les sujets tout à fait édentés. Il sera alors complété par la fronde ou par de petites ailettes en acier reliant l'appareil à un couvre-chef (fig. 21).

Appareil de Kingsley. — N'occupe que la mâchoire fracturée et laisse libres les mouvements articulaires. Il se compose d'une gouttière intra-buccale, en métal ou en caoutchouc vulcanisé, moulée sur l'arcade dentaire et reliée à un bandage sous-mentonnier par des prolongements métalliques qui se recourbent à leur sortie de la bouche vers la commissure des lèvres et viennent longer les joues de chaque côté. Avantages : il permet l'alimentation demi-solide, les lavages fréquents et la surveillance de la fracture. Inconvénients : empêche par ses branches le décubitus latéral ; le pansement sous-mentonnier est difficilement remplaçable.

L'appareil de Kingsley réalise un grand progrès, mais il offre encore des inconvénients que n'ont point les deux appareils types que nous allons maintenant étudier : l'*attelle interdentaire métallique* et l'*appareil de M. Martin*, de Lyon. Avec eux seuls le dentiste peut faire face à toutes les exigences de la pratique dans les cas de fracture simple ou compliquée du maxillaire inférieur.

Attelle interdentaire métallique. — Se compose d'une coiffe métallique emboîtant toute l'arcade dentaire de la mâchoire fracturée, recouvrant entièrement les dents et une faible partie de la gencive. De nombreux trous y sont percés, de manière qu'on puisse irriguer facilement et abondamment non seulement le foyer de la fracture, mais encore toute la région recouverte par l'appareil. Prenant son point d'appui exclusivement sur les dents, elle est fixée à l'aide de fils métalliques, de vis ou de lamelles passés dans les espaces interdentaires. Son emploi doit être réservé exclusivement au cas d'un maxillaire fracturé, possédant au moins quatre ou cinq dents solides permettant de pouvoir servir de points de rétention suffisants (fig. 22).

Cet appareil peut être construit avec tous les métaux dont le dentiste se sert pour ses appareils de prothèse, toutefois l'aluminium et l'alliage dentaire, à cause de leur malléabilité, devront être choisis de préférence.

Ses avantages sont considérables : le principal, c'est qu'il laisse la liberté à l'articulation temporo-maxillaire, de sorte que l'alimentation est facile et qu'on peut arriver aux substances solides dans un temps relativement court ; le défaut de nutrition dont souffrait le malade disparaît; la formation du cal en est hâtée et la guérison est plus rapide.

Le malade peut parler très facilement, ce qui lui permet de reprendre ses occupations au bout de

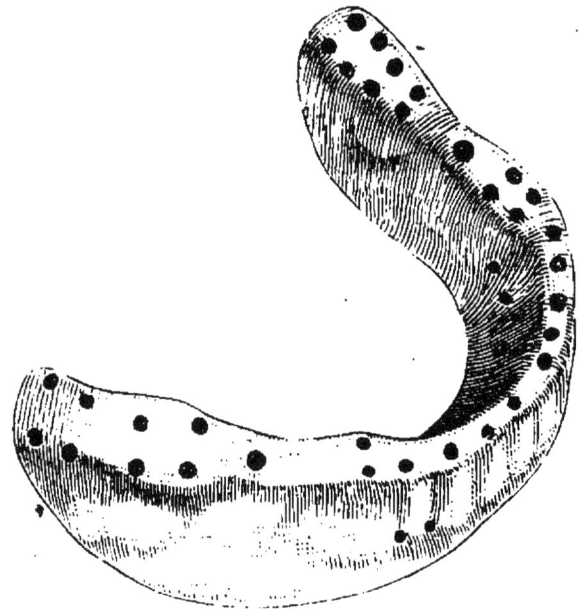

Fig. 22. — Attelle interdentaire métallique.

quelques jours. Comme l'appareil est exclusivement intra-buccal, il n'est ni plus disgracieux ni plus gênant qu'une autre pièce prothétique. Les lavages antiseptiques — un des points les plus importants du traitement — sont extrêmement faciles et peuvent être faits sans nécessiter le déplacement de l'appareil.

L'attelle interdentaire métallique est contre-indiquée :

1° Dans les cas de plaies pénétrantes de la joue, communiquant avec le foyer de la fracture;

2° Lorsque l'état du système dentaire ne permet pas son application. L'ébranlement des dents restantes, produit par une cause quelconque, ne permet guère de placer sur elles un fil métallique ; ce serait provoquer leur chute certaine. Si le nombre de dents restant sur le maxillaire est insuffisant, c'est une contre-indication absolue.

Appareil Martin. — Cet appareil est à peu près le seul qui convienne lorsqu'il n'existe plus les dents solides nécessaires à la rétention du précédent.

Il se compose de deux coiffes métalliques en tôle d'acier, se recouvrant exactement et moulant l'arcade dentaire. Ces coiffes sont, comme l'appareil primitivement décrit, percées de trous. L'une des gouttières supporte, à sa face antérieure et sur la ligne médiane, un ressort qui se recourbe pour sortir de la bouche, de façon à ne pas blesser la lèvre inférieure, et qui va se fixer à la mentonnière en tôle vernie. — Cette mentionnière est articulée en trois parties et s'étend de chaque côté sur les joues. Elle porte à chacune de ses extrémités deux petits crochets destinés à attacher une bande de caoutchouc venant se fixer sur le sommet de la tète.

Entre la mentonnière et la peau, on place des compresses de toile pour recueillir le pus ou la salive, ou bien des pansements si cela est nécessaire. L'articulation de la mentonnière permet de les renouveler facilement (fig. 23).

On délaisse souvent l'appareil Martin à cause de la difficulté que l'on rencontre dans sa construction. Cependant, avec quelques modifications, on en vient facilement à bout.

La tôle d'acier recommandée par Martin étant un métal peu malléable et dont la manipulation n'est guère familière au dentiste, peut être remplacée, pour sa partie intra-buccale, par l'alliage dentaire, métal très malléable et dont la rigidité après l'estampage est suffisante.

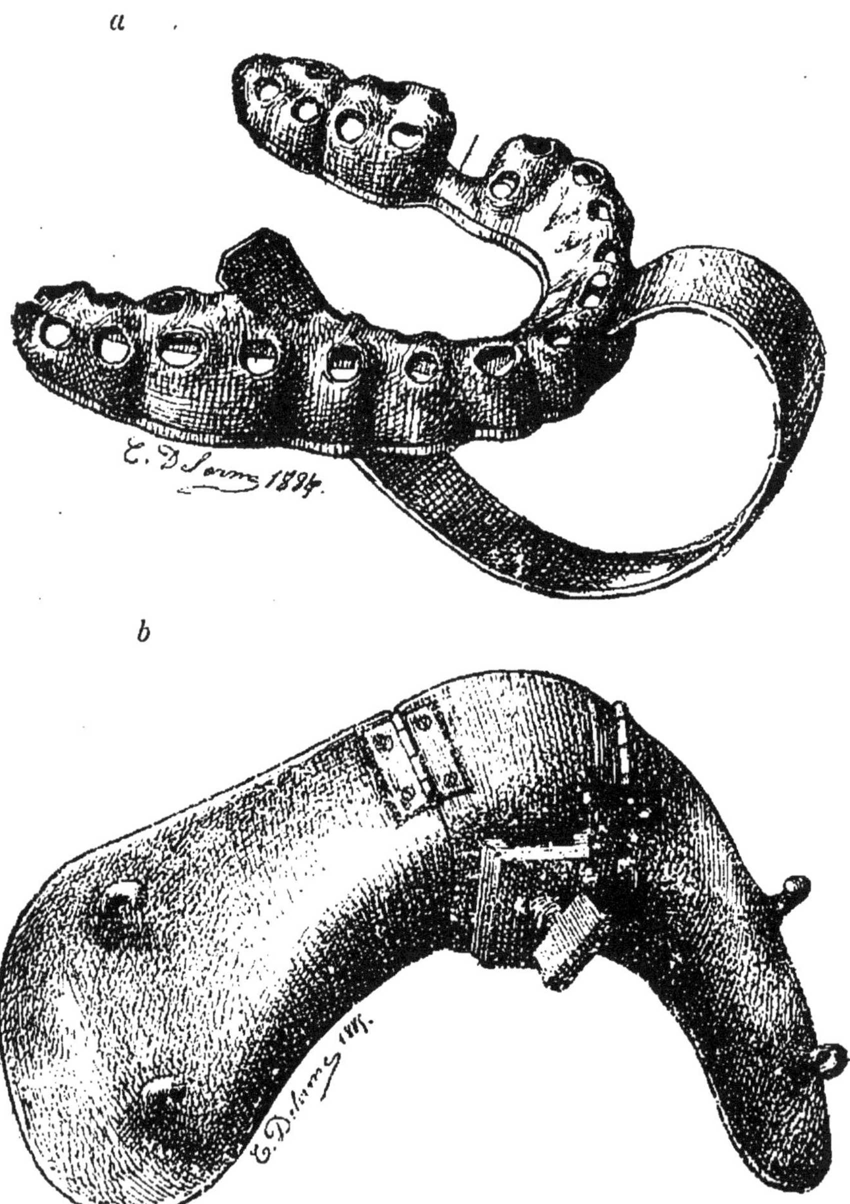

Fig. 23. — Appareil Martin. *a*, gouttière ; *b*, plaque sous-mentonnière.

Pour la mentonnière, le zinc estampé peut très bien être substitué à la tôle d'acier.

Comme les ressorts rivés directement à la coiffe s'oxydent avec rapidité au contact des liquides buccaux et par conséquent se brisent avec trop de facilité, on peut souder à la gouttière un prolongement du même métal (alliage dentaire), auquel on donne la courbure nécessaire à la sortie des lèvres ; on y rive ensuite le ressort qui est ainsi à l'abri (Gillard).

L'appareil Martin est indiqué pour tous les cas où l'attelle dentaire simple serait insuffisante ou contre-indiquée.

Dans les cas de fracture double ou triple à déplacement considérable, et surtout lorsqu'une plaie cutanée vient par sa présence compliquer la fracture, il y a une grande importance à pouvoir pratiquer les pansements antiseptiques les plus minutieux et les plus fréquents, car presque toujours ces plaies font communiquer le foyer de la fracture avec l'extérieur, ce qui facilite la septicémie.

La mentonnière articulée, permettant de faire des pansements nombreux sans qu'on soit obligé de la retirer, est dans ce cas d'un grand secours.

Appareil Martin avec modification de l'auteur. — Le ressort de l'appareil de Martin est de pression assez irrégulière et son action sur les parties latérales de la base de l'os est quelquefois insuffisante. Aussi l'auteur a-t-il dû, pour un cas de fracture double avec déplacement considérable, remplacer le ressort par des vis agissant sur la gouttière et sur la partie sous-mentonnière de l'appareil. Le pas de vis est taraudé dans des prolongements latéraux de l'appareil intra-buccal et mentonnier. Chacune de ces vis peut être isolément plus ou moins serrée, ce qui permet de corriger les déplacements en hauteur (fig. 24).

Cet appareil n'a pas les inconvénients de l'appareil

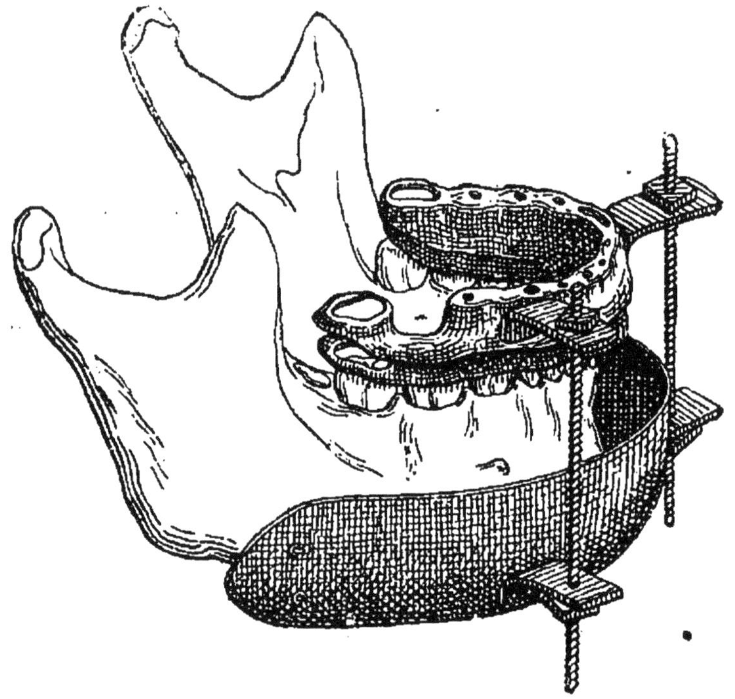

Fig. 24. — Appareil Martin avec modification Martinier.

Kingsley, dont les linges se salissent rapidement et qui empêche le décubitus latéral.

§ 4. — *Application de l'appareil et soins consécutifs.*

1° Soins préalables a la pose de l'appareil. — La prise de l'empreinte et l'application de l'appareil devront être différées jusqu'à ce que les phénomènes inflammatoires qui accompagnent toute fracture et en particulier celles du maxillaire, soient atténués. Les esquilles, les séquestres, seront enlevés le plus tôt possible. Les dents déplacées avoisinant la fracture doivent être extraites ; les dents plus éloignées et simplement chancelantes sont conservées, car elles se consolident facilement.

S'il y a commencement de consolidation vicieuse, la détruire par une pesée sur les fragments pour ramener les rapports normaux.

Repos au lit et alimentation liquide les premiers jours.

Grandes irrigations toutes les heures avec une solution antiseptique de chloral à 2 p. 100.

Au bout de quelques jours de ce traitement, l'inflammation cède et il est possible de poser l'appareil.

2° SOINS BUCCAUX PENDANT LE PORT DE L'APPAREIL. — Quelle que soit la méthode de traitement à laquelle on aura recours, on se rappellera que la plupart des fractures du maxillaire inférieur sont des fractures compliquées, exposant par conséquent le malade au danger de septicémie (Duplay et Reclus).

Les irrigations antiseptiques fréquentes avec la solution indiquée précédemment dans le foyer de la fracture et sous l'appareil, qui sera nettoyé le plus souvent possible, font disparaître la suppuration, ce qui améliore l'état général du sujet et favorise la consolidation.

L'alimentation sera, les premiers jours, liquide, puis demi-solide ; éviter les mouvements exagérés qui pourraient entraver la consolidation.

La moyenne du traitement est de 30 à 35 jours pour les fractures simples, de 60 jours et plus pour les fractures ayant suppuré.

L'appareil enlevé, on corrige l'articulation avec la meule ou l'on applique un appareil prothétique si elle n'est pas normale.

ARTICLE II. — FRACTURES DU MAXILLAIRE SUPÉRIEUR.

§ 1er. — *Généralités.*

On les divise en :

1° *Fractures partielles*, fractures par cause

directe du rebord alvéolaire, de l'apophyse montante, de la voûte palatine.

2° *Fractures étendues*, qui passent par le sinus : enfoncement du sinus.

3° *Fractures totales* qui se subdivisent en :

a. *Fracture transversale de A. Guérin :* le trait passe un peu au-dessous de l'os malaire et divise transversalement le maxillaire ou les maxillaires, le vomer, les apophyses ptérygoïdes.

b. *Fracture verticale :* c'est la séparation des deux maxillaires droit et gauche.

c. *Enfoncement de la mâchoire :* le massif maxillaire est projeté en arrière contre la paroi postérieure du pharynx.

d. *Fractures comminutives*, où les désordres sont considérables et variés.

Les fractures complètes sont seules justiciables d'un appareil prothétique.

Symptômes fonctionnels. — Commotion cérébrale, douleur, mastication difficile, phonation et déglutition gênées.

Symptômes physiques. — Mobilité anormale, crépitation, enfoncement ou saillie, douleur à la pression dans la bouche au niveau de la pointe des apophyses ptérygoïdes, parfois anesthésie de la région sous-orbitaire, par suite de lésion du nerf dans son canal osseux.

Complications. — Si des plaies ne viennent pas s'adjoindre aux fractures et surtout s'il n'y a pas infection, la guérison est rapide et ne laisse pas de troubles appréciables. La déformation seule peut en résulter.

Mais s'il y a infection, on peut constater les complications secondaires suivantes :

1° Suppuration ;

2° Nécrose avec esquilles secondaires s'éliminant très lentement ;

3° Comme pour les fractures du maxillaire inférieur, mais cependant plus rares, des phénomènes de septicémie généralisée.

Enfin, les complications tardives à redouter sont les suivantes :

1° Déformation de la face ;

2° Névralgies rebelles provenant d'une lésion du nerf sous-orbitaire ;

3° Le rétrécissement des voies lacrymales.

Traitement. — Il varie selon l'importance de la fracture.

D'une façon générale, l'intervention du dentiste est beaucoup moins nécessaire pour ces fractures que pour celles du maxillaire inférieur, car la contention des fragments est favorisée par les nombreuses attaches naturelles du maxillaire supérieur.

Un principe domine le traitement des fractures du maxillaire supérieur, c'est l'*inopportunité d'enlever les esquilles* qui, par suite de la richesse vasculaire de cet os, se réunissent très bien avec les fragments et se consolident avec une rapidité étonnante.

Dans les fractures sans déplacement, il suffit de recommander au malade de tenir les mâchoires immobiles; d'éviter de parler, et de mastiquer. On applique un bandage en forme de fronde.

Dans les fractures avec déplacement, il faut remettre les fragments en place, quand c'est possible. Pour cela on introduit le doigt dans la bouche sur la voûte palatine ou derrière le voile du palais en même temps qu'on agit soit dans le vestibule de la bouche sur la fosse canine, soit extérieurement sur le rebord alvéolaire, soit encore dans la fosse nasale.

Hamilton a indiqué plusieurs procédés qui permettent de soulever l'os malaire quand celui-ci a été enfoncé :

1° Pénétration, si une dent fait défaut, dans le sinus maxillaire par l'alvéole ouvert et relèvement de l'os enfoncé au moyen d'un instrument convenable.

2° Relèvement de l'os malaire en plaçant le pouce sous son angle inférieur, par l'intérieur de la bouche.

On rencontre parfois des difficultés très grandes pour exécuter ces diverses manœuvres.

§ 2. — *Appareils contentifs.*

Le *bandage*, la *fronde*, peuvent rendre des services, mais sont rarement indispensables. Dans les cas simples on peut obtenir d'excellents résultats de la *ligature métallique* des dents avoisinant le trait de fracture. On peut aussi employer les *moules en gutta-percha de Morel-Lavallée.*

Lorsque le déplacement tend à se reproduire, il faut avoir recours aux *appareils prothétiques.*

Empreinte. — Dans ces cas, les appareils contentifs seront construits d'après une empreinte prise après la réduction de la fracture dans la bouche, car la réduction sur le modèle offrirait des inconvénients et ne serait pas toujours en rapport avec la réduction difficilement obtenue dans la bouche. Il est donc nécessaire de maintenir les fragments réduits pendant la prise de l'empreinte, à l'aide de ligatures métalliques enroulées autour des dents restantes. Si les dents manquaient ou s'il y avait fracture comminutive des bords alvéolaires, on les soutiendrait avec une attelle semblable à celle de Morell-Lavallée, décrite pour le maxillaire inférieur, et l'on prendrait l'empreinte quelques jours après pour confectionner un appareil définitif plus rigide.

Appareil de Graefe. — Graefe a employé pour un cas où les fragments ont subi un déplacement considérable un appareil décrit par Malgaigne :

« Un ressort courbé, en acier, convenablement garni, est appliqué sur le front et fixé à l'aide d'une courroie bouclée en arrière de l'occiput. Ce ressort porte sur ses deux côtés deux écrous munis de vis de pression pour recevoir les extrémités des deux crochets d'acier qui doivent y prendre un point d'appui afin d'agir sûrement sur l'arcade dentaire. En effet, ces crochets descendant jusqu'au niveau du bord libre de la lèvre supérieure se recourbent en arrière pour embrasser cette lèvre sans la blesser; arrivés ainsi près de l'arcade dentaire, ils se recourbent de nouveau pour l'embrasser à son tour. Mais, comme la pression des crochets doit avoir pour effet de maintenir les dents de la portion fracturée en juste rapport avec celles du reste de l'arcade, une gouttière en argent garnie de linge reçoit à la fois les unes et les autres dans une étendue suffisante, et c'est sur cette gouttière que les crochets exercent leur pression. On comprend, du reste, comment, en les laissant remonter plus ou moins dans les écrous du ressort frontal, on amène cette pression au degré nécessaire. »

Appareil de Goffres. — Cet appareil est un perfectionnement du précédent. On peut l'employer surtout dans le cas de fracture comminutive.

Il est composé de deux demi-cercles, formés par deux lanières de caoutchouc qui prennent point d'appui sur l'occiput, contournent les parties latérales de la tête et viennent se croiser à angle droit sur le front où elles se fixent. L'extrémité d'un des cercles est munie d'une pelote supportant deux vis.

Pelote et vis servent à maintenir deux tiges d'acier dont la partie supérieure est perforée pour permettre le passage des vis qui les fixent à la hauteur voulue. Elles descendent ensuite sur les parties latérales du nez, se recourbent pour pénétrer dans la bouche et

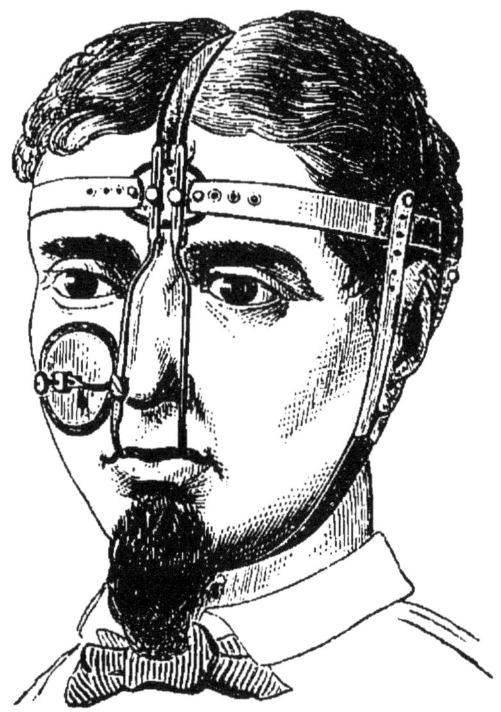

Fig. 25. — Appareil de Goffres.

portent à leur extrémité inférieure une gouttière métallique qui vient emboîter le maxillaire fracturé et dans laquelle on place une couche de gutta-percha ramollie au préalable.

On peut adapter à une de ces tiges une autre petite tige formant angle droit, à l'extrémité de laquelle est fixée une pelote rembourrée destinée à maintenir le maxillaire fracturé par sa face antérieure (fig. 25).

L'appareil est tenu en place par des lanières de caoutchouc, dont les unes traversent perpendiculairement et transversalement le sommet de la tête, et dont les autres soutiennent le maxillaire inférieur et viennent se fixer au-dessus des oreilles.

Appareil de Salter. — M. J. Salter, en 1860, fut le premier qui employa la plaque métallique pour la réduction et la contention d'une fracture du maxillaire supérieur.

Dans les cas de fracture comportant une division de la voûte palatine avec ou sans déplacement des fragments, on emploiera l'appareil dont l'application donne les meilleurs résultats : la plaque palatine métallique, avec ou sans gouttière, selon qu'il y aura ou qu'il n'y aura pas luxation des dents antérieures. La réduction de la fracture et la contention des fragments sont assurées par cet appareil avec la même précision que pour les fractures du maxillaire inférieur. On procède de la même manière que pour l'autre maxillaire : antisepsie buccale, prise de l'empreinte, réduction de la fracture sur le modèle d'après l'articulation, combinaison et confection de l'appareil, réduction dans la bouche de la fracture et pose de l'appareil.

Les appareils varient suivant les cas. Ils peuvent être construits en vulcanite ou en métal.

Les plaques doivent être combinées d'après l'étendue de la fracture et le déplacement des fragments; on a souvent intérêt à les faire le plus larges possible. Leur rétention peut se faire à l'aide des dents, s'il en reste un certain nombre de solides. Dans le cas contraire, on aura recours à l'*appareil de Cunning* décrit précédemment. Ce dernier appareil est aussi indiqué dans les cas très compliqués ou dans les cas de fracture des deux mâchoires.

CHAPITRE II

PROTHÈSE IMMÉDIATE.

ARTICLE 1er. — CONSIDÉRATIONS GÉNÉRALES.

DÉFINITION. — On donne le nom de *prothèse immédiate* au remplacement immédiat d'une portion osseuse réséquée, par un squelette artificiel qui tient la place du squelette naturel.

L'application de la prothèse immédiate est un des temps de l'opération que l'on peut définir « le temps intermédiaire entre l'ablation partielle ou totale de l'os et la suture des parties molles » (Ollier).

HISTORIQUE. — Les premiers essais de cette méthode sont de date récente et c'est à M. Claude Martin (de Lyon) que l'on est redevable de ce procédé.

Cependant, quelques chirurgiens de haut mérite avaient entrevu les avantages présentés par la prothèse immédiate et Nasmyth proposait la confection et l'application d'un appareil pour empêcher la traction subie par les fragments quand une partie du maxillaire était enlevée.

Stanley, en 1849, imagine un segment d'ivoire analogue à la partie osseuse enlevée pour maintenir la mâchoire en place. Cette idée ne fut, du reste, jamais appliquée.

Després, Richet, Ollier ont fait quelques tentatives dans cette voie. Ce dernier avait même remplacé le maxillaire par des moules en cire ou de gutta-percha percés de part en part pour faciliter l'écoulement du pus et la détersion de la plaie. Mais ces appareils étaient restés bien imparfaits et n'étaient pas fixés au tissu osseux, alors que dans les appareils Martin, c'est cette fixation qui assure le succès.

Martin avait déjà fait de nombreuses restaurations de la face et des maxillaires. Il avait observé la tolérance des tissus osseux de la face pour les corps étrangers métalliques et avait été frappé également par la tolérance des autres tissus ; ce sont surtout ses tentatives de rhinoplastie et la réussite de ses charpentes nasales qui l'encouragèrent dans cette voie. Depuis, Weiss (1) a publié le résultat de ses recherches sur la tolérance des tissus et a trouvé que le *tissu osseux*, le *tissu cellulaire* et le *tissu musculaire* sont, parmi les tissus, les plus tolérants pour les corps étrangers et qu'en dernière ligne se trouve le *tissu épithélial* qui, malgré cela, reste inerte en présence des corps étrangers, son rôle consistant à protéger contre eux les parties sous-jacentes.

Les corps métalliques ou inorganiques étant d'une innocuité relative, l'appareil Martin composé de caoutchouc pur vulcanisé et de métal avait donc les plus grandes chances d'être toléré.

Ce fut en 1878, dans le service de Letiévant, à Lyon, que Martin construisit et plaça son premier appareil sur une jeune femme opérée d'un néoplasme. Depuis, dans divers services des hôpitaux de Lyon, il continua à appliquer sa méthode, et il fit connaître, en 1889 (2) ses procédés de fabrication, ses moyens d'application et une série d'observations portant sur un nombre considérable de cas.

A Paris, en 1891, M. Gillard, dans le service de M. Le Dentu, à Necker, appliqua la méthode Martin ;

(1) Weiss, Thèse d'agrégation, 1880.

(2) C. Martin, *De la prothèse immédiate appliquée à la résection des maxillaires.*

il a eu postérieurement l'occasion de perfectionner un certain nombre de ces appareils.

MM. Godon et Roy ont publié plusieurs observations de prothèse immédiate et ce dernier a consacré à la prothèse des maxillaires sa thèse de doctorat (1).

Accidents consécutifs aux résections du maxillaire inférieur non suivies de prothèse. — C'est surtout dans les résections du maxillaire inférieur que la prothèse immédiate donne de bons résultats en remédiant autant qu'il est possible aux accidents post-opératoires.

Ces accidents peuvent être divisés en : 1° *accidents primitifs* survenant pendant les quinze premiers jours qui suivent l'opération ; 2° *accidents secondaires* (Martin) (2).

1° *Accidents primitifs.* — « Impossibilité ou gêne considérable de la mastication ;

Gêne et troubles de la déglutition ;

Troubles de la phonation ;

Rétrocession linguale », qui existe lorsque la résection du maxillaire a intéressé la partie antérieure du fer à cheval et supprimé les attaches osseuses des muscles génio-glosses. La langue, n'étant plus retenue en avant par ces muscles, se renverse en arrière et oblitère le conduit laryngien en empêchant l'épiglotte de se soulever, d'où asphyxie ;

« Impossibilité au malade de garder sa salive ;

Déformation légère de la face.

2° *Accidents secondaires.* — Déformation considérable de la face par suite de rétraction cicatricielle ;

Rapprochement des fragments osseux, sous l'influence de la cicatrisation inter-fragmentaire, rétrécissement des parties latérales inférieures de la face, menton pointu ou dévié ;

(1) Roy, Thèse de Paris, 1894.

(2) Martin, *De la prothèse immédiate*, 1889.

Défaut de correspondance entre les arcades dentaires, enfoncement des molaires supérieures sur les bords externes de la mâchoire inférieure, ulcérations consécutives et, par suite, impossibilité de la mastication ;

Gêne dans la phonation à cause des déviations subies par la langue et le rétrécissement de la cavité buccale ;

Procidence de la langue en avant, quand il ne reste plus, entre les deux fragments, un espace suffisant pour la loger ;

Déformation de la voûte palatine, des arcades dentaires et des dents du maxillaire supérieur » (Martin).

Ces accidents, et particulièrement les accidents secondaires, sont graves et difficilement curables. La prothèse médiate ou tardive ne peut les faire disparaître entièrement, ce n'est qu'un *moyen palliatif*. La prothèse immédiate a pour but de les empêcher de se produire : c'est un *moyen préventif*.

Article II. — Exposé de la méthode.

Le but de la prothèse immédiate est de remplacer immédiatement les parties osseuses réséquées par un appareil reproduisant aussi exactement qu'il est possible la forme des parties enlevées.

Ce premier appareil est fixé aux parties d'os restantes, il s'oppose aux déformations et dirige la cicatrisation ; c'est un appareil provisoire ou *appareil primitif*. Au bout d'un certain temps, le plus longtemps possible, dit Martin, lorsque la cicatrisation est terminée, cet appareil primitif est remplacé par un appareil mobile, plus perfectionné, muni de dents artificielles ; c'est le second appareil ou *appareil définitif*.

Conditions que doit remplir l'appareil. — L'appareil qui doit remplacer une portion quelconque du maxillaire doit toujours être plus volumineux et plus grand que la portion que l'on doit réséquer. Il est préférable de faire toujours un maxillaire complet auquel on retranche les parties correspondant aux parties osseuses que le chirurgien a respectées, car ce dernier peut être entraîné à des résections plus étendues qu'il ne le supposait primitivement, et, si l'on se contentait de construire un appareil sur les premières données, il pourrait être insuffisant et deviendrait alors inutile.

Il faut, d'autre part, qu'il soit uni à ce qui reste du squelette primitif d'une façon assez intime pour que celui-ci et l'appareil dans ses grandes lignes représentent ensemble la même forme et qu'ils remplissent le même but que le maxillaire en entier, avant l'apparition des phénomènes pathologiques.

L'appareil doit présenter assez de solidité pour résister au tissu cicatriciel.

Il doit être facilement toléré par les tissus enflammés; pour cela il faut supprimer les saillies trop prononcées.

Enfin il ne doit pas être altéré par leur contact ou par celui du pus auquel ils peuvent donner naissance. La matière employée pour sa confection doit donc remplir deux conditions très importantes : elle doit être *aseptique* et *incorruptible*.

La substance qui remplit le mieux ces conditions est le caoutchouc pur, durci, sans addition de matières étrangères autres que le soufre qui sert à sa vulcanisation.

Le *premier appareil* qui doit rester en place pendant toute la durée de la cicatrisation doit permettre l'antisepsie la plus rigoureuse du champ opératoire. A cet effet les premiers appareils de Martin étaient pourvus d'un système de canalisation très étendu destiné à rendre possible le lavage facile et souvent répété des surfaces cruentées, de manière à hâter leur cicatrisation ; mais l'expérience a paru démontrer que son fonctionnement était surtout théorique et qu'au contraire il offrait à la suppuration, aux débris alimentaires et aux sels calcaires contenus dans la salive, un abri d'où il était bien difficile de les déloger. Aussi a-t-on renoncé à l'employer depuis plusieurs années déjà.

Comme l'appareil primitif est remplacé au bout d'un certain temps par un *appareil définitif* plus perfectionné, il faut qu'il puisse se retirer facilement. Pour obtenir ce résultat, les appareils doivent être divisés en deux parties pour le maxillaire inférieur et en trois parties pour le maxillaire supérieur.

Une des précautions les plus utiles pour aider à la sortie des appareils est de les faire bien de *dépouille*, c'est-à-dire d'avoir soin de ne pas laisser de parties étranglées ; il ne faut pas, par exemple, imiter l'étranglement naturel du col du condyle, car les tissus cicatriciels enserrent ce col d'une gaine résistante et s'opposent à la sortie du condyle plus large. Pour cela, au lieu d'imiter le condyle naturel, ne laisser qu'un petit moignon cylindrique qui sortira aisément de la gaine cicatricielle (1).

L'appareil définitif doit avoir la même forme que le premier appareil, excepté pour la face postérieure de la pièce représentant le maxillaire supérieur.

(1) Maurice Roy, *Contribution à l'étude de la prothèse immédiate et de la prothèse tardive dans les résections du maxillaire inférieur.* Thèse de Paris, 1894.

Article III. — Appareils pour le maxillaire inférieur.

§ 1er. — *Description des appareils.*

« Selon les cas et d'après les intentions du chirurgien, il restera, l'opération faite :

1° La plus grande partie de l'os, y compris les parties postérieures et les branches montantes ;

2° Une branche montante seulement;

3° Le maxillaire inférieur tout entier a été sacrifié et l'appareil ne repose plus que sur les parties molles.

Premier cas. Résection partielle. — L'appareil n'a que deux parties, le corps et le rebord alvéolaire. La fixation sur l'os restant se fait à l'aide de *lames métalliques* (acier laminé, platine) ; l'interne, assez large, n'est pas vissée ; elle sert à empêcher le déplacement en dedans des fragments ; l'externe, plus étroite, reçoit de petites vis insérées dans le corps de l'os.

Deuxième cas. Résection étendue. — Les parties postérieures de l'os, les branches montantes, ou au moins les condyles, restent. L'appareil construit en entier est diminué des parties osseuses respectées. Les ressorts deviennent indispensables ; ils sont placés en tenant compte des mouvements irréguliers de la mâchoire inférieure. Une pointe entrant dans les condyles, des lamelles enchâssant les parties de la branche montante sont nécessaires.

Pour les appareils d'une certaine étendue, afin de pouvoir les retirer, on divise le maxillaire artificiel à la symphyse du menton une fois qu'il est vulcanisé. Pour assurer la réunion des parties séparées, on place à la partie antérieure de la cire une plaque métallique qui est fixée dans le caoutchouc à l'aide de vis.

Si l'insertion des génio-glosses a été supprimée, pour éviter la rétrocession linguale on passe un fil métallique dans la langue et on l'attache à l'appareil.

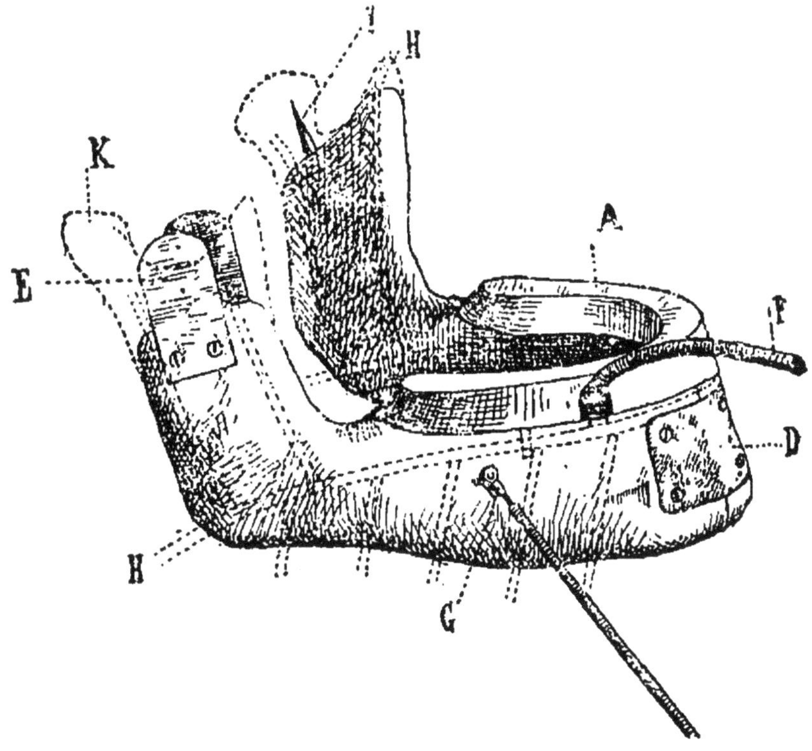

Fig. 26. — Appareil provisoire pour maxillaire inférieur (Martin).

Troisième cas. Résection complète. — Il n'a jamais été appliqué de prothèse immédiate après résection complète du maxillaire inférieur. Cependant Martin, se basant sur une observation qu'il publie et qui comporte la presque totalité du maxillaire (moins un condyle et une apophyse coronoïde), prétend que la pose d'un appareil de ce genre ne présenterait pas de difficultés beaucoup plus grandes que dans les autres cas » (Dubois).

Remarque. — Le rebord alvéolaire de l'appareil primitif ne porte pas de dents. Dans l'appareil définitif il en est, au contraire, pourvu. Il est en caoutchouc durci et porte à son bord inférieur deux tiges pénétrant à frottement doux dans le maxillaire artificiel. Il peut donc s'enlever facilement et être modifié selon les besoins de l'articulation.

Moyens de rétention. — Ils varient selon les cas et les portions intéressées.

On peut les diviser en :

a. *Moyens de fixation* immobilisant l'appareil : vis, pointes, tiges de platine ;

b. *Moyens de rétention* proprement dits apportant leur force adjuvante (crochets, ailettes, ressorts).

Les vis, les pointes et les tiges de platine avec tête traversant de part en part le maxillaire et recourbées ou fixées à l'aide d'un écrou à leur sortie ont été employées. Les vis ont l'inconvénient d'occasionner une condensation du tissu osseux qui les entoure et il est alors très difficile de les enlever au moment de la pose de l'appareil définitif.

Nous venons de voir que les appareils doivent porter deux lames externes percées de trous dans lesquelles viennent passer les vis fixées dans le tissu osseux, et une lame interne qui vient se placer contre la partie interne du fragment.

Pour assurer le bon fonctionnement de la mâchoire et maintenir l'appareil plus solidement, on se sert aussi de ressorts, et une plaque palatine est alors nécessaire ; ce sont des ressorts en spirale dont nous nous servons pour la prothèse ordinaire, fixés par des porte-ressorts. M. Martin a modifié certains points de leur fonctionnement. Dans l'application de ces ressorts aux dentiers, on les place généralement en un point formant le centre de gravité de l'appareil; leur rôle consiste à maintenir les appareils en place pendant les mouvements nécessités par la parole et la mastication. Martin s'en sert en immobilisant son extrémité supérieure, pour limiter les mouvements d'abaissement du maxillaire et projeter l'appareil en arrière et en haut dans ce mouvement.

Lorsque le fragment laissé intact par la résection supporte des dents, il est bon de s'en servir comme points d'attache, en y adaptant des crochets, lames ou coiffes.

Dans certains cas il est possible que l'appareil, ne reposant que sur des tissus mous, soit insuffisant pour s'opposer au déplacement latéral du fragment restant. On y remédie à l'aide de deux ailes verticales fixées l'une à l'appareil supérieur, l'autre à l'inférieur. Ces ailes affectent généralement la forme d'un quart de cercle et sont disposées de manière à glisser l'une sur l'autre dans les mouvements de haut en bas du maxillaire inférieur; l'inférieure passant en dehors de la supérieure, sa surface interne est en contact avec la face externe de l'autre. Leur hauteur doit être assez grande, car lorsque la bouche est ouverte, il faut que la juxtaposition des deux ailes, dans la partie voisine de leur extrémité, empêche tout mouvement de déplacement latéral et guide le mouvement d'abaissement. On peut, pour éviter un frottement trop fort sur toute la surface du plan, estamper sur l'aile ou le plan supérieur une saillie curviligne dont la courbe a pour centre l'articulation temporo-maxillaire, de sorte que le frottement ne se fait que sur la surface de cette saillie d'environ 1 millimètre (Gillard).

Dès que l'on trouve dans les moyens d'attache

des soutiens assez fermes, il faut supprimer les *moyens de fixation*, car il n'est pas toujours facile de retirer les vis à cause de la condensation du tissu osseux. Il ne faut pas songer à les dévisser, il faut les faire sauter en exerçant au niveau des bandes métalliques quelques pesées avec un instrument introduit sous la muqueuse, une forte rugine, par exemple (Maurice Roy).

Lorsque le chirurgien a respecté le périoste et l'a laissé adhérent au tissu musculaire, il faut ménager dans l'appareil une sorte de gaine pour ce périoste et la formation de tissu osseux nouveau qui se produira.

L'appareil doit également être modifié au fur et à mesure de la formation nouvelle.

§ 2. — *Construction des appareils.*

La construction des appareils de prothèse immédiate comporte un certain nombre de points communs avec la construction de tous les appareils prothétiques dentaires. Il est toutefois certains détails originaux qu'il est utile de signaler.

A. **Premier appareil ou appareil provisoire.** — Prise des empreintes. — Il ne s'agit à proprement parler que de prendre des mesures, car il est impossible de prendre l'empreinte d'une partie qui n'est pas encore à découvert. Les mensurations doivent donner approximativement la forme de l'appareil, qui remplacera la partie osseuse enlevée.

Pour cela, on se procure un maxillaire naturel ayant à peu près la même forme et la même grandeur que celui du sujet.

On mesure ensuite la largeur de l'arcade dentaire supérieure du malade et la hauteur de la partie saine de son maxillaire inférieur. On obtient ainsi des-

données suffisantes pour la construction du premier appareil.

Moulage en cire. — Sur ces mesures on confectionne, en cire, un maxillaire analogue au maxillaire choisi comme type.

On moule, en plusieurs parties, le maxillaire naturel, ces parties donnent le moule en creux. On coule de la cire dans ce moule et on obtient ainsi un maxillaire choisi comme type.

Modifications. — Ce maxillaire en cire est ensuite modifié selon les besoins et les mesures. Le bord alvéolaire, qui, par suite du moulage, est muni de dents, est transformé en bord uni. En séparant le bord alvéolaire du corps du maxillaire avec une spatule en acier préalablement chauffée, on obtient les deux pièces du maxillaire inférieur.

Canaux intérieurs. — Si l'on veut munir l'appareil de canaux intérieurs afin de faire des irrigations, on procède de la manière suivante : le corps du maxillaire est traversé dans toute sa longueur, alors qu'il est en cire, par un tube de zinc placé au milieu de son épaisseur, qui vient ressortir aux deux extrémités de la pièce ; il doit même les déborder de 2 centimètres environ. Ces deux extrémités du tube doivent être noyées dans le plâtre, afin de maintenir dans une position fixe le tube tout entier pendant l'enlèvement de la cire et son remplacement par du caoutchouc.

Au niveau des branches montantes on ajoute au tube central deux prolongements verticaux également tubulaires qui, dans le même but, vont émerger aux extrémités du condyle et de l'apophyse coronoïde.

Le tube en zinc doit être garni à l'intérieur de blanc d'Espagne pour empêcher la pénétration du caoutchouc pendant la vulcanisation, ce qui rendrait impossibles les irrigations en oblitérant le tube.

Mise en moufle. — La pièce ainsi préparée, on la met en moufle comme pour les appareils ordinaires. Seulement, vu le volume de l'appareil, il faut des moufles spéciaux. Martin se sert d'une série de rondelles de 2 centimètres et demi de hauteur, qui se superposent; selon la grandeur de l'appareil, on en met un plus ou moins grand nombre. M. Roy a employé un moufle plus simple, composé d'une boîte métallique assez grande avec un couvercle analogue à celui d'un moufle ordinaire.

Bourrage. — Pour éviter la porosité de l'appareil, on fait pénétrer le plus possible de morceaux de caoutchouc préalablement durci, nettoyés avec soin, afin qu'ils puissent se souder intimement avec le caoutchouc qui doit subir la vulcanisation.

Vulcanisation. — Opération très importante dans la confection de ces appareils. Comme ils sont de grandes dimensions et entourés de beaucoup de plâtre, il faut faire monter la machine lentement et mettre une heure pour arriver à 145°. Ce point atteint, ne pas le dépasser et maintenir la cuisson à ce degré pendant quatre ou cinq heures.

La vulcanisation terminée, laisser refroidir le moufle dans la machine.

Réparation. — La pièce est réparée, puis on la divise en deux sur la ligne médiane. On enlève ensuite les tubes de zinc en plaçant la pièce dans de l'eau additionnée d'acide sulfurique.

Il reste alors, à la place occupée par les tubes, un canal traversant l'appareil d'une extrémité à l'autre.

Les deux segments sont ensuite réunis au moyen d'une plaque d'acier vissée dans l'appareil. On rétablit la continuité du canal à irrigation séparée avant par le trait de scie vertical, au moyen d'un tube métallique qui réunit ses deux extrémités et en même temps aide au maintien des deux parties de la pièce.

A la partie supérieure de l'appareil, dans un point qui correspond à peu près à l'une des canines où le canal central est plus rapproché du bord alvéolaire, on place un petit tube métallique légèrement oblique de haut en bas et de dehors en dedans, qui en son extrémité inférieure pénètre dans la pièce et correspond au canal central. A son extrémité libre vient s'adapter le tube de caoutchouc qui doit émerger de la bouche et faciliter les irrigations.

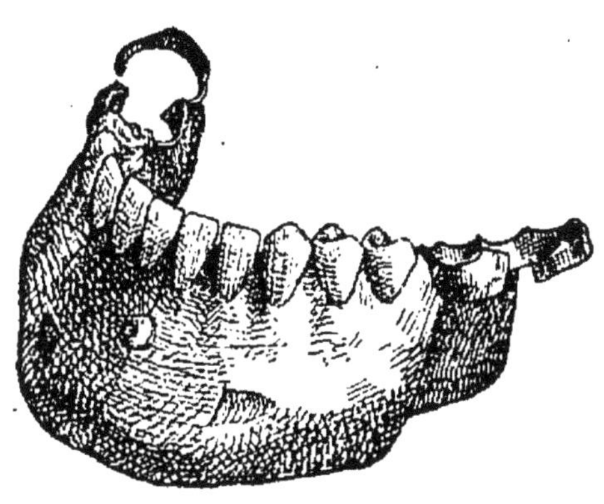

Fig. 27. — Appareil définitif pour maxillaire inférieur (Martin).

Sur le bord inférieur de l'appareil, on pratique, avec un foret, une série de trous communiquant avec le canal principal; c'est par ces orifices que les surfaces cruentées correspondantes recevont les lavages antiseptiques.

Plus tard, lorsque les canaux à irrigation deviennent inutiles, on peut les obturer en y injectant un peu de cire iodoformée.

B. **Deuxième appareil ou appareil définitif.** — Quel qu'il soit, il comporte moins de difficultés que l'appareil primitif.

Il doit avoir les mêmes dimensions, basées sur le moule qui a servi à l'appareil primitif. Mais la cicatrisation ayant modifié le plancher buccal, il est utile de prendre l'empreinte en maintenant les fragments à l'aide d'un appareil destiné à leur écartement.

Il n'y a plus de canaux à irrigation, puisque l'appareil est mobile et peut se nettoyer. Il n'y a plus de division verticale, du moins dans les appareils peu importants. Mais si la pièce est importante il est utile de pratiquer une division verticale médiane, qui est fermée par un ressort analogue aux fermoirs de bracelets.

Les points d'attache osseux sont supprimés. Les prolongements internes sont conservés, mais ils ont la même composition que l'appareil.

Au lieu de caoutchouc brun naturel, on peut employer des caouchoucs diversement colorés, de façon à harmoniser les couleurs au point de vue esthétique.

Le rebord alvéolaire est muni de dents articulées avec les dents du maxillaire supérieur (fig. 27).

Article IV. — Appareils pour le maxillaire supérieur.

Considérations générales. — Les avantages de la prothèse immédiate du maxillaire supérieur sont moins nombreux et moins importants que pour le maxillaire inférieur. En donnant un point d'appui aux parties molles, l'appareil évite la déformation consécutive à la cicatrisation. Il permet l'alimentation immédiatement après la cicatrisation et facilite la phonation.

On procède pour le maxillaire supérieur comme pour le maxillaire inférieur, c'est-à-dire qu'immédiatement après la résection on applique un appareil fabriqué à l'avance d'après certaines données fournies par le moulage des parties à remplacer, quelles que soient leurs difformités, prises avant l'opération.

Ce moulage ne donne généralement que des indications vagues sur les dimensions exactes que devra avoir l'appareil, mais dans les résections ne comportant qu'un seul côté, l'arcade dentaire inférieure et les dents du côté sain sont utilisées pour obtenir les dimensions nécessaires.

Si le maxillaire supérieur ne comporte pas de dents, l'arcade dentaire seule suffit à indiquer les dimensions de l'appareil. La hauteur est indiquée par une ligne partant du collet des dents ou du bord alvéolaire du côté opposé et aboutissant au rebord orbitaire, sans se préoccuper des parties molles.

§ 1er. — *Description des appareils.*

Ils sont moins nombreux et réclament moins de modifications que les appareils décrits pour le maxillaire inférieur.

Les points d'attache sont moins compliqués et ne présentent pas autant d'importance, car l'appareil est fixé dans des masses immobiles, ce qui permet un assujettissement plus facile.

A cause de la hauteur que peuvent avoir les appareils, une division transversale en deux parties est parfois nécessaire.

On peut également les munir d'un système de canalisation centrale avec ouvertures multiples, qui permet, au moins dans les premiers temps, une antisepsie rigoureuse et supprime les pansements.

L'appareil est en caoutchouc durci et représente une portion plus ou moins grande du massif maxillaire. Il est divisé en deux parties : l'une constitue le voile du palais, la voûte palatine et l'arcade dentaire — elle est horizontale ; — l'autre, verticale, embrasse toute la face antérieure du maxillaire supérieur y compris l'os propre du nez du même côté, l'os malaire et le plancher de l'orbite.

La portion correspondant aux arcades dentaires est en caoutchouc durci afin de pouvoir être modifiée suivant les besoins de l'articulation.

La voûte palatine et le voile du palais, lorsque celui-ci est intéressé, sont, dans tous les cas, complets. Cette partie horizontale est destinée à remplacer d'un côté la portion enlevée et de l'autre à

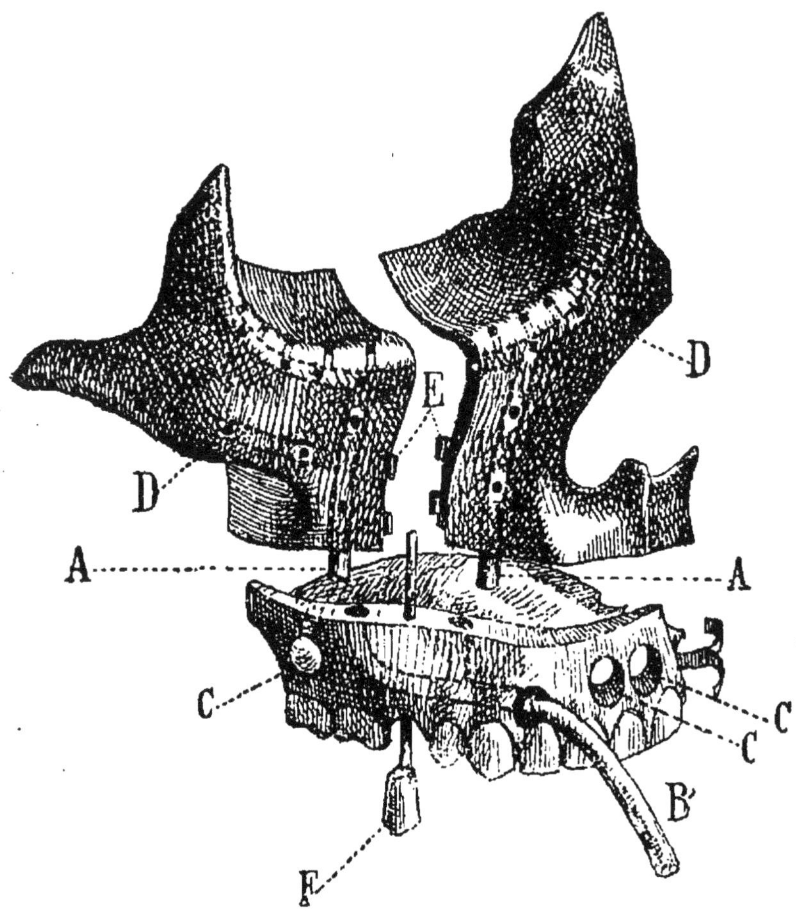

Fig. 28. — Appareil provisoire pour maxillaire supérieur (Martin).

s'appliquer sur ce qui est resté, de manière à ne pas avoir de solution de continuité.

D'autre part, le bord correspondant au côté sain est muni de crochets pour fixer l'appareil aux dents restantes ; si elles sont insuffisantes, on ajoutera des ressorts prenant point d'appui sur le maxillaire inférieur.

La partie postérieure de la portion horizontale de l'appareil est toujours terminée par une lame de caoutchouc mou, qui se prête mieux que le caoutchouc dur aux mouvements du voile du palais.

A la partie antérieure de la portion horizontale, représentant l'arcade dentaire, on ménage un orifice, auquel vient s'adapter le tube qui doit servir aux irrigations, si l'appareil possède un système de canalisation analogue à celui décrit pour le maxillaire inférieur. De grandes ouvertures latérales permettent la sortie des liquides.

La partie horizontale vient s'adapter sur la portion verticale de la pièce qui représente la face externe de l'os. Deux tubes servent à réunir les canaux des deux pièces, tout en contribuant à leur solidité.

Les parties correspondant à la branche montante du maxillaire et à l'os malaire étant plus larges que la portion située en dessous, et par suite ne pouvant être retirées facilement, on divise en deux cette partie supérieure par un trait de scie vertical partant du milieu du plancher orbitaire pour descendre jusqu'à la première ou deuxième petite molaire.

Ces deux parties de la pièce supérieure portent sur leur ligne d'intersection un système de charnière qui permet, par l'intermédiaire d'une tige métallique passée dans leur intérieur, de les maintenir intimement unies, non seulement entre elles, mais avec la pièce inférieure. Cette tige retirée, rien n'est plus simple que d'enlever les trois parties de l'appareil.

Toute la partie de l'appareil qui correspond à la face postérieure de l'os est laissée vide, car il suffit de maintenir en place les parties molles tout en laissant les parties profondes se cicatriser à leur aise.

Fixation. — L'appareil est fixé dans sa cavité par des ressorts ou crochets aux dents restantes. Si ces moyens sont insuffisants, on peut avoir recours à des pointes fixées dans les portions osseuses voisines.

§ 2. — *Construction des appareils.*

A. Appareil primitif. — Comme pour le maxillaire inférieur, il faut se procurer un maxillaire naturel se rapportant à peu près à l'âge et au développement du maxillaire du sujet.

On prend le moulage des parties à remplacer; mais on prend aussi l'empreinte des dents du côté opposé de l'arcade du sujet et de la mâchoire inférieure. La hauteur est fournie par une ligne partant du sommet des dents ou de la partie alvéolaire du côté opposé au milieu du *rebord orbitaire*, abstraction faite des parties molles.

Si l'on a à faire un appareil destiné à remplacer les deux maxillaires supérieurs, on construit, d'après les moulages, toute la masse antérieure du maxillaire en y adjoignant une partie des os voisins.

Cette portion de l'appareil doit être faite en caoutchouc durci pur, mais ne doit pas dépasser 1 millimètre à 1 millimètre et demi d'épaisseur, sauf sur les points qui doivent recouvrir les canaux d'irrigation obtenus par le même procédé que pour le maxillaire inférieur.

La fosse canine doit être légèrement plus arrondie que normalement pour faire l'appareil un peu plus volumineux.

Charnières. — Les charnières sont placées dans la pièce de cire de façon qu'elles prennent exactement la place qu'elles occuperont dans la pièce en vulcanite. Les maintenir en place par des fils de zinc pour qu'elles ne se déplacent pas pendant le bourrage.

L'appareil est fait en deux parties en cire, l'inférieure et la supérieure. Ce n'est que la cuisson opérée que la portion supérieure est séparée en deux parties par un trait de scie vertical.

L'épaisseur étant minime, il n'y a pas de précautions à prendre contre la porosité.

B. **Appareil définitif.** — L'appareil, contrairement au premier, est d'une seule pièce et présente une paroi postérieure ; la cavité est entièrement comblée.

Toute la partie buccale, à l'exception du voile du palais, est en caoutchouc durci. Tout le reste de l'appareil destiné à combler la cavité laissée par l'ablation de l'os est en caoutchouc mou. Ceci a pour but de ne pas irriter les parties profondes, tout en oblitérant complètement la cavité, sans cela on aurait une prononciation nasillarde, défectueuse. Dès la pose de l'appareil définitif qui obstrue complètement toutes les cavités, la prononciation devient normale.

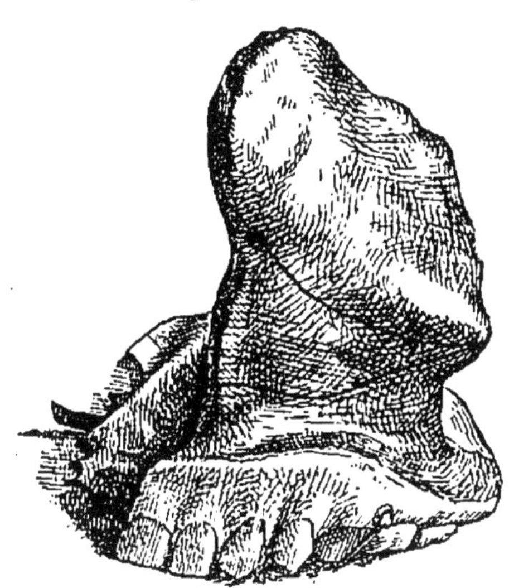

Fig. 29. — Appareil définitif pour maxillaire supérieur (Martin).

Afin de diminuer son poids, on fait cet appareil complètement creux.

Si la résection a porté sur les deux os maxillaires et a détruit le vomer, on en construit un artificiel, sur les parties latérales duquel sont ménagées des fentes destinées à imiter autant qu'il est possible la disposition des fosses nasales.

L'appareil définitif est fixé aux dents voisines par des lames en or ou par des ressorts. Dans certains cas, grâce aux irrégularités de la cavité, la pièce tient spontanément.

Empreinte composée. — Le moulage est ingrat, à cause de la profondeur de la cavité. On se sert de préférence de stent ou de godiva. On commence à mouler les parties les plus profondes et on laisse refroidir; cette empreinte partielle sortie et réparée, on y fait des points de repère ; on huile pour empêcher l'adhérence et on applique de nouveau une couche de godiva. Trois ou quatre empreintes partielles superposées constituent le moulage complet de la dépression.

Lorsque les couches successives sont arrivées jusqu'au rebord du palais, on prend l'empreinte de la voûte palatine avec le godiva le plus mou pour ne pas ramollir les autres empreintes et on procède comme pour un modèle ordinaire. On peut également se servir de plâtre pour la dernière empreinte.

Au moyen des points de repère, après avoir retiré séparément les empreintes partielles, on reconstitue l'empreinte totale et on coule le modèle en plâtre.

Ce modèle devra être construit, lui aussi, en plusieurs pièces, de façon à faciliter la fabrication de la pièce et la sortie du moule.

Base. — On fabrique en premier lieu la partie horizontale de l'appareil en caoutchouc durci de couleur rose, comme un dentier ordinaire. Cette partie est munie de dents.

« A sa face supérieure, au pourtour de l'orifice, on construit un petit rebord toujours en caoutchouc dur avec une hauteur de 5 millimètres, qui viendra s'appliquer exactement au pourtour de cette cavité et se souder avec la partie supérieure de l'appareil.

« La face inférieure de cette pièce, qui doit être en contact avec la langue, représente le palais et le rebord alvéolaire.

« On met en moufle, on cuit et l'on répare, et à sa partie supérieure non polie on adapte la portion supérieure de l'appareil » (Martin).

PARTIE SUPÉRIEURE. — Elle doit combler toute la cavité laissée par l'ablation du maxillaire. Elle est très mince et en caoutchouc mou sur presque toute son étendue.

Pour l'obtenir on bouche dans le moule tous les points que l'on veut réserver, et on place sur les points correspondant aux fosses nasales des épaisseurs, afin de ménager l'orifice nécessaire à la respiration.

On tapisse ensuite toutes les surfaces internes avec une lame de cire de 1 millimètre et demi d'épaisseur. On obtient ainsi la forme de toute la cavité. On l'ajuste ensuite avec le bord de la pièce palatine correspondant. On la met en moufle et on la cuit séparément. Il faut prendre garde de la déformer. Il est nécessaire de se servir de plâtre tamisé extrêmement fin, pour obtenir une surface lisse et de prendre toutes les précautions, afin de ne pas avoir de bulles d'air. On peut aussi recouvrir les surfaces du plâtre avec des feuilles d'étain.

Le bourrage se fait avec du caoutchouc mou. Seules les parties devant offrir un obstacle à la cicatrisation seront en caoutchouc dur. Ce sont surtout les surfaces antérieures et antéro-latérales.

Toutefois, vers son bord inférieur, au niveau de son point de jonction avec la partie horizontale, il est bon de mettre 2 ou 3 millimètres de caoutchouc dur pour assurer davantage la réunion des deux parties de l'appareil tout en s'opposant aux déformations qui pourraient survenir sur ce point (Martin).

CUISSON. — Cuisson lente; la pièce est sortie. A

l'aide du modèle, on ajuste et on soude les deux parties au moyen de caoutchouc que l'on fait dissoudre légèrement dans du chloroforme et que l'on rabat sur les bords avec une spatule. On perce un petit trou avec un foret dans le caoutchouc dur correspondant au vide de la pièce, et on remplit ce vide avec de l'eau, puis on obture ce conduit avec une cheville en caoutchouc.

La pièce est remise en moufle et cuite à nouveau.

Le caoutchouc mou qui entre dans ce genre de travail doit toujours être du Para pur avec 6 p. 100 de soufre; il doit être vulcanisé quatre ou cinq heures à 145°.

On peut ensuite cacher sa couleur noire en le recouvrant d'une légère couche de caoutchouc rouge ou rose dissous.

La pièce refroidie dans le moufle et retirée, on enlève la cheville et on fait évacuer l'eau. La pièce a conservé sa forme. On oblitère le conduit avec du caoutchouc ou une vis. Si la pièce comporte des ressorts, on choisit pour ce conduit la place des porte-ressorts. Le caoutchouc mou est réparé à l'aide d'une spatule chauffée et appliquée sur les points irréguliers. On le nettoie en le lavant au chloroforme.

Article V. — Pose de l'appareil primitif. — Traitement. — Pose de l'appareil définitif.

Pour que l'appareil soit bien supporté dans le sein des tissus, il faut qu'il soit rendu complètement aseptique. Pour cela, dès qu'il est terminé, on le fait bouillir une heure dans une solution phéniquée à 5 p. 100; puis, on le plonge dans de la liqueur de Van Swieten et on l'y laisse en attendant l'opération.

Il est utile de se munir de certains instruments qui doivent être désinfectés sérieusement :

Un tour dentaire et des forets (la main du tour et les pointes auront été bouillies) ;

Des limes à caoutchouc et à métal ;

Un porte-scie et des scies ;

Un tournevis.

Le chirurgien donne le chloroforme et pratique l'opération. Dès que la section osseuse est terminée, pendant que l'opérateur achève l'opération et assure l'hémostase, on modifie l'appareil selon les besoins de la résection. Puis on le fixe à la place de la partie osseuse réséquée au moyen de vis qui appliquent les plaquettes métalliques externes sur la face externe de l'os. Les trous des vis sont percés dans le tissu compact au moyen de forets montés sur le tour dentaire ; on cautérise légèrement les orifices pour détruire les filets nerveux au moyen du thermocautère. Les têtes des vis, en or ou en platine, sont arrondies, afin de ne pas irriter les tissus voisins par leurs angles saillants.

Les deux fragments osseux et le maxillaire artificiel sont ainsi unis très solidement et reconstituent l'arc maxillaire détruit. L'appareil fixé, on suture les parties molles. Sur la plaie externe, on place un pansement iodoformé ; l'antisepsie de la plaie interne est assurée par le système d'irrigation situé dans l'appareil qui amène dans tous les points le liquide antiseptique. Ces irrigations seront très fréquentes, toutes les heures ; si on ne les pratique pas régulièrement, on voit tout de suite se produire des phénomènes d'infection. Comme liquide antiseptique, on peut employer les divers antiseptiques connus, mais de préférence le chloral et l'acide phénique à 1 p. 100. A mesure que la cicatrisation s'avance, on diminue progressivement le nombre des lavages, et on arrive à les cesser presque totalement lorsqu'elle est complète.

Grâce à l'appareil, une sonde œsophagienne n'est pas nécessaire pour alimenter le malade et on peut soutenir ses forces au moyen d'aliments semi-solides ou liquides.

L'appareil primitif doit rester longtemps en place, huit mois au moins (Martin), ce qui facilite l'application de l'appareil définitif; la cicatrice étant plus ancienne a moins de tendance à la rétraction. Toutefois il vaut mieux, dès que la cicatrisation est terminée, mobiliser l'appareil en supprimant les vis qui le fixent au maxillaire, on bouche avec de la cire iodoformée les canaux intérieurs; mais ce n'est que longtemps après que l'appareil définitif est appliqué.

Il faut que la substitution du second appareil au premier se fasse presque immédiatement; sinon, si on laisse la bouche sans appareil quelques jours, quelques heures seulement, l'appareil définitif, par suite de la rétraction, ne peut être placé et doit être parfois considérablement modifié.

L'appareil définitif ne possédant pas de canaux d'irrigation doit être enlevé fréquemment pour le nettoyage; mais il doit être remis aussitôt, afin qu'il n'y ait pas de rétraction. Pour cette même raison le malade le porte tout le temps et ne l'enlève pas la nuit.

Article VI. — Conclusions.

Avantages de la méthode. — Grâce à l'appareil, on peut facilement s'opposer à la rétrocession linguale en passant un fil métallique dans la langue et en l'attachant au maxillaire artificiel, au lieu de le fixer comme auparavant aux fragments restants du maxillaire, à la peau ou aux pièces de pansement, ce qui ne donnait pas une grande solidité et ne mettait pas le malade à l'abri de l'asphyxie.

Au moyen de la prothèse immédiate, on dirige la cicatrisation. L'appareil s'oppose à toute déformation des parties molles et au rapprochement des parties osseuses restantes. Comme il a le même volume et la même forme que le maxillaire enlevé, le résultat au point de vue esthétique est parfait; le malade a la même physionomie qu'avant l'opération, au lieu des hideuses déformations qui suivent les résections du maxillaire inférieur sans prothèse immédiate.

La déglutition est facilitée, l'appareil donne à la langue un point d'appui suffisant pour faire progresser le bol vers le pharynx.

Au moyen de cet appareil, la mastication des aliments demi-solides est possible quelques jours après l'opération et peu à peu celle des aliments solides le devient à son tour. Aussitôt après l'opération l'alimentation liquide par le malade lui-même est possible ; la sonde œsophagienne est inutile.

La phonation est également facilitée; le malade s'exprime d'une façon intelligible presque correcte, qui n'est nullement comparable au bredouillement incompréhensible qui accompagne les résections du maxillaire non suivies de prothèse.

Enfin, grâce à la reconstitution de la digue naturelle que forme le maxillaire inférieur à l'écoulement de la salive, le malade peut, au bout de deux ou trois jours, garder sa salive et n'est plus épuisé par la salivation continuelle.

Ces résultats fonctionnels ne font que s'améliorer avec le temps; à mesure que l'adaptation se fait, l'appareil rend des services de plus en plus grands et ne pourrait être supprimé sans troubler considérablement les conditions de vie du malade.

Inconvénients. — Bœnnecken a formulé contre la prothèse immédiate de Martin quelques objections que l'on peut ainsi résumer :

1° L'appareil de Martin est une faute contre l'antisepsie, car il permet plus difficilement le nettoyage de la plaie et est une cause d'infection.

Les modifications apportées à l'appareil de Martin, notamment la mobilisation de l'appareil, qui doit être faite aussitôt la cicatrisation achevée et bien avant le laps de temps indiqué primitivement par Martin, diminuent les chances d'infection.

2° Les corps étranger ne sont bien supportés que s'ils sont petits ; or les appareils de Martin sont volumineux et occasionnent de l'irritation des muqueuse.

Ce principe est vrai pour les corps entrés par effraction dans les tissus, mais ici ce n'est pas le cas. L'appareil vient remplacer une partie osseuse déjà existante et non se faire une place au milieu des tissus. Cette observation a paru néanmoins rencontrer l'approbation d'un certain nombre de praticiens qui se sont occupés de prothèse immédiate et semblent d'accord pour chercher à diminuer le plus possible le volume des appareils et à remplacer le caoutchouc vulcanisé par le métal. Cependant Michaels a placé dans de mêmes conditions des appareils encore plus volumineux, une notable portion de l'humérus par exemple, qui ont été bien supportés.

L'appareil que Bœnnecken propose est une arcade métallique maintenant les deux fragments écartés. Verneuil l'avait déjà employé ; Michaels s'en est aussi servi. L'appareil imaginé par ce dernier est un pont métallique en platine iridié, formé par deux fils placés parallèlement, de la longueur de la partie réséquée. Des anneaux métalliques y sont soudés et relient les deux tiges de platine, la tige inférieure étant deux fois plus forte que la supérieure. Ce pont métallique est fixé par des vis aux fragments du maxillaire naturel, la pièce étant combinée dans le but de permettre l'occlusion facile des tissus sectionnés et de rétablir les mouvements musculaires par la réunion des parties molles à travers les anneaux de l'appareil. Au milieu de l'appareil se trouve un écrou taraudé, traversé par une vis de deux centimètres de longeur destinée dans l'avenir à servir de point d'appui pour l'application d'un dentier artificiel. Cet appareil a été très très bien supporté pendant sept ou huit mois, époque à laquelle une récidive de la tumeur compromit le succès définitif (1).

Gillard emploie, lui aussi, un appareil métallique composé d'une tige avec crampons et attaches appliqué sur les fragments restants ; il en *modifie les dimensions* au moment de la pose, à l'aide d'un sytème de réglage d'une grande simplicité.

Enfin Partsch (de Breslau) (2), afin de maintenir les fragments osseux écartés tout en ne gênant pas la guérison applique à la face interne des fragments du maxillaire deux bandes en bronze d'aluminium munies d'ouvertures.

Ces appareils paraissent d'un volume insuffisant et on peut craindre que leur emploi ne produise une dépression considérable au niveau de la partie réséquée.

Ils ne peuvent remplacer définitivement l'appareil de Martin, car ils sont inapplicables dans les grandes résections de la branche montante et du condyle.

3° L'appareil de Martin favorise la récidive des tumeurs pour lesquelles on est intervenu.

(1) Michaels, *Odontologie* et *Revue internationale d'Odontologie*, mai 1894.

(2) Congrès de la Société allemande de chirurgie, avril 1897.

Cette objection n'est heureusement pas fondée, car ce serait la condamnation de la méthode ; des observations de Martin et des diverses observations publiées jusqu'à ce jour, il résulte que les appareils de prothèse immédiate sont sans action au point de vue de la récidive. Ils ne la hâtent ni ne la retardent.

4° Les appareils sont compliqués et difficiles à construire.

Il est certainement plus difficile de construire un appareil de prothèse immédiate que de confectionner un dentier ordinaire, mais un dentiste expérimenté peut assez facilement surmonter ces difficultés d'exécution.

Enfin on peut objecter à la méthode de Martin qu'elle prolonge la durée de l'opération. Mais cette prolongation peu considérable n'a guère d'importance aujourd'hui que certaines opérations durent souvent plus d'une heure.

Les avantages de la prothèse immédiate ne peuvent être niés ; ils sont affirmés par les observations de Martin dont plusieurs datent de dix et quinze ans (1). Il faut employer la prothèse immédiate dans les résections du maxillaire inférieur surtout, où elle est tout à fait indispensable.

Les résultats obtenus récompensent amplement des peines et des difficultés de l'exécution.

« Seulement, mettons en garde ceux qui entreprennent un travail semblable contre sa simplicité à la lecture. Au cours de l'exécution, on s'aperçoit que cette opération, et nous n'entendons pas seulement par là la pose de l'appareil, n'est pas toujours aussi simple qu'elle le paraît (2). »

(1) Cl. Martin, *Des résultats éloignés de la prothèse immédiate*, 1893.

(2) Maurice Roy, Thèse de Paris, 1894.

CHAPITRE III

PROTHÈSE TARDIVE OU MÉDIATE.

Article Ier. — Considérations générales.

Définition. — La *prothèse tardive* a pour but de remédier aux troubles fonctionnels qui résultent de l'ablation de divers tissus constituant la cavité buccale après la cicatrisation complète de la plaie.

On distingue :

La prothèse tardive des maxillaires inférieur et supérieur, la prothèse de la voûte palatine et du voile du palais.

Nous y joindrons la prothèse linguale et la prothèse nasale.

M. Martin (de Lyon) distingue, sous le nom de *prothèse tardive*, la prothèse appliquée après rétraction cicatricielle complète et sous celui de *prothèse médiate*, la prothèse appliquée peu de temps après l'opération.

Cette distinction, ne reposant sur aucune base sérieuse, doit être abandonnée.

Selon que l'on s'occupe de prothèse de la voûte palatine et du voile ou de prothèse des maxillaires, les appareils et les méthodes varient, mais il est certaines règles qu'il faut observer et que nous allons signaler.

Empreintes. — On prend de préférence les empreintes au plâtre ; le plâtre n'exerce aucune pression sur les tissus et donne ainsi la reproduction fidèle et à l'état de repos des tissus cicatriciels ou autres qui supporteront l'appareil.

On est souvent obligé de fabriquer un porte empreinte spécial pour le cas que l'on a à traiter. Pour cela, au moyen d'un porte-empreinte ordinaire, on prend une empreinte grossière des tissus qui supporteront l'appareil. On coule cette première empreinte et, sur le modèle ainsi obtenu, on fabrique le porte-empreinte soit en estampant une plaque de maillechort, soit en faisant le porte-empreinte en cire et en substituant le caoutchouc vulcanisé à la cire comme dans une pièce de vulcanite ordinaire. Au moyen de ce porte-empreinte, il sera facile de porter la matière à empreinte en contact avec tous les tissus en exerçant une pression égale sur tous les points.

Il est souvent nécessaire, dans les cavités anfractueuses, de prendre l'empreinte au moyen de plusieurs empreintes partielles, c'est l'*empreinte composée* (Voy. p. 297) qui donne par la réunion de ses différentes parties l'empreinte totale.

Appareils. — Les appareils se font munis de dents sur le bord alvéolaire. On emploie de préférence le caoutchouc vulcanisé pour leur confection. La base est faite en caoutchouc noir, naturel, à la fois plus léger et plus solide, les gencives en caouchouc rose, et les talons des dents, s'il y a lieu, en caoutchouc blanc.

On emploie de préférence pour la base, dans les appareils volumineux, le caoutchouc mou qui a comme avantages : 1° de ne pas produire de douleur par la pression sur les tissus qui sont en contact avec lui; 2° de faciliter par son élasticité l'enlèvement des appareils et par suite les soins de propreté ; 3° de maintenir l'humidité des tissus voisins ; de là son utilité dans les appareils prothétiques en contact avec les muqueuses nasales.

Les appareils employés pour les résections du maxillaire inférieur peuvent sans inconvénient être massifs, car, de par leur poids, ils s'opposent aux déformations cicatricielles des tissus environnants et facilitent l'abaissement de la mâchoire. Pour les appareils inférieurs destinés à remplacer les pertes de substance considérables, il est bon d'introduire dans le caoutchouc à vulcaniser au moment du bourrage des morceaux de caoutchouc préalablement vulcanisés pour éviter la porosité causée par l'épaisseur anormale de la partie à reproduire.

Il n'en est pas de même pour les appareils supérieurs qui doivent remédier aux troubles fonctionnels résultant d'une perte de substance consécutive à une opération chirurgicale ou à un défaut de structure d'origine congénitale. La légèreté est alors une condition indispensable de succès. Ces appareils sont souvent volumineux ; pour leur conserver le volume nécessaire, tout en obtenant la légèreté indispensable, il faut que les parties les plus épaisses soient creuses. On a proposé d'y incorporer un bloc d'aluminium, mais ce métal, quoique léger, est encore trop lourd et les résultats n'ont pas été satisfaisants. Il vaut donc mieux laisser une cavité au centre des parties épaisses de l'appareil.

Pour obtenir ce résultat on emploie divers procédés :

1° L'appareil est mis en moufle comme d'habitude. On tapisse d'une feuille de caoutchouc la partie profonde de l'appareil. Dans le creux qui est ainsi formé, on coule une certaine quantité de plâtre qui représente la cavité qui restera libre. Ce plâtre durci et les bavures enlevées, on achève le bourrage comme si l'on avait à confectionner une pièce de prothèse ordinaire. Le bloc de plâtre est ainsi inclus au centre du caoutchouc, qui l'entoure partout d'une égale épaisseur. L'appareil cuit, on fore un trou à l'endroit le plus propice et, au moyen de rugines et d'excavateurs, on enlève le plâtre ; les débris sont ensuite entraînés par un jet d'eau acidulée lancé avec une seringue. Le trou de sortie est comblé par un bouchon de caoutchouc préalablement vulcanisé et luté avec une dissolution de caoutchouc dans du chloroforme.

2° La partie qui forme la base de l'appareil (qui est représentée par une couche de cire d'égale épaisseur modelée sur le fond de l'empreinte et ajustée avec la seconde partie) et la partie qui supporte les dents, après avoir été modelées ensemble, sont séparées et cuites séparément. Après la cuisson ces deux parties réparées sont ajustées, d'après le modèle, rapprochées et lutées avec une solution de caoutchouc dans le chloroforme ; on vulcanise de nouveau après avoir rempli d'eau pour éviter la déformation qui se produirait nécessairement pendant la cuisson. Pour cela on fore un petit trou dans la partie palatine du caoutchouc durci; par cet orifice on introduit de l'eau dans la cavité vide qu'on remplit complètement ; ce trou est comblé par une cheville en caoutchouc durci. La cuisson opérée, on enlève la cheville, on vide l'eau et on oblitère l'orifice au moyen d'une vis ou d'une cheville en caoutchouc (Martin).

En général les appareils de prothèse médiate, se trouvant en contact avec des tissus cicatriciels plus fragiles que les tissus normaux, ne doivent pas posséder d'angles aigus, les rugosités doivent en être soigneusement arrondies ; d'ailleurs, ainsi que nous l'avons déjà signalé, on évite les contusions et les pressions exagérées de ces tissus en employant le caouchouc mou dans les parties qui doivent les recouvrir.

Article III. — Prothèse médiate du maxillaire inférieur.

Les déformations consécutives aux résections du maxillaire inférieur sont très importantes ; nous en avons déjà parlé au sujet de la prothèse immédiate qui s'oppose à leur production. La prothèse médiate, elle, ne peut qu'essayer de remédier à ces déformations lorsqu'elles se sont produites et de faire disparaître les troubles fonctionnels qui en résultent.

Historique. — Mursinna en Allemagne et Verhuylen à Anvers firent les premiers essais. L'appareil de Mursinna était externe et se composait simplement d'une fronde, qui cachait assez bien la difformité : une éponge placée à la partie interne absorbait la salive.

L'appareil de Verhuylen remplaçait le maxillaire complet, il était mû par un ressort qui appliquait l'arcade dentaire inférieure contre la supérieure. Pour en faire usage, le malade abaissait avec la main la mentonnière contenant le maxillaire, introduisait les aliments, et lâchait la détente.

Puis Préterre et plus récemment Martin, Gillard, Michaels se sont occupés de prothèse tardive et ont réalisé de très grands progrès.

§ 1er. — *Méthode de Préterre.*

A la suite de la résection, les fragments du maxillaire se déplacent, invinciblement attirés par la rétraction cicatricielle et la contraction des muscles qui s'y insèrent. Les arcades dentaires ne se correspondent plus et les écarts sont très grands; nous voyons dans nombre d'observations les dents antérieures du fragment inférieur gauche, par exemple, s'articuler avec les dents molaires supérieures droites, les dents supérieures gauches venant mordre sur les gencives et la partie inférieure de la joue gauche, en donnant lieu à des ulcérations rebelles à tout traitement. La cavité buccale est rétrécie ; la langue, ne trouvant pas sa place dans la bouche, est projetée en avant. Dans ces conditions la mastication est tout à fait impossible, la déglutition très gênée et la prononciation incompréhensible.

Préterre, qui, à l'occasion de la guerre d'Italie, avait pu observer ces déformations dans de nombreux cas, voulut y remédier autant que cela était possible. Pour cela, il attendait que la cicatrisation fut complète et, lorsqu'il jugeait le moment convenable, n'ayant plus aucune déformation à craindre, du fait de la rétraction cicatricielle, il prenait l'empreinte et appliquait son appareil.

Cet appareil consistait en une seconde arcade dentaire artificielle, placée en avant de l'arcade dentaire naturelle déviée, qu'elle engainait en prenant point d'appui sur cette arcade, et articulée avec les dents du maxillaire supérieur.

Le sujet avait alors une mâchoire inférieure à double rangée, rappelant celle du requin.

L'appareil de Préterre facilite beaucoup la mastication en donnant un point d'appui relativement solide aux dents du maxillaire supérieur, qui, de cette manière, ne peuvent plus venir s'implanter dans les gencives inférieures.

Mais, par son volume, il rétrécit encore la cavité buccale, la langue est encore plus à l'étroit qu'auparavant, la prononciation est encore plus défectueuse, la déglutition presque impossible.

§ 2. — *Méthode de Martin.*

Si l'application de la prothèse immédiate n'a pas été possible ou a été négligée, Martin intervient le plus tôt possible ; il n'attend pas la rétraction cicatricielle complète : dès que la plaie est cicatrisée, il applique son appareil.

Cet appareil a pour but le redressement des fragments et leur placement dans leur situation et leurs rapports primitifs; c'est un *appareil redresseur* (fig. 30).

Une fois le redressement opéré, on applique un appareil de maintien analogue aux appareils définitifs que nous avons décrits en parlant de la prothèse immédiate du maxillaire inférieur.

Afin d'arriver à ce but, Martin emploie, selon les cas, différentes sortes d'appareils, il se sert de vis, de ressorts, de leviers, de fils élastiques en caoutchouc.

Le traitement est assez long et peut durer un ou plusieurs mois, selon que l'appareil est porté régu-

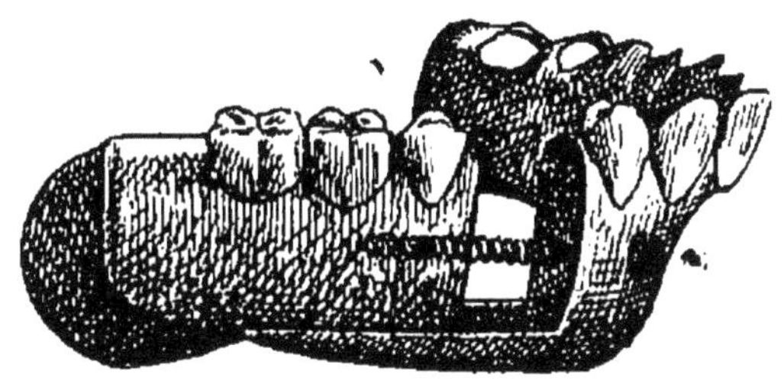

Fig. 30. — Appareil redresseur de Martin.

lièrement et surtout selon le temps écoulé entre l'opération et le placement de cet appareil redresseur. Plus vite il est placé après l'opération, moins il sera nécessaire de le garder longtemps.

L'appareil définitif qui remplace ce premier appareil, lorsque le résultat est obtenu, s'oppose à toute déviation ultérieure des fragments.

Les résultats obtenus avec cette méthode sont de beaucoup supérieurs à ceux que l'on obtient par la méthode de Préterre. La bouche est reconstituée dans sa grandeur normale. La mastication devient possible, la déglutition et la phonation sont beaucoup améliorées.

Appareil de Martin en étain pour maxillaire inférieur. — M. Martin a fait connaître un nouvel appareil qu'il emploie dans un but de redressement, pour distendre les parties molles du menton à la suite de la résection de la partie antérieure de l'arc mandibulaire, lorsque l'opération n'a pas été suivie de prothèse immédiate.

Cet appareil agit par son propre poids ; il est en étain massif et refoule progressivement les tissus cicatriciels en rendant au menton sa forme normale. Il n'a pas besoin, comme les autres appareils redresseurs, d'être surveillé constamment ; Martin l'a appliqué à un sujet qui ne pouvait suivre le traitement habituel, étant obligé de s'absenter, et il a pu ainsi obtenir de bons résultats.

Article III. — Prothèse médiate du maxillaire supérieur.

Les déformations et les troubles fonctionnels consécutifs à la résection d'un ou des deux maxillaires sont bien moindres qu'à la suite de la résection du maxillaire inférieur.

Aussi les appareils sont-ils plus aisés à construire et à appliquer; au lieu de points d'appui mobiles, il est possible de prendre de solides points d'appui sur les parties environnantes.

L'appareil doit avoir pour but : 1° de rétablir autant qu'il est possible la mastication ; 2° d'établir une cloison entre la bouche et les fosses nasales, et permettre ainsi la phonation, la déglutition, en s'opposant au passage des aliments par le nez.

Il doit représenter, mais dans des dimensions moindres, le maxillaire réséqué. Afin de le faire plus léger, toutes les parties épaisses sont creuses.

Il est inutile de remplir toute la cavité naso-buccale qui se présente, il faut laisser, à la partie supérieure, une ouverture pour le passage de l'air et des mucosités ; d'ailleurs, il ne faut pas compter prendre de point d'appui bien solide sur les parties recouvertes de la muqueuse nasale. Aussi, en prenant l'empreinte, comme cette partie supérieure est inutile, pourra-t-on l'obturer au moyen de rondelles de coton, et protéger ainsi les cornets.

La partie supérieure de l'appareil en contact avec la muqueuse nasale et les tissus cicatriciels est en caoutchouc mou ; de même, lorsque le voile du palais est intéressé, on remplace la partie réséquée par une lamelle de caoutchouc mou.

Lorsque le malade est habitué à son appareil, les résultats sont excellents. Il mange et boit comme tout le monde, et le bredouillement inintelligible qu'il émet, lorsqu'il n'a pas son appareil, est changé en parole compréhensible, presque correcte lorsqu'il le porte.

Recommander aux malades de grands soins de propreté, surtout pour les parties en contact avec la muqueuse nasale, plus susceptible.

Article IV. — Prothèse palatine et vélo-palatine.

Les perforations et les pertes de substance du voile du palais et de la voûte palatine peuvent être *congénitales :* bec-de-lièvre, ou *acquises :* syphilis, tuberculose (rare), traumatismes.

Les symptômes fonctionnels varient d'intensité selon la grandeur de la perte de substance ; on observe du nasonnement et le passage des aliments liquides et parfois solides par le nez. Le malade éprouve beaucoup de difficulté pour déglutir, surtout lorsqu'il boit ; il renverse alors la tête en arrière et boit à toutes petites gorgées. Parfois la phonation est troublée très profondément, si bien que la parole est tout à fait incompréhensible.

On remédie à ces infirmités par deux méthodes :

1° Méthode chirurgicale;
2° Méthode prothétique.

1° Méthode chirurgicale ou autoplastique. — Nous ne pouvons que la citer. Elle a pour but de combler la perte de substance en empruntant les tissus nécessaires aux parties immédiatement environnantes : bords de la fente ou de la perforation, ou relativement éloignées : face interne des joues.

Lorsque l'opération a pour but la réfection de la voûte, on la nomme *uranoplastie*; lorsqu'elle intéresse le voile du palais, c'est une *staphylorraphie*. Les résultats opératoires sont parfois très beaux, mais il n'en est pas toujours ainsi des résultats fonctionnels, car il faut une très longue éducation pour arriver à se servir du voile ainsi réparé. On cite le cas de cet Américain, opéré de staphylorraphie, qui fit fendre son voile ainsi formé et appliquer un obturateur (Tillaux).

2° Méthode prothétique. — Obturateur. — Celle-là seule nous intéresse.

Historique. — Pétronius, en 1565, parlait des obturateurs palatins et préconisait la cire, le coton, l'éponge. Ambroise Paré décrit deux sortes d'obturateurs, pour fissures de la voûte palatine, composés d'une plaque de métal et d'une éponge. Fauchard combine les obturateurs avec des dentiers et supprime les éponges jusqu'alors employées. Bourdet observe la tendance des perforations palatines acquises à se fermer d'elles-mêmes et imagine une série d'obturateurs composés d'une simple plaque d'or retenu par des fils, et destinés à faciliter la réunion des bords de la perforation. Delabarre, en 1820, introduit dans leur confection l'usage du voile du palais mou et articulé. Schange, en 1841, construit le premier appareil complètement en or. Enfin Gariel, en 1855, construit un obturateur en vulcanite ayant la forme d'un double bouton de chemise. Préterre a imaginé un grand nombre d'appareils obturateurs et de voiles du palais artificiels. Delalain, Kingsley, Goldenstein, Gaillard, Hartmann et nombre d'autres, s'occupent des obturateurs palatins et font faire de grands progrès à cette partie de l'art dentaire.

§ 1er. — *Prothèse palatine.*

Les troubles résultant des pertes de substance de la voûte palatine, lorsque celles-ci ne sont pas associées à une pareille affection du voile du palais, sont facilement curables. Il suffit, pour faire disparaître les accidents, de placer un obturateur composé d'une plaque palatine prenant point d'appui sur les dents voisines et s'adaptant exactement au pourtour de la perforation. Cette plaque peut être en métal ou en vulcanite ; elle doit passer sur la perforation comme un pont, sans y pénétrer, car ces pertes de substance de peu d'étendue, surtout les pertes de substance acquises, ont une tendance à se combler spontanément ; il ne faut pas que l'appareil s'oppose par sa présence à ce travail réparateur.

Les appareils pénétrant dans la perforation et prenant point d'appui sur le plancher des fosses nasales sont donc absolument contre-indiqués.

§ 2. — *Prothèse vélo-palatine.*

La difficulté est bien plus grande que dans le cas précédent. Remplacer par un appareil prothétique un organe essentiellement musculaire présente des difficultés presque insurmontables. Ceci explique le nombre d'appareils proposés et les résultats défectueux souvent obtenus.

L'importance de l'appareil varie selon la grandeur

de la fissure : plus la brèche est large, plus on aura de peine à la combler.

Empreinte. — La substance de choix est le plâtre; un porte-empreinte spécial, décrit au chapitre porte-empreinte est utile, mais il est souvent préférable de le confectionner d'après le procédé déjà cité (voir p. 306), car il est rare que les porte-empreintes tout faits possèdent les dimensions voulues, surtout au point de vue de la hauteur de la voûte palatine.

Dans ce cas, plus encore que pour les autres, il convient, dès que le plâtre est introduit dans la bouche, de faire baisser la tête du patient, afin qu'il ne lui coule pas dans la gorge.

Combinaison de l'appareil. — L'appareil est divisé en deux parties mobiles l'une sur l'autre.

La *première partie* forme la plaque-base ; elle est rigide, s'étend sur la surface de la voûte palatine et prend ses points d'attache aux dents au moyen des différents procédés de rétention étudiés page 124. Elle sert aussi d'obturateur si la division du voile et de la voûte sont associées. Cette partie peut être en vulcanite ou en métal; elle doit être adaptée le mieux possible, de manière à ce que l'obturateur soit très *fixe*.

La *deuxième partie* ou *partie mobile* est ordinairement en caoutchouc mou, plus rarement en caoutchouc dur ou en métal. Elle joue le rôle de voile du palais et doit avoir autant que faire se peut les mêmes rapports que celui-ci à l'état normal. Elle doit bien s'appliquer sur les bords de la fente et suivre facilement les mouvements que les débris du voile peuvent lui imprimer.

Ces deux parties sont réunies à l'union de la voûte palatine osseuse et du voile du palais par une *articulation* qui varie selon l'importance de la perte de substance et le genre d'appareil employé ; tantôt il n y a pas de ligne de démarcation, c'est simplement le caoutchouc mou qui succède au caoutchouc dur; tantôt c'est une petite charnière. Cette articulation doit être très mobile et très sensible, de manière à obéir au moindre mouvement; elle ne doit pas s'encrasser, afin de ne pas interrompre le fonctionnement de l'appareil.

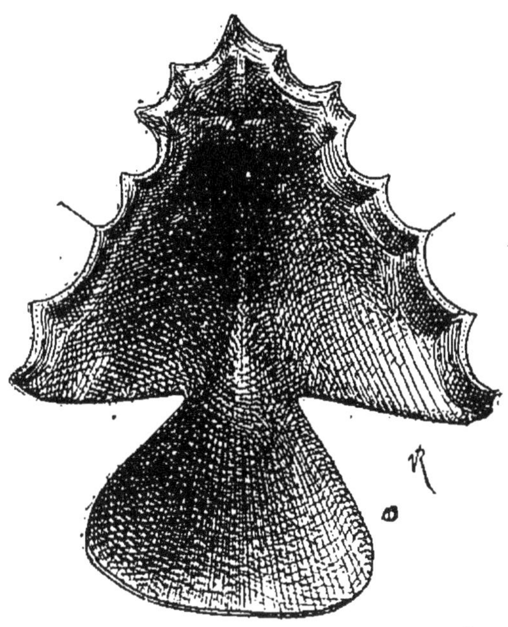

Fig. 31. — Appareil simple sans charnière.

Ces règles générales posées, nous allons étudier quelques appareils parmi les plus recommandables.

Appareil simple sans charnière. — Cet appareil se compose : 1° d'une plaque palatine s'arrêtant au niveau des os palatins quelquefois en métal, et le plus souvent en vulcanite dure, se prolongeant en arrière du côté du voile sous forme de fer de lance; 2° d'une plaque en caoutchouc mou répondant à la perte de substance vélo-palatine et s'appliquant sur les bords. La plaque palatine et l'obturateur se continuent sans interposition de charnière ou autre articulation ; la partie dure qui se prolonge au centre du caoutchouc mou lui sert de tuteur et le fait appliquer sur les bords de la perforation (fig. 31).

Inconvénients. — On a reproché à ce voile artificiel ainsi construit de ne pas posséder la mobilité désirable. Dans les premiers temps, au repos il comble bien la fente, mais dans les mouvements de déglutition, il n'applique plus et gêne le travail physiologique des parties musculaires voisines. Au bout de quelque temps, le caoutchouc mou est déformé sous l'influence de ces pressions continuelles, il n'applique plus au repos. Il durcit, et sa mobilité déjà précaire diminue encore ; il se fendille et se sépare de la plaque palatine à son point d'union avec elle.

Avantages. — C'est le plus simple des obturateurs pour fissures de la voûte palatine et du voile du palais. Sa simplicité est sa principale qualité, car elle permet sa tolérance plus facile pour le patient qui s'y accoutume plus aisément. Les critiques que nous venons d'énumérer sont surtout vraies lorsque le caoutchouc mou n'a pas été vulcanisé selon les indications déjà données. Température de 145° ou de 4 atmosphères lentement atteinte et refroidissement du moufle, également lentement et naturellement. En somme, dans les cas ordinaires, l'obturateur donne les meilleurs résultats les plus immédiats et les plus durables. La déformation d'ailleurs se produit aussi bien avec les autres obturateurs à charnière et peut-être plus facilement encore.

Dans les cas compliqués, si on le juge insuffisant, il peut néanmoins servir comme appareil provisoire pour accoutumer le patient à un nouvel organe et le préparer à se servir d'un appareil plus compliqué, car les appareils les plus ingénieusement combinés à l'heure actuelle possèdent tous l'inconvénient de s'encrasser facilement par l'accumulation de débris alimentaires ou de sécrétions buccales, ce qui produit leur non-fonctionnement.

Appareil de Kingsley. — Se compose : 1° de la plaque palatine en vulcanite ou en métal ; 2° de l'obturateur postérieur en caoutchouc mou ; 3° d'une charnière qui réunit ces deux parties et assure la mobilité du voile artificiel (fig. 32).

Cette charnière n'assure pas l'adhérence aux parties musculaires restantes ; aussi doit-on lui adjoindre un ressort qui l'applique sur les bords de la

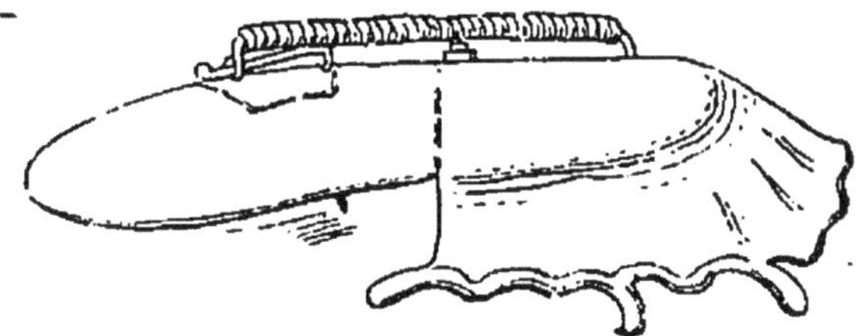

Fig. 32. — Appareil de Kingsley.

perforation. Ce ressort peut être inférieur ou buccal, composé alors d'une lamelle d'or, aplatie, fixée dans la plaque-base par son extrémité antérieure et par son extrémité postérieure appuyant sur la partie vélo-palatine de l'appareil, qu'elle porte en haut dans les mouvements de déglutition. Ou bien ce ressort est supérieur, nasal ; il est alors formé par un ressort à boudin attaché en avant à la plaque palatine et en arrière au voile artificiel qu'il tire en haut, assurant ainsi son contact avec les parties restantes du voile. On peut remplacer ce ressort à boudin par un anneau de caoutchouc placé de la même façon.

Appareil Guerini (de Naples). — Comprend : 1° une plaque palatine, de préférence en métal ; 2° une partie tout à fait postérieure en caoutchouc mou ; 3° une articulation réunissant ces deux parties. C'est cette articulation qui fait l'originalité de l'appareil. Elle se compose d'une série de petites lamelles transversales réunies par des charnières, formant ainsi plusieurs petites articulations qui donnent à l'obturateur une grande mobilité sur la

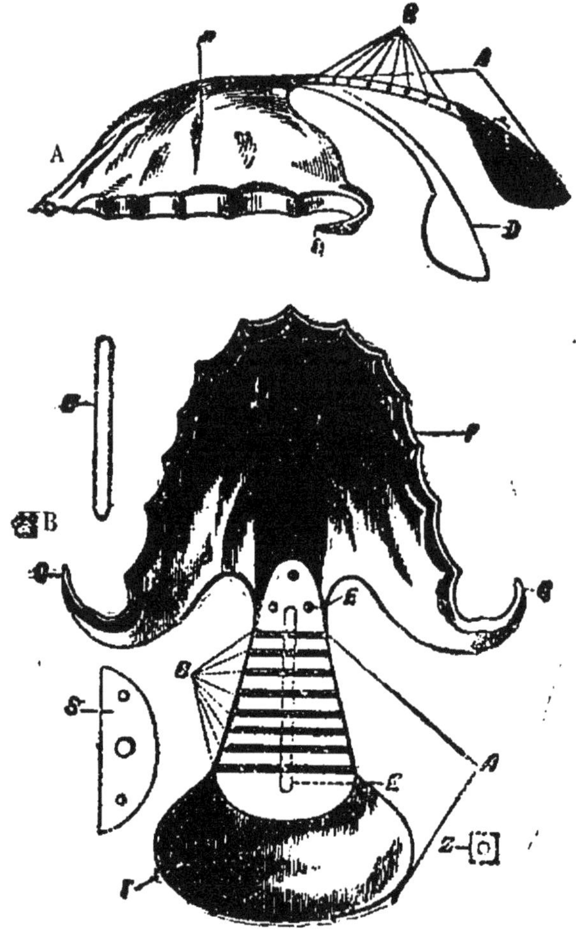

Fig. 33. — Appareil Guerini.

plaque palatine. La pression nécessaire pour l'adaptation de l'appareil aux parties voisines dans tous les mouvements, est fournie par une petite lamelle d'or faisant ressort, appliquée perpendiculairement aux lamelles. Cette petite lamelle est assez faible pour pouvoir céder sous l'influence des mouvements d'abaissement, tout en portant le voile en haut dans les mouvements d'élévation (fig. 33).

Appareil Heïdé. — Cet appareil est une modification des obturateurs ordinaires à charnière auquel M. Heïdé a très ingénieusement adapté un système de voile du palais analogue aux obturateurs simples à bouton (obturateurs de Gariel, obturateurs à double valve creuse de Weber); il est surtout applicable aux perforations de peu d'étendue. Il comprend une plaque palatine réunie par une charnière à un obturateur composé d'une double valve, qui prend dans sa rainure les piliers et les parties restantes du voile. La charnière étant très mobile, l'obturateur suit tous les mouvements des lambeaux de voile qu'il engaine.

Appareils Martin. — 1° *Appareil à poches d'eau.* — M. Martin ne se contente pas d'établir une cloison entre la cavité bucco-pharyngée et les fosses nasales; afin d'obtenir une émission de voix presque normale, il remplace en totalité les pertes de substance. « Les appareils que nous employons sont en caoutchouc dur et mou, ce qui nous permet d'obtenir un voile artificiel jouissant de la mobilité et de la souplesse des voiles naturels. En outre, et c'est là la partie originale de notre méthode, nous remplaçons par des masses creuses de caoutchouc toute la perte de substance, de façon à donner aux cavités buccale et nasale leur forme naturelle. C'est, en effet, le seul moyen qui permette d'obtenir une prononciation correcte (1). »

En vertu de ce principe, Martin construit des appareils ayant à leur partie postérieure des masses

(1) Cl. Martin, *De la prothèse immédiate.*

globuleuses de caoutchouc mou creux. Si le vomer manque en partie, il le remplace dans son obturateur par une saillie médiane allant à la rencontre du vomer naturel (fig. 34).

Afin de donner plus de mobilité à l'obturateur, pour qu'il puisse suivre tous les mouvements que leur imprime les muscles, il remplit incomplètement de liquide la cavité en caoutchouc mou creux très mince située à la partie postérieure. Il donne à cette

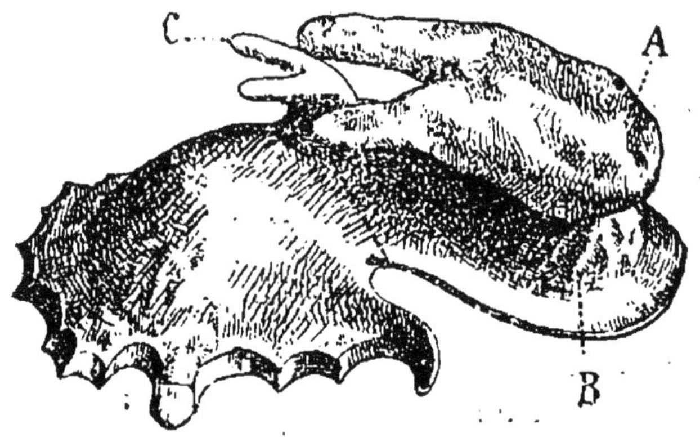

Fig. 34. — Appareil à poches d'eau de Martin.

partie obturatrice la forme de deux poches réunies par un étranglement. La poche inférieure se continue avec la plaque palatine de l'appareil et s'applique par sa face supérieure contre la face inférieure des parties restantes du voile.

La poche supérieure, plus petite, est située dans les fosses nasales, sur le plancher desquelles elle s'applique par sa face inférieure débordant un peu les bords de la perte de substance.

L'étranglement qui réunit les deux poches correspond aux bords de la perforation, qui sont ainsi engainés par les deux valves.

Les deux poches sont creuses et communiquent par une ouverture au niveau de l'étranglement.

Cette cavité cloisonnée est incomplètement remplie de liquide. Sous l'influence des mouvements musculaires qui compriment la poche inférieure, le liquide qu'elle contient est chassé dans la poche supérieure, qui augmente de volume et applique l'appareil contre le plancher des fosses nasales. L'appareil suit ainsi tous les mouvements du voile et obéit à la moindre impulsion musculaire qui lui est communiquée par les muscles environnants. En variant la forme des poches, on peut faire affluer le liquide dans les endroits convenables et obtenir ainsi des mouvements se rapprochant beaucoup de ceux du voile normal.

2° *Obturateur à volets.* — Cependant Martin, modifiant sa manière de voir, a imaginé récemment un autre *obturateur* dit *à volets*, composé de deux parties :

1° Une partie palatine supportant les dents artificielles ;

2° Une deuxième partie constituée par trois volets, dont un central et deux latéraux. Ces volets sont construits en caoutchouc dur et creux à l'intérieur.

Les deux latéraux ont leur bord externe en forme de gouttière et sont destinés à venir s'appliquer sur les parois de l'orifice à obturer. Leur face supérieure forme un plan incliné qui permet à chaque volet de glisser sur le volet central.

Celui-ci, qui est mobile et d'une forme triangulaire dont la base correspond à la partie postérieure du voile, glisse sur les volets latéraux et suit tous leurs mouvements. S'ils s'écartent, son propre poids le fait descendre et vient obturer l'orifice ; s'ils se rapprochent et glissent l'un sur l'autre, il monte.

Construction. — On fait un modèle en plâtre des parties destinées à être transformées en caoutchouc creux, c'est-à-dire des volets, et, après avoir appliqué sur toutes les parois du plâtre une épaisseur suffisante de caoutchouc, on le vulcanise. On enlève ensuite le plâtre en y pratiquant un trou. Le plâtre enlevé on le bouche comme il a été dit page 308.

Dans les perforations acquises, surtout dans les perforations de la voûte palatine, dès que l'appareil obturateur est appliqué, la voix, de nasonnée, redevient normale. Le sujet ayant déjà parlé, l'éducation est toute faite. Il n'en est plus de même lorsque l'obturateur a été appliqué pour une malformation congénitale ; il faut, comme pour l'opéré de staphylorraphie, lui apprendre à se servir de son nouveau voile. Ce n'est qu'en employant beaucoup de temps et de patience, en corrigeant une à une toutes les intonations mauvaises, que l'on obtiendra une parole correcte.

« Lorsqu'un obturateur a été placé avec tout le soin possible et qu'il remplit son but d'une manière parfaite, c'est-à-dire l'occlusion de la perforation, le sujet qui n'a jamais parlé ne parle pas mieux : au contraire, il parle souvent plus mal. Il est nécessaire que le sujet soit soumis à une éducation spéciale, afin que toutes les parties de la cavité buccale trouvent à s'accommoder de l'appareil ; car on sait que physiologiquement tous les muscles des parties molles concourent à la phonation et à l'articulation des sons. Or, ils ne peuvent pas subitement faire des mouvements qu'ils n'ont jamais exécutés jusque-là. » (Préterre.)

Article V. — Prothèse linguale.

1° **Langue artificielle.** — Afin de remédier en partie aux troubles fonctionnels — difficulté de la déglutition, gêne considérable de la mastication et de la phonation, écoulement continuel de la salive hors de la bouche — résultant d'une amputation de la langue, M. Martin a appliqué un appareil destiné à remplacer cet organe.

Cet appareil comprend deux parties :

1° Un *appareil fixateur*, formé d'une plaque inférieure en vulcanite prenant point d'appui sur les dents restantes et portant des dents artificielles qui remplacent les dents manquantes ; de la partie antérieure et interne de cette plaque se détache un prolongement plus ou moins long en caoutchouc vulcanisé flexible, qui se dirige d'avant en arrière vers la langue artificielle auquel il sert de soutien.

2° Une *langue artificielle* ayant la forme et les dimensions de la langue enlevée ; cette langue est formée par une poche de caoutchouc extrêmement mou et très mince, remplie incomplètement d'eau ou d'un liquide aseptique. Elle est réunie au prolongement de la plaque inférieure par une articulation très mobile.

Sous l'influence des mouvements qui lui sont imprimés par les muscles du plancher buccal et surtout par la sangle musculaire que forment les mylo-hyoïdiens, cette langue possède une grande mobilité ; elle peut être appliquée contre le palais, contre les arcades dentaires, sortir de la bouche.

Grâce à cette langue artificielle, le malade mange mieux, il peut avaler sa salive, déglutir facilement ; la phonation, au début, n'est guère améliorée, mais nous ne pouvons que répéter ce qui a été dit pour les obturateurs palatins : il faut une longue habitude et une éducation spéciale, au moyen de laquelle on obtiendra une amélioration très sensible.

2° **Fourreau lingual.** — Certaines ulcérations de la langue sont extrêmement rebelles à tout traitement ; cela est dû à la très grande mobilité de cet organe qui rend impossible l'application de pansements à demeure.

Pour rendre possibles ces pansements et amener ainsi la guérison, M. Martin a imaginé l'appareil suivant, formé de deux parties :

1° Une sorte de fourreau en caoutchouc très mou, qui engaine la langue et maintient les pansements appliqués contre elle ;

2° Une plaque prothétique pour la mâchoire inférieure, plaque qui sert à maintenir le fourreau à sa place, au moyen d'un élastique fixé par une extrémité à la partie postérieure de la pièce de prothèse et par l'autre à la partie antérieure du fourreau. Le fourreau est ainsi tiré en arrière et maintenu par une pression douce et constante, qui permet à la langue tous ses mouvements, mais qui s'oppose à sa sortie du fourreau.

Grâce à cet appareil, une ulcération rebelle, qui durait depuis plusieurs mois, a été guérie en quelques jours.

Article VI. — Prothèse nasale.

Nous étudierons : 1° Les appareils redresseurs du nez ; 2° La rhinoplastie sur appareils métalliques ; 3° Les nez en céramique.

1° **Appareils redresseurs du nez.** — Ces appareils ont pour but de remédier aux difformités congénitales ou acquises du nez ayant conservé sa charpente osseuse et cartilagineuse.

On distingue deux sortes d'appareils :

a. Les appareils dilatateurs des narines et redresseurs de la cloison ;

b. Les appareils redresseurs des nez aplatis.

a. *Appareils dilatateurs des narines.* — M. Martin a construit plusieurs appareils de ce genre qui se composent essentiellement :

De deux lames en caoutchouc vulcanisé que l'on introduit dans les narines, une de chaque côté de la cloison ;

D'un ressort antérieur qui réunit ces deux lames et les maintient contre la cloison;

De deux autres lames en caoutchouc durci qui glissent sur les premières lames, imitant le mouvement de la lame du couteau sur le manche. Ces deux lames sont appliquées, au moyen d'un ressort,

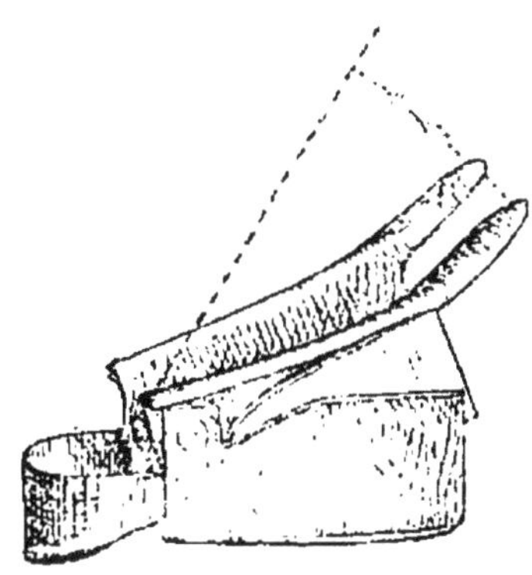

Fig. 35. — Appareil dilatateur des narines (Martin).

contre les parties supérieures des fosses nasales, dilatant ainsi les narines dans le sens vertical, en même temps qu'elles relèvent le lobule et les parties charnues (fig. 35).

Pour obtenir l'élargissement transversal d'une narine, M. Martin applique un appareil composé de deux lames de caoutchouc vulcanisé réunies d'un côté par la même substance; l'une de ces lames appuie sur la cloison, l'autre contre la paroi interne de la narine à élargir.

L'appareil *redresseur de la cloison* comprend deux lames verticales de caoutchouc vulcanisé répondant à la grandeur de la déviation, qui sont appliquées de chaque côté de la cloison au moyen d'un ressort situé à la partie antérieure.

Dans ces appareils, les parties qui doivent exercer une pression sur la muqueuse sont garnies de caoutchouc mou afin d'éviter l'ulcération.

b. *Appareils de redressement pour les nez aplatis.* — On a essayé de redresser les nez effondrés au moyen de tiges de laminaire, qui s'appliquaient sur le plancher des fosses nasales par une de leurs extrémités et appuyaient sur les os propres du nez par l'autre. On n'obtenait pas de résultats: la tige de laminaire se déplace dans les fosses nasales et n'agit plus.

M. Martin a imaginé un appareil qui permet d'arriver sûrement au but cherché, qui n'est pas encombrant, permet la respiration et est très peu visible.

Cet appareil se compose :

1° De deux lames de caoutchouc vulcanisé qui s'appuient sur le plancher des fosses nasales et donnent ainsi un point d'appui stable au ressort;

2° D'un fil d'or qui suit les contours de la partie inférieure du nez et réunit les deux lames auxquelles il est rattaché par une charnière, ce qui donne à celles-ci une grande mobilité et leur permet de mieux s'appliquer sur le plancher des fosses nasales. Ce fil d'or est peu visible et peut être encore rendu moins perceptible lorsqu'il est recouvert de caoutchouc rose;

3° De deux ressorts en fil d'or dont la forme varie selon le point sur lequel on veut agir, qui partent de la face supérieure des lamelles intranasales et vont rejoindre :

4° Deux languettes en caoutchouc durci appliquées contre la voûte qu'elles relèvent et replacent dans sa forme normale.

L'introduction de cet appareil est facile et il ne gène nullement, lorsqu'il est en place (fig. 36 et 37).

M. Martin, afin de rétrécir à leur racine les nez

aussi larges en haut qu'en bas, emploie un appareil qui prend son point d'appui à la partie antérieure de la cloison et du plancher des fosses nasales et

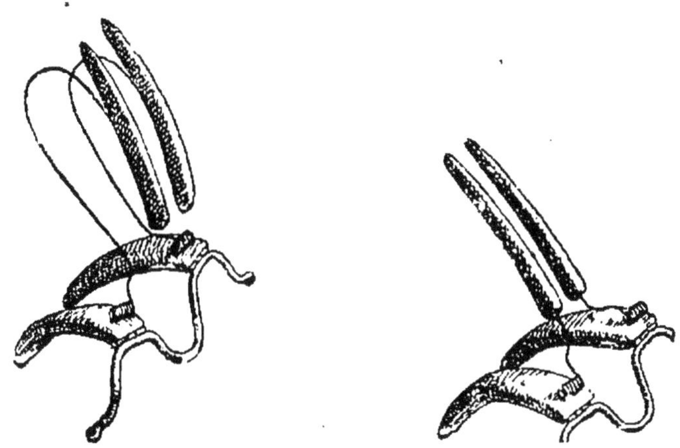

Fig. 36 et 37. — Appareils pour nez aplatis (Martin).

pince, au moyen de deux ressorts et de deux plaquettes, la partie supérieure et externe du nez.

Les appareils pour redressement nasal doivent agir très lentement, avec une tension très modérée, si l'on ne veut pas occasionner d'ulcérations de la muqueuse et des douleurs intolérables.

Le redressement est long, l'opérateur et l'opéré doivent s'armer d'une grande patience. En compensation, si le sujet porte régulièrement l'appareil, on peut lui promettre le succès absolument certain.

2° **Rhinoplastie sur appareil métallique.** — Définition. — La rhinoplastie sur appareil prothétique a pour but de refaire un nez autoplastique, en donnant comme soutien aux lambeaux un appareil métallique rappelant la forme primitive de l'organe disparu.

Historique. — La rhinoplastie totale avait été essayée depuis longtemps; on empruntait le lambeau à la peau du front (méthode indienne) ou à la peau du bras (méthode italienne). Les résultats avaient été très médiocres ; le lambeau n'étant pas soutenu s'affaissait, l'opération ne « faisait que substituer une infirmité ridicule à une infirmité dégoûtante ». La rhinoplastie totale était donc abandonnée, on n'employait plus que les nez postiches, lorsque Letiévant, secondé par Martin, présenta, en 1878, le premier cas de rhinoplastie sur appareil prothétique. MM. Martin, Ravanier et de Marion, Goldenstein, ont depuis traité et présenté plusieurs cas de ce genre avec des résultats variés.

Les charpentes métalliques sont très bien supportées, ne donnent lieu à aucune suppuration et à aucune douleur; elle rétablissent la fonction respiratoire très gênée sans cet appareil; le nez est presque normal. On peut les appliquer dans tous les cas de pertes de substance de cet organe ou d'effondrement consécutifs à la syphilis, la tuberculose, aux traumatismes, aux tumeurs, même malignes (Martin).

Le lambeau qui recouvre la charpente nasale artificielle peut être pris soit aux dépens des tissus mous du nez lorsqu'ils existent encore, soit aux dépens de la peau du front, et lorsque ces tissus ont totalement disparus aux dépens de la peau du bras (méthode italienne).

MM. Ravanier et de Marion recommandent cette dernière méthode; en effet, le peu de rigidité de la peau du bras qui la faisait abandonner par les chirurgiens dans la rhinoplastie n'a plus raison d'être puisque le lambeau est soutenu par un appareil prothétique; de plus, la méthode italienne évite la cicatrice frontale, le sphacèle par torsion du pédicule et donne toute l'étoffe nécessaire pour tailler un grand lambeau et recouvrir amplement la charpente métallique.

CONSTRUCTION DE L'APPAREIL. — Martin, après avoir essayé l'aluminium, conseille le platine qui est inaltérable. On emploie des bandes de platine de 4 à 5 dixièmes de millimètres d'épaisseur et de 5 à 6 millimètres de largeur, repliées en gouttière et soudées en croix, de manière à leur donner la forme d'un nez normal. Il est bon de prendre un moulage de la face pour faire ce nez de grandeur normale, afin qu'il s'harmonise bien avec les traits du sujet. On soude à chacune des extrémités des pointes en platine, qui s'enfonceront dans les os à une profondeur de 5 à 6 millimètres et assureront ainsi la fixité de l'appareil (fig. 38).

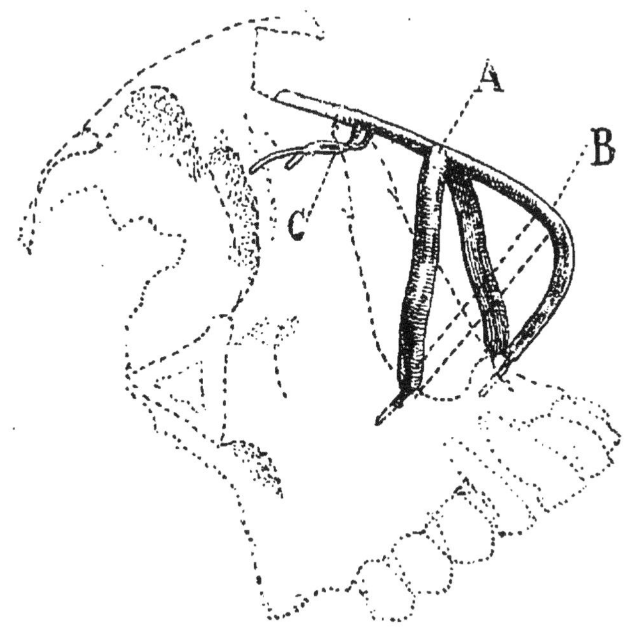

Fig. 38. — Squelette nasal métallique (Martin).

Pose de l'appareil. — L'appareil est ajusté et réduit, s'il y a lieu, d'après la grandeur de la résection ou de la perte de substance. On le fixe : 1° à la partie supérieure en perçant des trous au foret dans l'épaisseur du frontal ; 2° à la partie inférieure, à la base de chaque apophyse montante, par le même procédé. On rabat le lambeau et on suture. Il est recommandé de ne pas serrer le pansement, plusieurs cas de sphacèle peu étendu ayant été produits par des bandes trop serrées.

Appareil Goldenstein. — M. Goldenstein, afin de faciliter l'application de l'appareil et son adaptation plus parfaite selon les indications des tissus osseux réséqués ou éliminés, a combiné un appareil mobile dans le sens vertical et dans le sens transversal, c'est-à-dire un appareil qui peut s'allonger ou se raccourcir, s'élargir ou se rétrécir.

Cet appareil se compose de deux parties :

1° Une partie supérieure, terminée en haut par une plaquette fixée sur le frontal et portant à sa partie inférieure deux tiges ;

2° Une partie inférieure qui soutient le lobule du nez et se divise en deux branches latérales. A la partie postérieure de chacune de ces branches deux tiges solides, mais mobiles à la pince, qui forment fourche et pincent le bord tranchant de l'apophyse montante auquel elles fixent la partie inférieure.

A la partie supérieure de cette deuxième partie deux fourreaux qui reçoivent les deux tiges de la partie supérieure et réunissent ces deux parties (fig. 39).

L'appareil est ainsi mobile dans le sens vertical ; il est mobile dans le sens horizontal au moyen de ses pinces postérieures qui peuvent se porter plus à droite ou plus à gauche selon les besoins.

Relèvement des nez effondrés. — A côté de la

rhinoplastie sur appareil prothétique se place le relèvement des nez effondrés au moyen d'une charpente métallique et sans opération chirurgicale permettant l'accès direct.

PREMIER CAS. — Il existe une perforation palatine.

L'appareil est alors maintenu par une plaque palatine, qui est réunie à la charpente nasale par un pivot; afin d'avoir la forme exacte du nez, on peut repousser peu à peu le nez effondré au moyen de morceaux de godiva renforcés jusqu'à ce que l'on ait obtenu la forme et la grandeur désirable (Ayrapaa)(1).

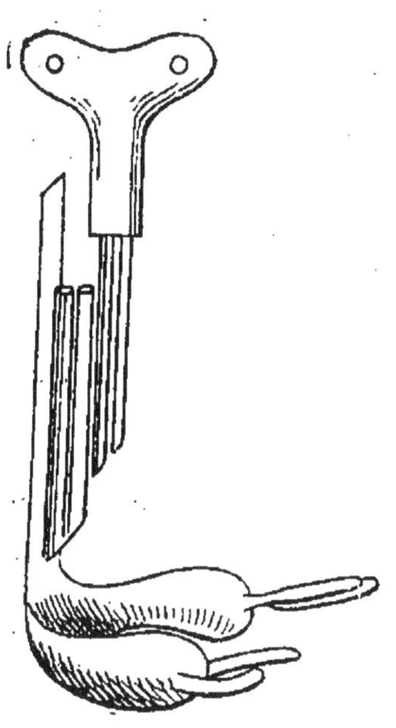

Fig. 39. — Squelette nasal perfectionné (Goldenstein).

DEUXIÈME CAS. — Il n'existe pas de perforation palatine.

L'appareil est alors introduit après avoir décollé et relevé les parties charnues du nez jusqu'aux os propres. Il se fixe au moyen de pointes dans les os ou en employant des fourches métalliques qui pincent le bord tranchant des os et assurent ainsi la fixité cherchée (Martin).

3° **Nez en céramique.** — Lorsqu'on ne peut, par suite de délabrements trop grands, ou qu'on ne veut appliquer la rhinoplastie sur appareil prothétique, on peut employer les nez en céramique de Martin pour corriger la hideuse difformité qui résulte de la perte totale du nez.

(1) Sjöberg, *Congrès de Nancy*, 1896.

Historique. — L'application de nez artificiels remonte à une époque très ancienne, Ambroise Paré en employait déjà, fabriqués en or et en argent.

Les métaux, l'ivoire d'hippopotame et ensuite les substances plastiques, caoutchouc, celluloïde, ont été successivement employés pour leur donner l'aspect le plus naturel; on les peignait ensuite. Martin a apporté un perfectionnement considérable en se servant de la céramique.

On fait ainsi des nez translucides, ressemblant à la peau vivante, qui laissent bien loin derrière eux les anciens nez en ivoire peint, caoutchouc blanc ou métal émaillé.

Ces nez exigent pour les soutenir une plaque palatine; s'il y a une perforation à la voûte palatine on en profite pour faire passer une tige verticale qui se rend dans les fosses nasales; si cette perforation n'existe pas, on en pratique une dans le sillon gingivo-labial supérieur (Martin).

L'emploi des lunettes donnant beaucoup moins de fixité est délaissé.

Le nez artificiel porte à sa partie postérieure une tige horizontale, fixée par une articulation sphérique, qui va s'articuler dans les fosses nasales avec la tige verticale de la plaque palatine. Au moyen d'un dispositif ingénieux, un petit ressort à boudin qui actionne la tige horizontale et appuie constamment le nez artificiel sur la peau, l'appareil suit les mouvements des téguments sur lesquels il est appliqué.

Au moyen d'un petit bouton dissimulé dans la narine on produit un déclanchement et on libère les parties nasale et buccale de l'appareil (fig. 40).

Construction des nez en céramique. — On estampe d'après un moulage de la face, un nez en platine très mince, 1/10 de millimètre, qui sert de support à la pâte céramique. Pour ne pas avoir de déformation pendant la cuisson, on renforce ce nez provisoire en coulant à l'intérieur un mélange de plâtre et de poudre d'amiante. On place les vis qui serviront à fixer la branche horizontale, et on applique la matière céramique composée de kaolin, de feldspath, etc., et colorée à la pâte d'Allen, le pourpre de Cassius, la mousse de platine et surtout le préci-

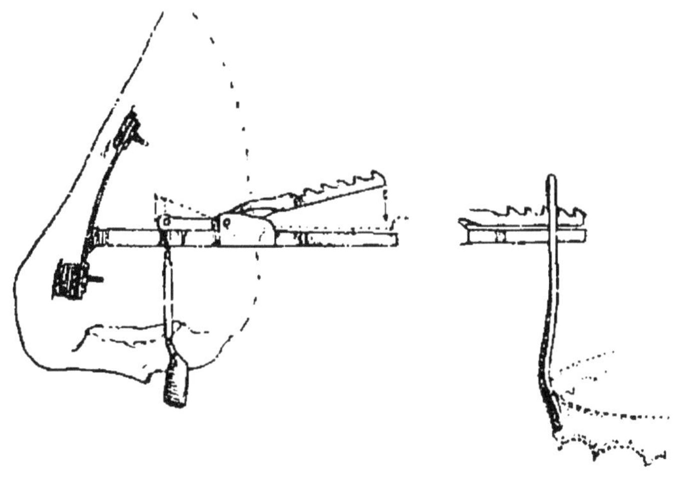

Fig. 40. — Nez en céramique (Martin).

pité d'or qui donne la translucidité et l'animation de la vie au nez artificiel. On cuit plusieurs fois, on répare les fissures et l'on arrive progressivement à une épaisseur de 2 millimètres. On refroidit lentement, on enlève le plâtre et, avec beaucoup de précautions, la feuille de platine; les vis restent fixées dans la céramique. On enlève le brillant porcelainé et on obtient un velouté analogue à celui de la peau, en exposant la pièce aux vapeurs de l'acide fluorhydrique. Il n'y a plus qu'à y adapter la branche horizontale pour avoir la partie nasale de l'appareil.

Un détail important : il faut, afin que la ligne d'union avec les téguments soit aussi peu visible qu'il est possible, que les bords de l'appareil, très amincis, viennent s'appliquer sur la peau, pour ainsi dire, à plat, ne formant pas d'épaisseur.

S'il y a perte de substance de la lèvre supérieure, on adjoint au nez une lèvre artificielle remplaçant la partie manquante.

M. Martin a obtenu, au moyen de ses nez en céramique, des résultats merveilleux, imitant à s'y méprendre les nez naturels.

En combinant les différents appareils que nous avons décrits et en se basant sur les mêmes principes, quelques auteurs ont essayé de restaurer une grande partie de la face.

Les appareils qu'ils ont employés comblaient simplement les pertes de substance ou même essayaient de rétablir en partie les fonctions détruites. Cette partie de la prothèse est des plus intéressantes, car elle s'adresse surtout à des blessés militaires.

Nous ne pouvons, dans ce manuel, la décrire, cela nous entraînerait trop loin et ne rentrerait pas dans le cadre de notre sujet ; qu'il nous soit permis toutefois de citer les efforts de Préterre, de Delalain et de Kingsley, qui ont créé la prothèse faciale.

FIN

TABLE DES MATIÈRES

DEUXIÈME PARTIE

PROTHÈSE ORTHOPÉDIQUE

TROISIÈME PARTIE

PROTHÈSE CHIRURGICALE DES MAXILLAIRES ET DE LA FACE

7017-97. — CORBEIL. Imprimerie ÉD. CRÉTÉ.

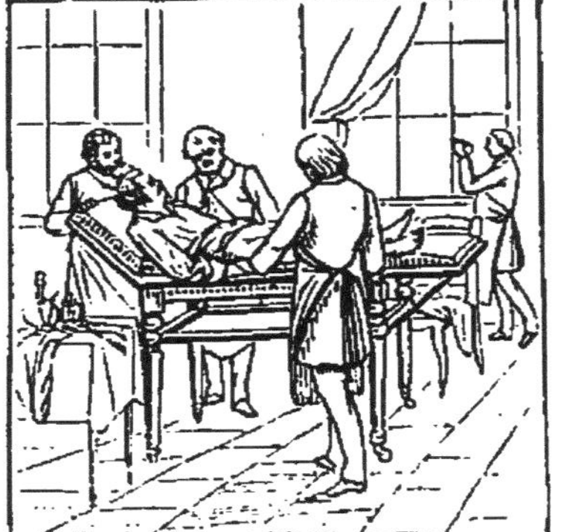

Table à spéculum et à opérations, à transf^ons^ diverses, système du professeur Bouilly, de Paris.

LITS, FAUTEUILS, VOITURES

et appareils mécaniques

Pour Malades et Blessés

DUPONT

Fabricant breveté S. G. D. G.

Fournisseur des Hôpitaux

10, RUE HAUTEFEUILLE, PARIS

Au coin de la rue Serpente

PRÈS L'ÉCOLE DE MÉDECINE

LES PLUS HAUTES RÉCOMPENSES

aux Expositions Françaises et Etrangères

SUR DEMANDE, ENVOI FRANCO DU CATALOGUE

contenant 330 figures.

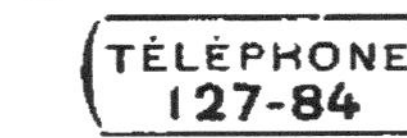

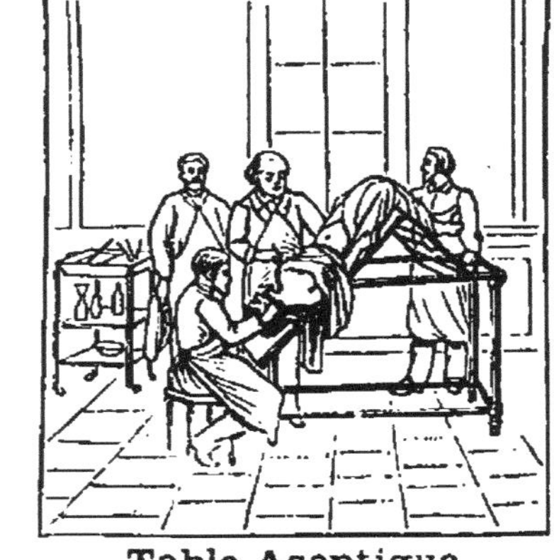

Table Aseptique.

Plan incliné facultatif, système du Dr H. Delagenière, du Mans.

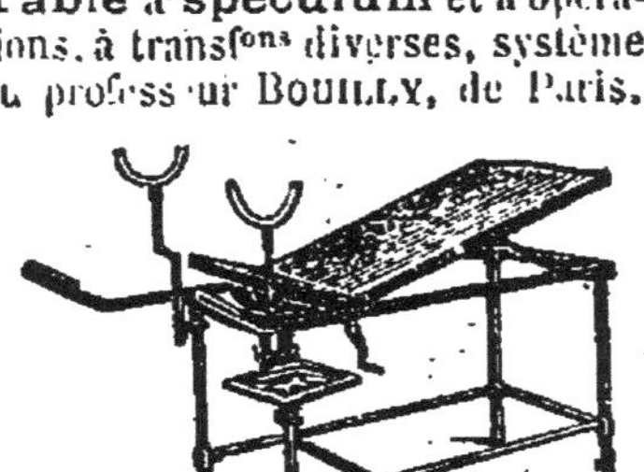

Table aseptique en métal

Hauteur réglable

Élévation du bassin, de la tête et des reins.

CANAPÉ à SPÉCULUM et à OPÉRATIONS

Fermé et dissimulé. Développé p^r^ spéculum.

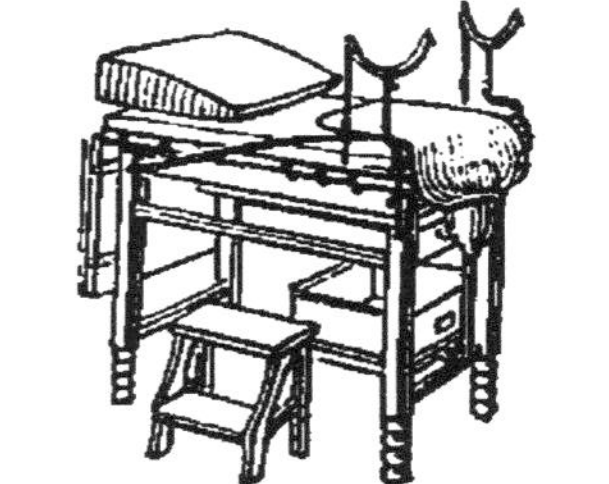

TABLE à SPÉCULUM

et opérations. Système du Prof. Pozzi. Cuvette émaillée pour lavages.

www.ingramcontent.com/pod-product-compliance
Ingram Content Group UK Ltd.
Pitfield, Milton Keynes, MK11 3LW, UK
UKHW012154240726
13966UKWH00002B/318